U0245006

经络穴位按摩大全

赵 萌 编著

天津出版传媒集团

天津科学技术出版社

图书在版编目（CIP）数据

经络穴位按摩大全 / 赵萌编著 .—天津：天津
科学技术出版社，2018.1

ISBN 978 – 7 – 5576 – 3428 – 5

Ⅰ . ①经… Ⅱ . ①赵… Ⅲ . ①经络－穴位按压疗法
Ⅳ . ① R224.1

中国版本图书馆 CIP 数据核字（2017）第 169155 号

责任编辑：孟祥刚
责任印制：工 莹

天 津 出 版 传 媒 集 团

天津科学技术出版社出版

出版人：蔡 颢
天津市西康路 35 号 邮编 300051
电话：（022）23332390（编辑室）
网址：www.tjkjcbs.com.cn
新华书店经销
三河市天润建兴印务有限公司

开本 640×920 1/16 印张 28 字数 400 000
2018 年 1 月第 1 版第 1 次印刷
定价：32.00 元

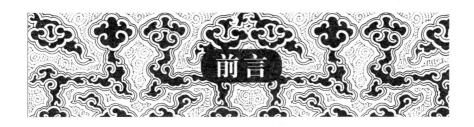

现代社会里，人们的物质生活水平不断提高，压力也越来越大，诸如失眠、颈肩酸痛、心悸、月经不调等文明病逐渐浮现，加之现代人饮食不规律、疏于节制而造成体质趋向阴阳不调，大病小症一一出现。因此，近年来兴起了一股天然养生热，而顺应先人颐养之道的经络穴位按摩，尤其受到人们的推崇。

经络穴位是中国传统医学的一部分，中医认为经络主导体内气血运行，气血是人体生命活动的物质基础，其作用是濡润全身脏腑组织器官，使人体完成正常的生理功能。而经络是人体气血流通的通道，气血只有通过经络系统才能被输送到周身，使各组织得到濡养。穴位则是气血流注的点，经络就好比是人体的枝干，穴位则是其连接处。身体的各个部分都有经络穴位的分布，无论是脏腑器官、骨骼肌肉，还是皮肤毛发都涵盖在内。中医常讲"通则不痛，痛则不通"。身体的各种不适实际上都是源于经络不通，所以打通经络就成了获得健康的必经之路。只要经络畅通，气血往复循环，自然就百病不生。

利用经络穴位养生治病的手段有很多，而按摩是最有效果的一个。按摩是中国最古老的医疗方法之一，是我国劳动人民在长期与疾病斗争中逐渐总结认识和发展起来的自然疗法。早在古代，当人体的某一部位由于受伤而出血时，人们也会本能地用手按压以止血；当局部由于损伤而隆起时，人们又会很自然地通过抚摩、揉动来使隆起变小或者消失，从而缓解肿痛。在长期的认识实践过程当中，按摩逐渐从无意识的偶然动作演变成了为人们所自由运用的系统治疗方法。中国现存最早的医典《黄帝内经》，其中《素问》中有9篇论及按摩，《灵枢》中有5篇对按摩进行了论述。至于其他典籍当中，更是有不少关于按摩的记载。

作为中医的常见疗法按摩参考中医的经络穴位等，讲究辨证施治，通过揉、按等不同手法，刺激人体的反射区，缓解症状，治疗疾病。一些按摩法，直接作用于病症部位，也可以起到积极的治疗作用。按摩，既能对已发疾病进行治疗，也可以对未发疾病进行预防，起到一定的保健作用。按摩穴位及反射区可促进身体气血的运行，有利于排毒；还可以改善皮肤吸收营养的能力和肌肉张力，使身体不紧绷，筋骨不易受伤，有助于身体放松。

由于按摩有利于循环系统和新陈代谢，对于一般慢性病或身体过度虚弱的患者，是比较安全可靠的。对于不便吃药的孩子，按摩可以增强小儿体质，起到预防保健作用。

本书系统而又生动地从经络穴位及按摩的基础知识和理论、自我按摩保健原理、常用穴位、基本手法入手，针对身体的各个部位进行了详细的按摩解说，并针对日常保健、养生以及常见病症防治提出了行之有效的按摩妙方。掌握好按摩方法，养好经络穴位，每天只需 10 分钟，便胜似健身房锻炼 1 小时，让身体从此大不同。各界中医师提倡"治病应药食同源，从根本治疗"，本书认为"治病可辅以穴位按摩来保健养生"，其不仅是人体健康立于不败之地的制胜筹码，甚至可成为各科疾病治疗的自然养生宗旨。

本书讲解深入浅出，易读易懂。此外，书中还配有大量图示，以展现精确的取穴方法，非常实用，使读者一看就懂、一学就会。衷心希望能够帮助读者在紧张的生活、工作之余，方便及时地进行自我治疗和保健。

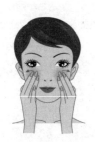
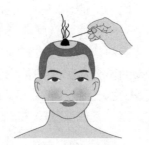
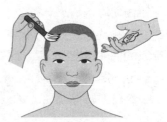

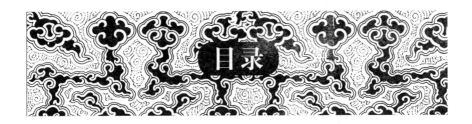

第一篇　人体大药的秘密——经络和穴位

第二篇　学会"三招两式"——自我按摩

第三篇　对症按摩，简单易做保健康

第一篇

人体大药的秘密——经络和穴位

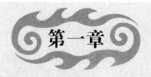

第一章
了解经络和穴位

经络，生命气血的运输线

我们在读武侠小说的时候，经常会碰到任督二脉、点穴之类的词汇，似乎打通任督二脉是练成绝世神功的关键，而点住穴位则可以控制人体全部或某一部位的功能。对于一般人来说，这些可能有些神秘莫测，但如果略懂一些中医知识就会知道，这其实都是基于中医的经络原理。实际上，经络在武侠小说中的应用远不止如此，包括所谓的易筋经、一阳指、六脉神剑、九阳神功等功法，都是以经络理论为基础创造出来的。虽然小说中对经络的作用有艺术夸大的成分，但人体的经络确实是存在的，而且对强身健体起着至关重要的作用。

话说回来，经络究竟是什么呢？实际上，经络是经脉和络脉的总称。它不像心脏、肝脏、血管、四肢等是看得见的，而是人体内部遵循一定线路、互相联系、传输气血的隐性系统，解剖看不见，但遇到情况人体却能有所感觉。形象地说，人体就像一座城市，而经络就如同城市中的各种管道。在这些管道中，大的主干叫经脉，小的分支叫络脉。它们纵横交错，遍布全身，向内连接着人体的五脏六腑，向外沟通着人体的四肢百骸、五官九窍。总之，经络将人体各部分组织器官联系成为一个富有生机和活力的有机整体。

除连接人体脏腑器官外，经络还有一个重要的作用，那就是运输气血。气血是人体中营养五脏六腑、抵御外部风邪、提高人体免疫力的精微物质，它们在人体中不断运动变化，使人体产生了各种生理活动，而气血之所以能畅通无阻地通达全身，全都依赖于经络的传输功能。

中医里有句术语，叫"诸病于内，必形于外"，这就是说，既然经络在人体内循行，那么只要观察一下我们的哪条经络有不正常的反应，就可以知道身体哪个部位出了问题。它有时表现为局部性的，有时表现为全身性的。如《灵枢·邪客篇》中说："肺心有邪，其气留于两肘；肝有邪，其气留于两腋；脾有邪，其气留于两髀（大腿）；肾有邪，其气留于两腘（膝盖后弯腿处）。"至于全身性症状，则有"太阳病发热恶寒，少阳病寒热往来，阳明病但恶热不恶寒"的说法。不仅如此，通过对经络的按摩或刺激，还可达到养生祛病的目的。可以说，经络是人体的生命之河。疏通它，你就能告别疾病，常葆健康；忽视它，你可能会因此百病缠身，伤痛不断。

由于经络在人体的分布极为复杂，人体各部位又相互关联，所以用经络治病并不像我们想象的那么简单，并不是哪个部位出现病变，刺激相应经穴就可以了。中医在治疗某些疾患时，常常不仅是治这个脏器，而且特别重视与其有关的另一些脏器。例如，治疗肺结核，常用补肾的方法；治疗肾炎，常常用运脾或宣肺的方法；目疾不治目而用补肝的方法；口舌生疮，可以清泄小肠之火；大便泄泻，采用调治膀胱或补肾的治法。又如，针灸治疗高热疾患，常取大椎穴退热，因为大椎穴是诸阳交会穴；阳气不足，可温灸关元穴，因关元为三阴之会，又是肾间动气所系的穴位；此外如头顶痛，取足小趾至阴穴；泄泻及脱肛，取头顶百会穴；呼吸器官疾患，取用大肠经的曲池、合谷穴；肝炎取胆经的阳陵泉、丘墟穴；三阴交主治妇女月经病等，这类例子不胜枚举。

近代医家发现的压痛点、皮肤活动点及过敏带等，也是对经络反应作用的印证。有人认为，某些压痛点与皮肤活动点和经络腧穴不尽相符，事实上，这是因为经穴仅仅是经络学说中的一部分，它还包括经别、奇经、经筋、皮部以及标本、根结之类。因此，经络在人体中的分布，不仅仅是"线"或"点"，还应从"面"的角度来理解。这也就涉及一些养生专家提到的"反射区疗法"，它并不是一种全新的疗法，只不过是经络疗法的延伸，它之所以能够起到保健作用，就是因为人体内存在着经络。

总而言之，人体经络包括点、线、面三个部分，所谓点，除了

360 多个经穴之外，还有很多奇穴，另有天应穴、不定穴等，所谓"人身寸寸皆是穴"，其多不可胜数。至于线，有正脉、支脉、别脉、络脉、孙脉、奇脉及经隧等各种纵横交错和深浅密布的循行径路。至于面，肢体的皮肉筋骨和脏腑组织，都有一般的分布和特殊的联系。它们共同具有反映病候、传导病邪、接受刺激、传递药性、指导治疗的作用，只要方法应用得当，我们完全可以利用经络达到祛病强身的目的。

经络也是阴阳、五行的缩影

阴阳是我国古代的哲学概念，是事物相互对立统一的两个方面，它是自然界的规律，世界万物的纲领，事物变化的根源，事物产生、消灭的根本。可以说，阴阳是处处存在的，凡是明亮的、兴奋的、强壮的、热的、运动的、上面的、外面的事物，都是"阳"；而凡是属于阴暗的、沮丧的、衰弱的、冷的、静的、下面的、里面的事物则都是"阴"。

中医认为，在人体中"阴"代表储存的能源，具体到形上包括血、津液、骨、肉，性别中的雌性等，而"阳"则代表能源的消耗，是可以通过人体表面看到的生命活力，无形的气、卫、火，性别中的雄性等都属于阳，而"阳"的这种生命活力靠的是内在因素的推动，即"阴"的存储。

人体经络中同样存在着阴阳。内属于脏的经络，跟脏直接相连、关系最紧密的经称为阴经，它与脏对应的腑又有紧密联系，中医称这种关系为络；内属于腑的经络，跟腑直接相连、关系最紧密的经称为阳经，同样它络于腑相对应的脏。阳经在四肢的阳面，阴经在四肢的阴面。

在中医理论中，与阴阳相关的是五行，合称为"阴阳五行说"。所谓五行，是以木、火、土、金、水五种物质的特性来归类自然界的各种事物和现象。五行相生的次序是：木生火，火生土，土生金，金生水，水生木。五行相克的次序是：木克土，土克水，水克火，火克金，金克木。人体经络也与五行对应，即木、火、土、金、水分别对应肝经、心经、脾经、肺经、肾经，它们相互之间也存在五行相生相克的关系。

肝经太旺的人平时都喜欢生气，因为肝经主怒，若是女性的话容易得乳腺增生，因为肝经循行经过乳房；肝经有异常的话会同时影响到脾经，又因为木克土，所以同时她也会有消化系统方面的问题，比如腹泻、腹胀或胃痛等。因此有这样症状的人平时主要敲肝经，就是敲腿的内侧，或者推两侧胁肋部，疏理肝气。

另外，青、红、黄、白、黑五色分别对应肝经、心经、脾经、肺经、肾经。根据经络与五色的对应关系，一般心经虚的人容易心慌、心悸，要多穿红色衣服；肺经虚的人经常感冒，要多穿白色衣服；肝经虚的人平时胆子小，容易被惊，要多穿青色衣服；肾经虚的人平常怕冷，小便次数多而且清长，要多穿黑色衣服；脾经虚的人消化功能不好，要多穿黄色衣服。

心经、夏天、红色在五行里都属于火，所以中医提出红色的衣服应该为夏季着装的首选。不少人认为，夏天穿白色衣服最佳，其实穿红装更好。因为红色的可见光波最长，可大量吸收日光中的紫外线，保护皮肤，所以夏天穿红色衣服可保护皮肤不受伤害并防止老化。这个结论又印证了中医理论的博大精深。

在中医理论中，经络与五味的对应为酸入肝经、甘入脾经、苦入心经、辛入肺经、咸入肾经，五味功用性能为酸收、甘缓、苦泻、辛走、咸润。五味选择性地作用于经络，并通过经络传导间接地作用于脏腑。有的人喜欢吃甜，有的人喜欢吃酸，每个人对味道都有偏好，一般情况下不会影响健康。但这种偏好不能太过。如果这个人很喜欢吃酸的，但已经有胃痛了，那就要少吃了，因为酸属于木，旺肝经，木克土，而胃经是属于土的。

当人体某个经络功能下降时，人对某些滋味就感觉不到；当某个经络功能亢奋时，即使没有吃东西口中也会感觉到某种很重的滋味。比如肝火重时口发苦，脾阳上亢时口发甜，遇到这种情况就要敲相应的经络，直到把这条经络调理正常，这种异常的味觉就会消失。

我们的祖先有"早吃咸，晚喝蜜"的习惯，这是很有道理的。早餐一定要吃好以应付一上午繁忙的工作，咸入肾经，肾经气旺，自然精力充沛。早餐喝白粥就咸菜，或者吃一碗馄饨，再加几个包子，是中国传统饮食中最好的最符合经络养生的选择。晚上吃完饭后，喝点蜂蜜，甘入脾经和胃经，胃和则卧安，那么晚上睡觉一定很香。

中医就是这样用传统知识解释我们的身体，在了解自己身体的同时，知道一些传统医学中的细微、精湛之术，并试着用它们来思考、料理我们的身体，这的确是非常有趣而有益的。

为何经络能够"决生死、处百病"

在学习任何一门学问前，都要先学习它的基础知识，就好似盖高楼之前，要打上地基一样。中医也不例外，如果说它是一座大楼，那么经络就是其坚实的地基。

对于经络的重要作用，我国历代医家在其文献中都有论述。如《黄帝内经》中就有："经脉者，所以决死生，处百病，调虚实，不可不通。"《灵枢·经脉篇》说："夫十二经脉者，人之所以生，病之所以成，人之所以治，病之所以起，学之所始，工之所止也。"也就是说，人生下来、活下去、生病、治病的关键都是经络。

那么，经络对人体健康来说究竟起到什么作用呢？

1. 联络脏腑，沟通全身

经络可以把人的内脏、四肢、五官、皮肤、肉、筋和骨等所有部分都联系起来，就好像地下缆线把整个城市连接起来一样。道路通畅，身体才能保持平衡与统一，维持正常的活动。

2. 运行气血，营养脏腑

天然气需要用管道输送到各个地方，同样，气血也要通过经络输送到身体各处，滋润全身上下内外。这是经络的第二个作用。每个人的生命都要依赖气血维持，经络就是气血运行的通道。只有通过经络系把气血等营养输送到全身，人才能有正常的生理心理活动。

3. 抗御病邪，保卫机体

外部疾病侵犯人体往往是从表面开始，再慢慢向里发展，也就是先从皮肤开始。经络内外与皮肤相连，可以运行气血到表面的皮肤，好像砖瓦一样垒成坚固的城墙，每当外敌入侵时，经络首当其冲地发挥其抵御外邪、保卫机体的屏障作用。

4. 反映内在，以表知里

疾病也有从内生的，"病从口入"就是因为吃了不干净的东西，使身体内的气血不正常，从而产生疾病。这种内生病首先表现为内脏的气血不正常，再通过经络反映在相应的穴位上。所以经络穴位还可以反映人内在的毛病，中医称之为"以表知里"。

5. 刺激经络，调整气血

人的潜力很大，我们的肝脏只有1/3在工作，心脏只有1/7在工作……如果它们出现问题，我们首先要做的是激发、调动身体的潜能。按照中医理论，内脏跟经络的气血是相通的，内脏出现问题，可以通过刺激经络和体表的穴位调整气血虚实。这也是针灸、按摩、气功等方法可以治疗内科病的原因。

嘴不但能吃饭，还能吃进细菌，成为疾病感染的途径。经络也一样，它可以运行气血，行使上面说的那些功能，但是人体一旦有病了，它也是疾病从外向里"走"的路。我们知道了它们的循行规律，就可以利用这一点来预防疾病的发展。

经络超越了循环系统、血液系统和神经系统等各种分类，它承载着人体的气血精微，并将气血精微运输到人体各处，使人体体表、脏腑、五官、九窍、皮肉、筋骨均能受到温养濡润，又可以将阻滞不通的人体垃圾带走。这样就保证了身体的有效运转，而避免出现疾病产生痛苦。中医说经络行气血而营阴阳，就是对经络的集大成作用的概括。所以从中医的角度看，经络的运行使营卫之气密布全身，在内调五脏和六腑，在外抗御病邪、保卫机体，人体就百病不生了。

可以说，经络是我国古代中医最神奇的发明，他们利用自己的临床实践揭开了经络的秘密，并利用经络来治病疗疾。

经络畅通了，健康也会变得顺畅

中医认为"不通则痛"，身体的各种不适实际上都是源于经络不通，所以打通经络就成了获得健康的必经之路。只要经络畅通，气血往复循环，自然就百病不生。

我们可能都有过这样的经验，有时坐的时间长了，腰背会酸痛；走路时间长了，可能感到双腿发困发沉。于是，我们就会不由自主地做出捶腰、拍肩、捶腿、揉腿等动作，很快身体就会觉得舒服了，这实际上就是最简单的畅通经络的方法。

不过，其实这还是没有发挥刺激经络的好处。因为这种简单的捶打带来的舒服，非常的短暂，而且会越来越感到效果没有以前的明显。这些都是方法太过简单，而使刺激没有针对性。结合经络的理论，既能让效果持久地延续下去，还能准确定位，有的放矢。例如经络里的肺经走行到肩部，脾经走行在腿部，当肩背酸痛的时候按按肺经的脉络和穴位，当腿酸腿软的时候推一推脾经的走向，敲打一下穴位。这些都是非常容易的操作，效果又极其的明显，可以立即缓解疲劳，让身体倍感轻松。

当然，除了这种有针对性的经络调理之外，日常生活中的一些习惯也能起到畅通经络，达到保健的作用。比如，有些人一到冬天就有手脚冰凉的毛病，需要带很厚的手套、穿很厚的棉鞋才稍稍缓解寒冷。我们知道，经络的根在脏腑，而末梢在指趾，这样天地的寒气就会从我们的手足进入我们的身体。但是，经络气血在体内的正常流通是需要恒定的温度的，中医认为寒则凝，就是说，寒气会让经络气血流通不畅。如经络轻度堵塞就会让人患感冒、头痛等病；如果手足长期接触寒气，经络严重堵塞的话，就会得腱鞘炎、关节炎等疼痛难忍又很难痊愈的病。

在医院骨科，很多得了腱鞘炎、手足关节肿痛的中老年妇女来看病，很多就是由于她们不注意手的保暖，经常大冬天接触冷水，寒气长时间郁闭经络造成的。寒气一般都是从手、足、口进入人体的，比如经常吃生冷的东西，大冬天经常用冷水洗东西，平时爱打赤脚。这些生活上不注意的小细节都会让寒气有机可乘，侵犯人体经络使人致病。所以，我们只要平时注意手足的保暖，炎热的夏天不要长时间待在空调屋里，冬天要注意戴手套，杜绝寒凉的食物，平时要用热水泡脚，我们的经络就会始终畅通无阻，永远生机勃勃。

除此之外，保持经络畅通还有一个非常简单的运动，那就是步行。中医认为，"走为百炼之祖"，人的五脏六腑在脚上都能找到相应的穴位。走路时，脚掌不断与地面接触，刺激脚底反射区，使对应的器官加快了新陈代谢，从而达到健身目的。世界卫生组织也有"最好的运动是步行"之说。可是要想达到理想的锻炼效果，走路的技巧不可忽视。

（1）走路时姿势要正确，如头要正，目要平，躯干自然伸直（沉肩，胸腰微挺，腹微收）。这种姿势有利于经络畅通，气血运行顺畅，使人体活动处于良性状态。

（2）步行时身体重心前移，臂、腿配合协调，步伐有力、自然，步幅适中，两脚落地要有节奏感。

（3）步行过程中呼吸要自然，应尽量注意腹式呼吸的技巧，即尽量做到呼气时稍用力，吸气时自然，呼吸节奏与步伐节奏要配合协调，这样才能在步行较长距离时减少疲劳感。

（4）步行时要注意紧张与放松、用力与借力之间相互转换的技巧，也就是说，可以用力走几步，然后再借力顺势走几步。这种转换可大大提高步行的速度，并且会感到轻松，节省体力。

（5）步行时，与地面相接触的一只脚要有一个"抓地"动作（脚趾内收），这样对脚和腿有促进微循环的作用。

（6）步行快慢要根据个人具体情况而定。研究发现，以每分钟走80～85米的速度连续走30分钟以上时，防病健身作用最明显。

值得注意的是，所谓的"饭后百步走"，只适合那些平时活动较少、长时间伏案工作、形体较胖、胃酸过多的人，这类人饭后散步20分钟，有助于减少脂肪堆积和胃酸分泌，有利于身体健康。而对那些体质较差、体弱多病的人来说，则提倡"饭后不要走"，这些人不但饭后不能散步，就连一般的走动也应减少，最好平卧10分钟。因为胃内食物增加，胃动力不足，此时如果活动就会增加胃的震动，更加重其负担，严重时还会导致胃下垂。

腧穴是什么

腧穴俗称"穴位"。它是针灸治疗的主要部位。"穴"即孔隙，是人体脏腑经络之气输注于体表部位的意思。腧穴的形成与发展经历了无定位阶段（即以痛为腧），定位定名阶段，系统分类阶段等；从而形成了完整的、有一定规律的腧穴系统。

腧穴分为经穴、奇穴、阿是穴三类。"经穴"是十四经穴的简称，即分布于十二经脉及任脉、督脉上的穴位，主要治疗隶属于脏腑的本经疾病。奇穴即经外奇穴，指有一定名称与位置，但不隶属于十四经，对某些病证有特殊治疗作用的穴位。阿是穴又称"压痛点""天应穴""不定穴"，这一类腧穴既无具体名称，又无固定位置，而是压痛点或其他反应点，多位于病变部位附近。

腧穴名称的命名，不仅有医学上的意义，而且充分体现了取类比象的方法。具体命名方法有：依据所在部位而命名，如乳下的乳根穴；依据治疗作用而命名，如治目疾的光明穴；结合中医学理论而命名，如血海穴、气海穴；利用地貌天体命名，如水沟；参照动植物名称命名，如鸠尾；借助建筑物名称命名，如库房、志室。了解了穴位命名的含义，对于掌握穴位的位置及治疗作用有一定的意义。

穴位的治病规律

中医认为，人体当中的穴位主要有四种大的作用：首先它是经络之气输注于体表的部位；其次它是疾病反映于体表的部位，当人体生理功能失调的时候，穴位局部可能会发生一些变化，比如说颜色变红或者变暗，局部摸起来有硬结或者是条索状的东西等；再者我们可以借助这些变化来推断到底是身体的什么部位出现了问题，从而来协助诊断；最后，当人体出现疾病的时候，这些穴位还是针灸、按摩、气功等疗法的刺激部位，当然我们也可以用这些穴位来预防疾病的发生。

人体中有那么多的穴位，我们怎样才能够将每一个穴位的作用都记住呢？其实方法很简单，我们只要掌握住其中的规律就可以了：

第一条，穴位在什么部位，就可以治什么部位的病。比如说膝关节附近的膝眼、梁丘、阳陵泉等都能治疗膝关节的疼痛。

第二条，穴位在哪条经脉上，就可以治疗这条经脉经过部位的疾病。比如说手阳明大肠经的合谷穴不仅可以治疗手部局部的病症，还可以治疗大肠经经过的脖子和头面部的疾病，如牙疼等。

第三条，穴位除了可以治疗所在经脉的疾病以外，还可以治疗相表里的经脉的疾病。比如说手太阴肺经的列缺穴，不仅可以治疗与肺相关的咳嗽、胸闷，还能治疗和肺经相表里的手阳明大肠经的头疼、脖子僵硬等。

第四条，就是有些特殊穴位的特殊作用，比如说大椎穴可以退热，至阴穴可以矫正胎位等，这些可能就需要稍微记忆一下了。

穴位的治疗作用同用药还是不太一样的，每个穴位对于身体的调节作用都是双向良性的。这就是说，在按摩穴位的时候，我们的身体会根据自身或虚或实的情况，来采取或补或泻的调节方法。比如说内关穴调节心率，不管心率是快还是慢，我们都可以取这个穴位。每一处穴位都是一处大药，能够放松肌肉、解除疲劳、激发人的经络之气、通经活络，从而达到调整人体机能、平衡阴阳、调节脏腑、防病祛病、强身健体的目的。

目前我们人类的平均寿命才 78 岁，这距离现代生命科学预测的人类寿命 125 ～ 175 岁还相差很远，这说明我们的身体内还存在着巨大的潜能，有许多大药都还没有被我们好好利用起来。我们周身的那数百个穴位，便是人体中的百药。只要我们能够对其充分认识并好好开发利用，便一定能够达到防治疾病、强身健体、延年益寿的目的。

防病、治病有特效的十大穴位

在十四经穴当中，有部分腧穴被叫作"特定穴"，除去经穴的共同主治特点之外，它们还具有其特殊的性能以及治疗作用。特定穴其实是最常用的经穴，掌握特定穴的有关知识，对发生疾病时选穴具有很重要的指导意义。

（1）五输穴

五输穴指的是十二经脉当中的每一经脉分布在肘、膝关节以下的五个特定腧穴，即"井、荥、输、经、合"穴，被合称为"五输穴"。

五输穴从四肢末端向肘膝方向依次排列。井穴分布在指或者是趾的末端，为经气所出，就像是水的源头；荥穴分布于掌指或跖趾关节之前，为经气开始流动，像刚出的泉水微流；输穴分布于掌指或跖趾关节之后，其经气渐盛，喻水流由小到大，由浅渐深；经穴多位于前臂、胫部，其经气盛大流行如水流宽大，通畅无阻；合穴多位于肘膝关节附近，其经气充盛且入合于脏腑，喻江河之水汇合入湖海。

五输穴的位置便是十二经脉之气出入的地方，所以五输穴具有治疗十二经脉、五脏六腑病变的作用。概括地说，井穴可以用来急救，荥穴可以治疗热病，输穴可以治疗肢体关节的酸楚疼痛和五脏病变，经穴用于治疗气喘咳嗽以及经络病，合穴可以治疗六腑病变。

（2）郄穴

郄穴的意思便是经脉之气深深藏聚部位的腧穴。十二经脉和奇经八脉中的阴跷、阳跷、阴维、阳维脉各有1个郄穴，共有16个，分别是肺经孔最，心包经郄门，心经阴郄，大肠经温溜，三焦经会宗，小肠经养老，脾经地机，肝经中都，肾经水泉，胃经梁丘，胆经外丘，膀胱经金门，阴维脉筑宾，阳维脉阳交，阴跷脉交信，阳跷脉跗阳。除胃经的梁丘之外，其余的都分布于四肢肘膝关节以下。

在古代文献的记载当中，阴经郄穴多用来治疗出血症，阳经的郄穴多用来治疗急性疼痛。举例说明，我们前臂上的孔最穴便是手太阴肺经的郄穴，而肺与大肠相表里，所以孔最就有了这个作用。现在社会中，无论大人还是孩子，无论工作还是学习，人们都经常会长时间保持坐着的姿势，这样患上痔疮的概率也变得越来越大，经常按摩孔最穴，就可以让你和家人脱离痔疮的困扰，安心于工作。

（3）下合穴

六腑之气下合于足三阳经的腧穴，被称为"下合穴"，又被称为"六腑下合穴"。下合穴共有六个，其中胃、胆、膀胱的下合穴位于本经，大肠、小肠的下合穴同位于胃经，三焦的下合穴，位于膀胱经。

下合穴能够被用来治疗相应的腑的病症。比如胆的下合穴是阳陵泉，如果胆出现了问题，像胆囊炎、胆结石等病就可以用阳陵泉来治疗。胃的下合穴是足三里，所以足三里可以用来治疗各种胃炎、胃溃疡、消化不良等这些和胃有关的疾病。膀胱的下合穴是委中，委中可以用来治疗尿频、尿急、尿痛、尿血、尿潴留、遗尿等各种和膀胱有关的问题。大肠的下合穴是上巨虚，和大肠有关的便秘、腹泻、痔疮、便血等都可以用上巨虚来治疗。三焦的下合穴是委阳穴，这个穴位可以用来治疗水肿、肾炎、膀胱炎等和三焦有关的疾病。小肠的下合穴是下巨虚，因此，下巨虚可以用来治疗和小肠相关的疾病，比如说急慢性肠炎、消化不良等等。

（4）八会穴

八会穴指的是脏、腑、气、血、筋、脉、骨、髓精气聚会的八个腧穴。具体来讲，脏会章门，腑会中脘，气会膻中，血会膈俞，筋会阳陵泉，脉会太渊，骨会大杼，髓会绝骨。八会穴分散在躯干部和四肢部，其中脏、腑、气、血、骨之会穴位于躯干部；筋、脉、髓之会穴位于四肢部。

虽然这八个穴位分别属于不同的经脉，但是却对各自相对应的脏腑、组织的病症具有特殊的治疗作用。比如说我们背部的膈俞穴，这个穴位在第 7 胸椎棘突下，旁开 3 寸的位置，这个穴位是血会，也就是血会聚的地方，当身体任何地方出现有出血、血亏或者血瘀等情况的时候，都可以通过这个穴位来进行治疗。再比如说任脉上的中脘穴是腑会，所以中脘不仅可以治疗和任脉相关的疾病，还可以用来治疗和六腑相关的疾病，尤其是经常用它来治疗胃的各种病症，常常会有很好的效果。

（5）八脉交会穴

十二经脉同奇经八脉相通的八个腧穴，被称为"八脉交会穴"，又被称为"交经八穴"。八脉交会穴全都位于腕踝部的上下。

八脉交会穴可以用来治疗奇经病症，比如说属于督脉病症的后背部脊柱的疼痛、僵硬等，我们就可以使用通于督脉的后溪穴来进行治疗，而后溪穴本身是属于手太阳小肠经的穴位。公孙穴通冲脉，内关穴通阴维脉，这两个穴位配合使用，可以用来治疗心、胸、胃部的疾病。后溪通督脉，申脉通阳跷脉，这两个穴位一起配合使用能够治疗眼内角、颈项、耳朵以及肩部的疾病。足临泣通带脉，外关通阳维脉，这两个穴位配合使用可以治疗眼内角、耳后、脸颊、颈肩部的相关疾病。列缺通任脉，照海通阴跷脉，这两个穴位配合起来使用，可以治疗肺、咽喉、胸膈部位的疾病。

（6）交会穴

交会穴，顾名思义，是两经或者数经相交会的腧穴。交会穴多分布于头面、躯干部位。这样的穴位有很多，它们既可以治疗本经的病症，也可以治疗相交会的经脉的病症。比如说三阴交，它既是足太阴脾经的腧穴，又是足三阴经交会穴，所以，可以用它来治疗脾经病症，也可以治疗足厥阴肝经、足少阴肾经的病症。

（7）原穴、络穴

原穴便是脏腑元气，也就是元气经过和留止于四肢的穴位。脏腑的元气源于肾间动气，是人体生命活动的原动力，通过三焦运行于五脏六腑，通达头身四肢，是十二经脉维持正常生理功能的根本。十二经脉在腕、踝关节附近各有一个原穴，合为十二原穴，分别是：肺经——太渊穴，大肠经——合谷穴，胃经——冲阳穴，脾经——太白穴，心经——神门穴，小肠经——腕骨穴，膀胱经——京骨穴，肾经——太溪穴，心包经——大陵穴，三焦经——阳池穴，胆经——丘墟穴，肝经——太冲穴。

脏腑产生病变的时候，会在原穴有所表现。根据原穴部位出现的异常变化，可以推测、判断脏腑功能的盛衰、气血盈亏的变化。在临床上，原穴有祛邪和扶正补虚的功能。取用原穴能激发元气，调动体内正气以抗御病邪，临床主要用来调整脏腑经络的虚实从而治疗五脏病变。在具体应用的时候，还可以与其他穴位相配伍。

那络穴又指的是什么呢？十五络脉从经脉分出处都各有一个腧穴，称之为络穴，又被称为"十五络穴"。"络"，有联络、散布的意思。十二经脉各有一络脉分出，故各有一络穴。十二经脉的络穴位于四肢肘膝关节以下；任脉络穴鸠尾位于上腹部；督脉络穴长强位于尾骶部；脾之大络大包穴位于胸胁部。络穴可以用来治疗络脉上的病，表里两经的病，慢性病。

原穴和络穴既可单独应用，也能配合使用，中医称之为"原络配穴"。

（8）俞穴、募穴

脏腑之气输注于背腰部的腧穴，被称为"背俞穴"。"腧"，有传输、输注的意思。腧穴一共有 12 个，都位于背腰部足太阳膀胱经第一侧线上，大体依脏腑位置的高低而上下排列，并分别冠以脏腑之名。

而脏腑之气会聚于胸腹部的腧穴，则被称为"募穴"，又被称为"腹募穴"。"募"，有着聚集、汇合的意思。募穴也有 12 个，都位于胸腹部的有关经脉上面，其位置与其相关脏腑所处的部位相近。

俞穴和募穴既可以单独使用，也可以配合使用。一般而言，脏病和虚证多取俞穴，腑病和实证多用募穴。

生活当中的常用大穴

在人体的这些穴位当中，有一些穴位是在治疗一些常见病时经常要用到的，所以，一定要对这些穴位进行了解，并将其主治的病症记牢，这样等到用到它们的时候才能够游刃有余。

（1）要延年益寿，就要好好"伺候"足三里

足三里穴位于小腿的外侧，从下往上触摸小腿，在膝盖骨下面，可摸到凸块。由此再往外，斜下方一点儿的地方，还有另外一个凸块。将这两块凸骨用线连接起来，再以此线为底边向下画一正三角形，这个正三角形的顶点，就是足三里穴。

足三里穴是足阳明胃经上的合穴，可健脾胃、助消化、疏风化湿、扶正培元、益气增力，提高人体免疫功能和抗病功能，有效提高过敏人群对各种变应原的适应能力。

经常按摩足三里可治疗胃痛、恶心、消化不良、痢疾、便秘、乳腺炎、头痛、眩晕、失眠、耳鸣、心悸、咳嗽、中风、水肿、半身不遂和各种过敏性疾病等病症。

（2）经常按摩涌泉穴，能防止未老先衰

涌泉穴是人体足底的穴位，位于足前部凹陷处第2、3趾趾缝纹头端与足跟连线的前1/3处，为全身腧穴的最下部，是肾经的首穴，也是常用的保健穴之一。

涌泉具有很好的养生保健作用，可防治高血压、中风、神经衰弱、失眠、健忘、眼花、腰痛、前列腺肥大、焦躁、糖尿病、过敏性鼻炎、更年期障碍等病症。

如果每日坚持推搓涌泉穴，可使老人精力旺盛、体质增强、防病能力增强。

（3）大气所归的性命之祖——气海穴

气海穴位于体前正中线，脐下1.5寸的地方。此穴为保健强壮要穴，具有益肾补气的作用。

气海穴又称为下气海，为男女精气汇聚之处，有益肾固精、升阳补气、补虚固本、调理冲任、通经散瘀、行气化浊的功能。

按摩气海穴可防治小腹痛、水肿、脘腹胀满、泻痢、便秘、脱肛、阳痿、崩漏、带下、子宫脱垂、虚劳羸瘦等症。

（4）治疗头面部疾病的首选要穴——合谷穴

合谷穴位于手背第1、2掌骨之间，近第2掌骨的中点；或当拇指、示指并拢时，肌肉最高处的位置。寻找合谷穴的方法是：将拇指和示

指张成 45° 角，骨头延长角的交点处即是合谷穴。

本穴位于手阳明大肠经。按摩合谷穴，可以使合谷穴所属的大肠经脉循行之处的组织和器官的疾病减轻或消除，自古以来这个穴位便是用来治疗头面部疾病的首选要穴。对头痛、眩晕、目赤肿痛、鼻出血、聋哑、半身不遂、发热恶寒、咳嗽、脘腹疼痛、呕吐、便秘、难产、小儿惊风、腮腺炎等症均有疗效。

（5）经常按摩内关穴有利于心肺

内关穴位于手掌内侧手腕处横纹往上约三指宽的中央，属于心包经，与阴维脉交会，是八脉交会穴之一。按摩心包经上的内关可以治疗和预防心血管系统的各种疾病。心包经到心脏以前要经过肺脏，所以对于哮喘、咳嗽、气管炎、肺炎、肺结核等都有治疗效果。

（6）生殖系统健康的主宰穴位——三阴交

三阴交位于足内踝上 3 寸，是脾、肝、肾三条阴经的交点，一个穴位兼有调控三条经络的作用，能够健脾和胃、补调肝肾、行气活血、滋阴生津、疏经通络。此穴对增强腹腔诸脏器，特别是男女生殖系统的健康有重要作用。

按摩三阴交可治腹胀、肠鸣、脘腹疼痛、泄泻、月经不调、崩漏、疝气、水肿、小便不利、缩阳、遗尿、下肢痿痹等疾病。

（7）固护元气，首选关元穴

寻找关元穴时，可采用仰卧的姿势。关元穴位于下腹部，前正中线上，从肚脐到耻骨上方画一线，将此线五等分，从肚脐往下 3/5 处就是关元穴。

关元穴为保健强壮的要穴，具有固护元气的作用。这个穴位是男子藏精、女子藏血之处，主生殖，主元气，故为全身养生保健、强壮的要穴。长期刺激关元穴可使人元气充足、延年益寿，对于各种虚损及泌尿生殖系统病症，如遗精、早泄、遗尿、赤白带下、阴挺、少腹冷痛等均有疗效。

（8）名不虚传的"命蒂"——神阙穴

神阙穴位于腹中部，脐中央，具有温阳救逆、利水固脱的功效，可治疗以虚、寒为主证的疾病。

神阙为任脉上的阳穴，命门为督脉上的阳穴，二穴前后相连，阴阳和合，是人体生命能源的所在地。经常对神阙穴进行锻炼，可使人体真气充盈、精神饱满、体力充沛、腰肌强壮、面色红润、耳聪目明、轻身延年，对腹痛肠鸣、水肿臌胀、泻痢脱肛、中风脱证等有独特的疗效。

（9）既防眼病又美容的四白穴

四白穴位于人体的面部，当双眼平视时，瞳孔正中央下约2厘米处即为此穴。取穴时通常采用正坐或仰靠、仰卧的姿势。按摩四白穴有预防皱纹、改善皮肤的功效，此外，还可以预防近视、青光眼等眼病。

按摩四白穴可治疗目赤痛痒、目翳、眼睑𥆧动、口眼歪斜、头痛眩晕。对于近视、色盲等眼部疾病均有一定的疗效。

（10）人体的"排忧解难"穴——太冲穴

太冲穴位于足部的背侧，大拇指与第2个脚趾的中间。太冲穴是肝经的原穴，肝脏所表现的个性和功能都可以从太冲穴找到形质。

在中医里面，肝被比做刚直不阿的将军，火气很大，并且不能被压抑。肝主筋，那些中风后遗症患者通常都会手脚拘挛，这就证明肝已受伤。肝开窍于目，肝血不足眼睛就会酸涩；肝火太旺，眼睛就会胀痛发红。如果一个人精神涣散，思想难以集中，就证明其肝气虚弱。有人夜里总做噩梦，两三点钟就醒来，这是肝脏郁结的浊气在作怪。这些问题，太冲穴都可以解决。

人体穴位的治疗作用

穴位是人体脏腑经络之气输注于体表的部位，也是邪气所客之处。当脏腑有病或者邪气侵犯人体后引起脏腑经络气血功能失调时，均会在相应的穴位发生病理反应，因此，在防治疾病时，穴位是针灸治疗疾病的刺激点与反应点。

穴位治疗疾病的关键就是接受适当的刺激以通其经脉，调其气血，使阴阳归于平衡，脏腑趋于和调，从而达到祛除病邪的目的。针灸治疗的原理，就是通过刺激局部的穴位，发挥经络的调整和传导作用，给脏腑甚至于机体以整体影响。

穴位具有四个治疗作用，即近治作用、远治作用、特殊治疗作用和整体治疗作用，这是运用穴位保健治疗的理论基础。

1. 近治作用——穴位所在，主治所在

穴位的近治作用是指所有的穴位均可治疗其所在部位局部及邻近组织、器官的病症，这是所有穴位主治作用所具有的共同点。如睛明、承泣、攒竹、瞳子髎等穴位均在眼区及其邻近部位，所以它们均可治疗眼病；中脘、梁门等穴位均在胃脘部，所以均可治疗胃脘痛；膝眼、梁丘、阳陵泉等穴位在膝关节及其附近，所以均可治疗膝关节疼痛等。这些都是穴位用于治疗局部体表或邻近内脏疾患的例子。

2. 远治作用——经脉所过，主治所及

远治作用是十四经穴位主治作用的基本规律，在十四经穴位中，尤其是十二经脉在四肢肘以下的穴位，不仅能治局部病症，而且能治本经循行所涉及的远端部位的组织、器官、脏腑的病症，甚至具有治疗全身病患的作用，即"经脉所通，主治所及"。

经穴，顾名思义是经络之穴，这也指明了经穴主治与经络之间的关系。经穴的远治作用与经络的循行分布是紧密相连的，穴位在远治作用中除能治疗本经病变以外，还能治疗相表里的经脉疾患。例如，手少阴心经上肘以下的穴位，一般都能预防和治疗心血管系统、神经系统、大脑等部位的疾病，而手少阴心经所出现的病候，又同该条经脉上的穴位主治功能基本一致。经络的循环有表里相合，交区交会、根结、标本、气街等多种联系的特性，这种特性也反应在穴位的远治作用上。如取大椎穴退热，遗尿可以取三阴交。

在经络学说中常有"经脉所过，主治所及"的论述，即指出经脉病候与穴位治疗作用的密切关系。根据经络学说的叙述，每条经脉上所分布的穴位，是这条经脉脉气所发的部位。如果这条经脉发生了异常变化，即出现各种病候，就可以通过刺激这条经脉的穴位，调整经脉、脏腑的气血而把疾病治愈。

3. 特殊治疗作用

穴位的特殊治疗作用主要指穴位的相对特异性和双重的良性调整作用两个方面而言。

临床实践证明，有些穴位对某脏腑器官疾病或某病理状态有相对特异的治疗作用。如大椎穴退热，至阴穴矫正胎位，胆囊穴治疗胆绞

痛，神门安神，少商穴治咽喉肿痛，太渊穴治无脉症，天枢穴治泻痢、便秘等，均有较好的效果和较高的特异性。

针刺某些穴位，对机体的不同状态，可起着双向的良性调节作用。如百会穴，在清气下陷时可以提升清气，在肝阳上亢时可以平肝潜阳；内关可使心动过缓者加快心跳，心动过速者减缓心率；合谷穴在解表时可以发汗，在固表之时又能止汗等。另外，有些穴位是治疗某种疾病的特效穴位，如曲池穴是改善皮肤病的重要穴位，人迎穴有显著的降压效果，尤其能降低收缩压；三阴交穴是辅助治疗消化系统、生殖系统、泌尿系统、妇科病的重要穴位。穴位的这一治疗特性，使针灸治疗具有广泛的适应性和一定的安全性。

4. 整体治疗作用

对某些穴位进行针灸或者按摩，可对某方面病症起到整体性的调治作用，进而调治全身疾病。例如针灸、按摩合谷、曲池、大椎可治疗外感发热；针灸、按摩足三里、关元、膏肓可增强人体免疫力；心动过速者，针灸、按摩内关穴可减慢心率；心动过缓者，针灸、按摩内关穴可加快心率。

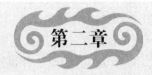

人体的十二大经脉和腧穴

十二经脉是经络系统的主体，包括手三阴经，即手太阴肺经、手少阴心经和手厥阴心包经；手三阳经，即手阳明大肠经、手太阳小肠经和手少阳三焦经；足三阴经，即足太阴脾经、足少阴肾经和足厥阴肝经；足三阳经，即足阳明胃经、足太阳膀胱经和足少阳胆经。

十二经脉的主要特点有五方面。①每条经脉的分布部位都有其一定的规律，即均对称地分布在身体的两侧。在人体四肢的分布是阴经在内侧面，阳经在外侧面，内侧和外侧又各分三阴三阳，一般是太阴、阳明在前，少阴、太阳在后，厥阴、少阳居中。在头面躯干部的分布是，手足三阳经在头面躯干的前、后、侧面，手足三阴经则分布到胸腹部。②十二经脉都有内属脏腑与外络肢节两个部分，每条经脉又各隶属于一个脏腑，阴经属脏络腑，阳经属腑络脏，组成"表（腑）里（脏）相合"的相互联系。③各经之间又相互衔接，其循行是一经一经地依次相传，即：手太阴肺经→手阳明大肠经→足阳明胃经→足太阴脾经→手少阴心经→手太阳小肠经→足太阳膀胱经→足少阴肾经→手厥阴心包经→手少阳三焦经→足少阳胆经→足厥阴肝经的顺序而复入于肺，如此周而复始循环不息，以维持人体的正常生命活动。④每条经脉在经气发生病理变化时，都有其特殊的症候群表现。⑤每条经脉在体表还分布有一定的腧穴，等等。

手太阴肺经

1. 循行

手太阴肺经，起于中焦，向下联络大肠，回绕过来沿着胃的上口，向上通过横膈，归属于肺脏。从"肺系"（指气管，喉咙部）横行于侧胸上部浅出体表（中府），向下沿上臂内侧，行于手少阴心经及手厥阴心包经之桡侧，向下直达肘窝中，沿着前臂内侧，到腕后桡骨茎突的内侧缘，进入寸口，经过鱼际，沿着鱼际的边缘，出拇指内侧端的少商穴。

其支脉，从腕后桡骨茎突的上方列缺穴分出，一直沿着示指内侧前行出其尖端（商阳穴），与手阳明大肠经相连接。

2. 病候

咳嗽，气喘，呼吸短促，肺部胀满，心烦口渴，咯血，咽喉肿痛，发热，汗出，缺盆部、肩背及手臂内侧前缘疼痛，或掌中发热等。

肺经主病歌

手太阴经肺主病，胀满喘咳缺盆痛；

甚则两手交而瞀，此为臂厥肺是动；

咳而上气肺所生，喘渴烦心胸满促；

臑臂之内前廉痛，厥掌中热别络生；

气盛作痛连肩背，汗出中风溲数见；

气虚肩背痛而寒，少气乏息溺色变。

3. 腧穴

起于中府终于少商，计11穴，左右共22穴。

肺经腧穴歌

手太阴肺十一穴，中府云门天府诀，

侠白尺泽孔最存，列缺经渠太渊涉，

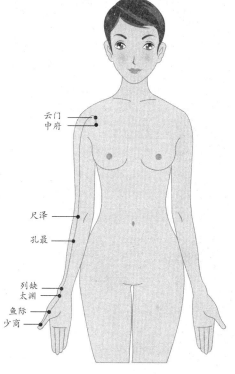

手太阴肺经常用腧穴图

手太阴肺经腧穴表

编号	穴名	部位	主治	针灸法	备注
1	中府	锁骨外端下方，云门穴直下一许许，距任脉六寸	咳嗽，气喘，胸痛，胸中烦满，肩背痛	直刺0.5～1寸，灸3～5壮，或5～20分钟	手、足太阴经交会穴；肺之募穴
2	云门	锁骨外端下方凹陷处，距任脉六寸	咳嗽，气喘，胸痛，胸中烦满，肩背痛	直刺0.5～1寸，灸3～5壮，或5～20分钟	
3	天府	上臂内侧，腋前纹头下三寸，当肱二头肌桡侧	咳嗽，气喘，吐血，鼻衄，喉肿，上臂内侧痛	直刺1～1.5寸，灸3～5壮，或10～20分钟	《针灸甲乙经》禁灸，灸之令人逆气
4	侠白	上臂内侧，天府穴下一寸，尺泽穴上五寸，当肱二头股桡侧	咳嗽，气短，胸痛，烦满，上臂内侧痛	直刺1～1.5寸，灸3～5壮，或5～15分钟	
5	尺泽	微屈肘仰掌，肘横纹中，肱二头肌腱桡侧	咳嗽，气喘，咯血，鼻衄，胸满，咽痛，肘臂痛，小儿惊风，吐泻，虚劳	直刺0.5～1寸，灸3～5壮，或5～10分钟	手太阴之脉所入为合
6	孔最	前臂掌面桡侧，在太渊与尺泽的连线上，太渊直上七寸凹陷中	咳嗽，气喘，咯血，鼻衄，咽痛，肘臂痛不可屈伸	直刺1～1.5寸，灸3～5壮，或5～15分钟	手太阴之郄穴
7	列缺	桡骨茎突的上方，腕横纹上一寸五分	颈项强痛，咳嗽，气喘，咽喉肿痛，口眼歪斜，牙关紧闭，半身不遂，齿痛，手腕无力	斜刺0.5～1寸，灸3～5壮，或5～15分钟	手太阴之络穴，别走阳明；八脉交会穴之一，通于任脉
8	经渠	腕横纹上一寸，桡动脉桡侧凹陷处	咳嗽，气喘，胸痛、胀满，咽喉肿痛，胃痛，掌中热，手腕痛	直刺0.3～0.5寸，灸1～3壮，或5～10分钟	手太阴之脉所行为经；《针灸甲乙经》不可灸
9	太渊	掌后横纹上，桡动脉桡侧凹陷处	咳嗽，气喘，咯血，咽痛，胸痛，心悸，手腕痛，掌中热	直刺0.3～0.5寸，灸1～2壮，或5～10分钟	手太阴之脉所注为输，肺之原穴，脉会太渊

| 10 | 鱼际 | 第一掌骨中点之桡侧，赤白肉际处 | 咳嗽，气喘，咯血，咽痛，发热，失音，疟疾 | 直刺0.5～1寸，灸3～5壮，或5～15分钟 | 手太阴之脉所溜为荥 |
| 11 | 少商 | 拇指桡侧指甲角后一分许 | 咳嗽，气喘，咽喉肿痛，鼻衄，昏厥，热病，癫狂，手指挛痛 | 斜刺0.5寸，点刺放血，灸3～5壮，或3～5分钟 | 手太阴之脉所出为井 |

注：将艾绒捏成拇指头大小的圆柱即壮。针3壮指在同一穴位上烧3个艾炷。

鱼际少商如韭叶。

手阳明大肠经

1. 循行

手阳明大肠经，起始于示指桡侧末端的商阳穴，沿着示指的桡侧缘，向上经过第一、二掌骨之间，进入伸拇长肌腱和伸拇短肌腱之间的凹陷处，沿前臂外侧前缘，至肘部外侧的曲池穴，再沿上臂外侧前缘，至肩部的肩髃穴，沿肩峰前沿，向后到第七颈椎棘突下的大椎穴，复折行向前下方进入锁骨上窝，联络肺脏，向下通过横膈，归属于大肠。

其支脉，由锁骨上窝上行颈部，贯穿面颊，进入下齿中，回绕至上唇，交叉于人中，左脉向右，右脉向左，上行至鼻翼两旁之迎香穴，与足阳明胃经相连接。

2. 病候

目黄，鼻衄，口干，齿痛，鼻

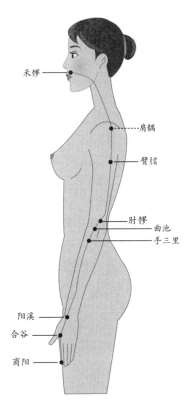

禾髎
肩髃
臂臑
肘髎 曲池
手三里
阳溪
合谷
商阳

手阳明大肠经常用腧穴图

23

流清涕，咽喉肿痛，颈肿，肠鸣腹痛，泄泻，下利赤白，颈、肩部及上肢伸侧前缘疼痛等。

大肠经主病歌

手阳明动下齿痛，必恶热饮顿频肿；

目黄口干津液病，鼽衄喉痹因热重；

肩前臑外相引痛，大指次指痛不用；

气盛所过发热肿，虚则寒栗温补奉。

3. 腧穴

起于商阳终于迎香，计20穴，左右共40穴。

大肠经腧穴歌

手阳明穴起商阳，二间三间合谷藏；

阳溪偏历温溜长，下廉上廉手三里；

曲池肘髎五里近，臂臑肩髃巨骨当；

天鼎扶突禾髎接，鼻旁五分号迎香。

足阳明胃经

1. 循行

足阳明胃经，起于鼻翼旁之迎香穴，夹鼻上行到鼻根部，入目内眦，与足太阳经脉交会于睛明穴，向下沿着鼻柱的外侧，进入上齿中，回出环绕口唇，向下交会于颏唇沟任脉经的承浆穴，再向后沿着口腮后下方，出于下颌大迎处，沿着颌角颊车穴，上行到耳前，经过足少阳经的上关穴，沿着鬓发边际，而至前额上部。

其支脉，从大迎前向下经过人迎穴；沿喉咙，进入锁骨上窝的缺盆穴，向下通过横膈，归属于胃，联络脾脏。

其直行的脉，由缺盆穴向下，经过乳头，夹脐旁，进入腹股沟中央的气街处。

其腹内又一支脉，起于胃的下口幽门部位，向下沿腹腔内，到腹股沟中央的气街处，与主干相会合，再由此下行至髀关穴，直抵伏兔部，通过膝部的犊鼻穴，沿胫骨外侧前缘，下经足跗，到达足第二趾外侧端的厉兑穴。

另有一条支脉，从膝下三寸处之足三里穴分出，下行至足中趾外侧；

其又一条支脉，从足跗上冲阳穴分出，进入足大趾内侧端的隐白穴，与足太阴脾经相连接。

2. 病候

脘腹胀满，胃痛，呕吐，肠鸣，水肿，口眼歪斜，唇疹，咽喉肿痛，颈肿，鼻衄，惊惕，发狂，热病，胸部及膝膑等经脉循行部位疼痛等。

胃经主病歌

足阳明动洒洒寒，善呻数欠黑侵颜；
病至恶见人与火，闻木声惊心怵然；
闭户塞牖欲独处，登高而歌弃衣走；
贲响腹胀为肝厥，主血生病狂疟见；
温淫汗出鼻鼽衄，口喎唇胗颈喉肿；
大腹水肿膝膑痛，膺乳气街股伏兔；

手阳明大肠经腧穴表

编号	穴名	部位	主治	针灸法	备注
1	商阳	示指桡侧指甲角后约一分许	齿痛，咽喉肿痛，颔肿，热病，中风，昏厥，耳聋，吐泻，指麻	斜刺0.1~0.3寸，灸1~3壮，或3~5分钟	手阳明之脉所出为井
2	二间	示指掌指关节前桡侧赤白肉际处	目昏，鼻衄，齿痛，咽肿痛，热病，颔肿，口眼歪斜	直刺0.2~0.3寸，灸1~3壮，或3~5分钟	手阳明之脉所溜为荥
3	三间	示指桡侧第二掌指关节后赤白肉际凹陷处	目痛，齿痛，咽喉肿痛，胸满肠鸣，泄泻，手指红肿	直刺0.2~0.3寸，灸1~3壮，或5~10分钟	手阳明之脉所注为输
4	合谷	第一、二掌骨之间，约第二掌骨之中点	头痛，目赤肿痛，鼻衄，齿痛，口眼歪斜，牙关紧闭，咽喉肿痛，咳喘，热病无汗，多汗，发热，经闭，滞产，痢疾，小儿惊风，耳聋，瘾疹，指挛，臂痛等	直刺0.5~1寸，灸5~7壮，或5~20分钟	手阳明之脉所过为原，孕妇禁灸
5	阳溪	腕关节桡侧，拇指向上翘时，在伸拇长、短肌腱之间凹陷中	头痛，目痛，咽喉肿痛，齿痛，耳聋，手腕痛	直刺0.5~1寸，灸5~7壮，或5~20分钟	手阳明之脉所行为经

6	偏历	阳溪穴上三寸，桡骨外侧凹陷中	鼻衄，目赤，耳聋，水肿，齿痛，口眼歪斜，咽痛，手臂酸痛	直刺0.5~1寸，灸3~5壮，或5~15分钟	手阳明之络穴，别走太阴
7	温溜	阳溪穴上五寸，桡骨外侧凹陷中	头痛，面肿，咽喉肿痛，肠鸣腹痛，肩臂痛	直刺1~1.5寸，灸3~5壮，或5~15分钟	手阳明之郄穴
8	下廉	曲池穴下四寸	头痛，眩晕，腹痛，肘臂痛	直刺1~2寸，灸3~7壮，或5~20分钟	
9	上廉	曲池穴下三寸	肠鸣腹痛，肩臂酸痛，手臂麻木，上肢不遂	直刺1~2寸，灸3~7壮，或5~20分钟	
10	手三里	曲池穴下二寸	齿痛，腹痛吐泻，肘挛不伸，上肢不遂，肩臂疼痛	直刺1~2寸，灸3~7壮，或5~20分钟	
11	曲池	屈肘横纹头外端凹陷处，尺泽穴与肱骨外上髁连线之中点	瘰疬，风疹，腹痛吐泻，肠痛，咽喉痛，咳嗽，气喘，痢疾，便秘，热病，水肿，上肢不遂，肘、臂痛等	直刺1~2寸，灸3~7壮，或10~30分钟	手阳明之脉所入为合
12	肘髎	屈肘时曲池穴斜向上外约一寸，当肱内外侧缘处	肘臂疼痛，牵急，麻木，上肢不遂	直刺1~1.5寸，灸3~5壮，或5~15分钟	
13	手五里	曲池穴上三寸，曲池穴与肩髃穴上的连线上	咳嗽，咯血，瘰疬，胃脘胀满，肘臂酸痛，牵急	直刺1~1.5寸，灸3~5壮，或5~15分钟	
14	臂臑	曲池穴上七寸，三角肌下端的上方	目疾，瘰疬，瘿气，癫病，颈项痛，肩臂痛	直刺1~1.5寸，灸3~5壮，或5~15分钟	手足太阳、阳维之会
15	肩髃	三角肌上部的中央，肩平举时，肩前呈现凹陷处	瘰疬，瘿气，颈项强痛，肩臂酸痛，上肢不遂	直刺1~1.5寸，灸3~5壮，或5~10分钟	手阳明、阳跷之会
16	巨骨	锁骨肩峰端与肩胛冈之间凹陷处	胸闷，瘿疹，瘰疬，肩臂酸痛，上肢不遂	直刺1~1.5寸，灸3~5壮，或5~10分钟	手阳明、阳跷之会
17	天鼎	扶突穴与缺盆穴连线之中点，当胸锁乳突肌后缘	瘰疬，气瘿，咽喉肿痛，音哑，气梗，胸背胀痛	直刺0.5~1寸，灸3~5壮，或5~10分钟	

编号	穴名	部位	主治	针灸法	备注
18	扶突	颈侧部结喉旁三寸，胸锁乳突肌的胸骨头与锁骨头之间	咳嗽，气喘，咽喉肿痛，瘰疬，气瘿，音哑，失音	直刺0.5～1寸，灸3～5壮，或5～10分钟	
19	禾髎	鼻翼直下，与人中相平	鼻衄，鼻塞流涕，牙关紧闭，口角歪斜	斜刺0.3～0.5寸，隔物灸3～5壮，或5～10分钟	《铜人腧穴针灸图经》禁灸
20	迎香	鼻翼旁五分，禾髎穴上一寸，当鼻唇沟中	鼻塞，鼻衄，鼻渊，面痒，面肿，口眼歪斜，胆道蛔虫症	斜刺0.3～0.5寸，隔物灸3～5壮，或5～10分钟	手足阳明之会《外台秘要》禁灸

肝外足肿上皆痛，下至中趾不为用；

气盛身前尽皆热，消谷善饥溺色黄；

不足身前皆寒栗，胃中寒则满而胀。

3.腧穴

起于承泣终于厉兑，计45穴，左右共90穴。

胃经腧穴歌

四十五穴足阳明，头维下关颊车停；

承泣四白巨髎经，地仓大迎对人迎；

水突气舍连缺盆，气户库房屋翳屯；

膺窗乳中延乳根，不容承满梁门起；

关门太乙滑肉门，天枢外陵大巨存；

水道归来气冲次，髀关伏兔走阴市；

梁丘犊鼻足三里，上巨虚连条口位；

下巨虚跳上丰隆，解溪冲阳陷谷中；

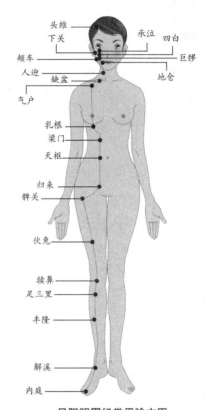

足阳明胃经常用腧穴图

27

肉庭厉兑经穴终。

足阳明胃经腧穴表

编号	穴名	部位	主治	针灸法	备注
1	承泣	眼球与眶下缘之间正中	目赤肿痛，迎风流泪，夜盲，目眴动，近视，视神经萎缩，口眼歪斜，青光眼	直刺1~1.5寸，慎灸	足阳明、阳跷、任脉之会；《针灸甲乙经》禁灸
2	四白	承泣穴直下方，当眶下孔凹陷处	目赤疼痛，目眩，夜盲，近视，口眼歪斜，三叉神经痛，鼻炎，胆道蛔虫症	斜刺0.3~0.5寸，隔物灸3~5壮，或5~10壮	《素问》王注禁灸
3	巨髎	四白穴直下方，与鼻翼之下缘平齐	目痛，鼻塞，齿痛，鼻衄，口眼歪斜，三叉神经痛，唇颊肿	斜刺0.3~0.5寸，隔物灸3~5壮，或5~10壮	足阳明、阳跷之会
4	地仓	巨髎直下方，口角外侧	口眼歪斜，牙关紧闭，流涎，失音不语，眼睑眴动	横刺透颊车，隔物灸3~7壮，或5~10分钟	手足阳明、阳跷之会

足太阴脾经

1. 循行

足太阴脾经，起于足大趾内侧端的隐白穴，沿大趾内侧赤白肉际，上行至内踝前面，再上小腿内侧，沿胫骨内缘，交出足厥阴经之前，上行经膝、股部内侧前缘，进入腹部，归属于脾脏，联络胃，向上通过横膈，沿着食道的旁边，连系舌根，散布于舌。

其支脉，再由胃分出，向上通过横膈，流注于心中，与手少阴心经相连接。

2. 病候

嗳气，胃脘痛，腹胀，食不下，呕吐，便溏，水肿，痞块，黄疸，身重乏力，心烦痛，舌根强痛，股及膝内侧肿胀，厥冷，足大趾运动障碍等。

脾经主病歌

足太阴动舌本强，食呕胃脘腹痛胀；

善噫得后快然衰，身体皆重脾主病；

舌本痛体不能动，食不能下心烦痛；

28

编号	穴名	部位	主治	针灸法	备注
5	大迎	颊车穴前五分，闭口鼓气时，即出现一沟形凹陷处	口角歪斜，牙关紧闭，齿痛，颊肿，瘰疬	斜刺0.5～0.8寸，隔物灸3～7壮，或5～10分钟	
6	颊车	下颌角的前上方一横指，上下齿咬紧时，咬肌隆起处	口眼歪斜，牙关紧闭，齿痛，痄腮，颈项强痛，舌强不语，颊肿，下颌关节痛	斜刺0.5～0.8寸，灸3～7壮，或10～20分钟	
7	下关	闭口，颧弓与下颌切迹所形成的凹陷处	口眼歪斜，齿痛，牙关紧闭，下颌关节疼，耳聋，耳鸣，耳痛，三叉神经痛	直刺1～1.5寸，隔物灸3～5壮，或5～10分钟	足阳明、足少阳之会
8	头维	督脉旁开四寸五分，额角发际上五分	头痛，目眩，目痛，迎风流泪，口眼歪斜	沿皮刺0.8～1.5寸，灸5～10分钟	足阳明、少阳之会；《针灸甲乙经》禁灸
9	人迎	平结喉旁，颈总动脉处，胸锁乳突肌前缘	咽喉肿痛，气喘，头晕，面赤，瘰疬，气瘿，发音困难，胸满	斜刺0.5～1寸，慎灸	足阳明、少阳之会；《针灸甲乙经》禁灸
10	水突	胸锁乳突肌前缘，人迎穴与气舍穴连线之中点	咽喉肿痛，气喘，咳嗽，气瘿	斜刺0.5～1寸，灸3～5壮，或5～10分钟	
11	气舍	人迎穴直下，胸锁乳突肌之胸骨头与锁骨头之间	咽喉肿痛，气喘，颈项强痛，瘰疬，瘿气	直刺0.3～0.5寸，灸3～5壮或5～10分钟	
12	缺盆	任脉旁开四寸，锁骨上窝之中点	咳嗽，咽痛，瘰疬，瘿气，胸满，颈肿，缺盆中痛	直刺0.3～0.5寸，灸3～5壮，或5～10分钟	
13	气户	锁骨中点下缘，乳中线上	咳嗽，气喘，呃逆，胸部胀满	直刺0.3～0.5寸，灸3～5壮，或5～20分钟	
14	库房	乳中线上，第一肋间隙	咳嗽，胸胁胀痛	直刺0.3～0.5寸，灸3～5壮，或5～20分钟	
15	屋翳	乳中线上，第二肋间隙	咳嗽，气喘，乳痈，胸部胀痛	直刺0.3～0.5寸，灸3～5壮，或5～20分钟	
16	膺窗	乳中线上，第三肋间隙	咳嗽，气喘，乳痈，胸部胀痛	直刺0.3～0.5寸，灸3～5壮，或5～20分钟	
17	乳中	乳头中央，乳中线上第四肋间隙	仅作为胸腹部取穴定位的标志	不针，慎灸或用温灸	《针灸甲乙经》禁刺灸
18	乳根	乳中穴直下一肋间	乳痛，乳少，乳房肿痛，咳嗽气喘，胸满胁痛	横刺0.5～1寸，灸3～5壮，或10～15分钟	
19	不容	脐上六寸，巨阙穴旁开二寸	胸满胁痛，咳嗽，气喘，胃痛，腹胀，呕吐，食欲不振，吐血	直刺0.5～0.8寸，灸3～5壮或10～15分钟	
20	承满	脐上五寸，上脘穴旁开二寸	胃痛，腹胀，呕吐，食欲不振，吐血，肠鸣，气喘	直刺0.5～0.8寸，灸3～5壮，或10～15分钟	
21	梁门	脐上四寸，中脘穴旁开二寸	胃痛，呕吐，食欲不振，腹胀，肠鸣，泄泻	直刺1～2寸，灸3～7壮，或5～20分钟	
22	关门	脐上三寸，建里穴旁开二寸	腹胀腹痛，肠鸣，泄泻，便秘，水肿，食欲不振	直刺1～2寸，灸3～7壮，或5～20分钟	
23	太乙	脐上二寸，下脘穴旁开二寸	胸满烦心，胃痛，食欲不振，癫狂	直刺1～2寸，灸3～10壮，或10～30分钟	
24	滑肉门	脐上一寸，水分穴旁开二寸	胃痛，呕吐，腹胀，食欲不振，癫狂	直刺1～2寸，灸3～10壮，或10～30分钟	

编号	穴名	部位	主治	针灸法	备注
25	天枢	脐中旁开二寸	腹痛腹胀，肠鸣泄泻，痢疾，便秘，水肿，黄疸，月经不调，痛经，产后腹痛，肠痈，疟疾，肠道蛔虫症等	直刺1～2寸，灸3～10壮，或10～50分钟	大肠之募穴；孕妇不可灸
26	外陵	脐下一寸，阴交穴旁开二寸	腹痛，疝气，痛经	直刺1～2寸，灸3～7壮，或5～30分钟	
27	大巨	脐下二寸，石门穴旁开二寸	肠痈，腹痛，疝气，遗精，早泄，便秘，小便不利	直刺1～2寸，灸3～7壮，或5～30分钟	
28	水道	脐下三寸，关元穴旁开二寸	小腹胀满，疝气，小便不利，水肿，月经不调，肾炎	直刺1～2寸，灸3～7壮，或5～30分钟	
29	归来	脐下四寸，中极穴旁开二寸	腹痛，疝气，月经不调，经闭，白带，阴挺，疝气，遗精	直刺1～2寸，灸5～10壮，或10～30分钟	
30	气冲	脐下五寸，曲骨穴旁开二寸当腹股沟上方，股动脉内侧	腹痛，疝气，阳痿，外阴肿痛，月经不调，胎产诸疾等	直刺1～2寸，灸5～10壮，或10～30分钟	
31	髀关	屈股，髂前上棘直下，平会阴处	下肢痿痹，股痛，膝冷，腰胯痛，脚气，瘫痪	直刺1.5～3寸，灸3～5壮，或10～20分钟	
32	伏兔	髌骨外上缘直上六寸	下肢不遂，不得屈伸，腿膝酸痛，水肿，脚气	直刺1.5～3寸，灸3～5壮，或10～20分钟	
33	阴市	髌骨外上缘直上三寸	下肢不遂，不得屈伸，腿膝疼，水肿，脚气	直刺1.5～3寸，灸3～5壮，或10～20分钟	
34	梁丘	髌骨外上缘直上二寸	下肢不遂，膝肿痛，胃痛，腹泻，乳痈，腰痛	直刺1～2寸，灸3～5壮，或5～30分钟	足阳明之郄穴
35	犊鼻	屈膝，髌骨下缘，髌韧带外侧凹陷处	膝肿痛，麻木，屈伸不利，脚气	斜刺1.5～2寸，灸3～5壮，或5～30分钟	
36	足三里	犊鼻穴下三寸，距胫骨外侧约一横指处	腹痛，腹胀，呕吐，肠鸣，黄疸，水肿，遗尿，小便不利，头痛，眩晕，健忘，怔忡，耳聋，耳鸣，咽痛，呃逆，气喘，痛经，带下，恶阻，子痫，瘫痪，脚气，癫狂，中风，半身不遂，疔疮，目疾及膝胫酸痛等	直刺1～2寸，灸5～10壮，或10～50分钟	足阳明之脉所入为合，胃合入于本穴
37	上巨虚	足三里穴下三寸处	腹痛，腹胀，吐泻，肠鸣，肠痈，食欲不振，痢疾，脚气，尿闭，腰膝酸痛，半身不遂	直刺1～2寸，灸3～5壮，或10～30分钟	
38	条口	上巨虚穴下二寸，犊鼻穴与解溪穴连线的中点	小腿痿痹，肩痛，下利，腹痛，足底发热，脚气	直刺1～2寸，灸3～5壮，或5～20分钟	小肠合入于本穴
39	下巨虚	上巨虚穴下三寸，犊鼻穴下九寸处	小腹疼痛，胸胁疼痛，胃痛，腹泻，痢疾，脚气，乳痈	直刺1～2寸，灸3～5壮，或5～20分钟	足阳明之络穴，别走太阴
40	丰隆	外踝上八寸，条口穴后方约一横指	胸腹疼痛，呕吐，腹泻，便秘，咳嗽，气喘，痰多，咽喉肿痛，眩晕，中风，癫狂，痫疾，头痛，乳痈，足不痛，脚气，经闭，血崩，下肢痿痹	直刺1～2寸，灸5～10壮，或10～30分钟	
41	解溪	踝关节前横纹中点，两筋之间，约与外踝高点相平	头痛，眩晕，面部浮肿，烦心，腹胀，便秘，惊悸，怔忡，癫症，足腕痛，下肢痿痹，目疾	直刺0.3～0.5寸，灸1～3壮，或10～20分钟	足阳明之脉所行为经
42	冲阳	解溪穴下方约一寸五分，足背最高处，有动脉应手	头痛，齿痛，腹胀，疟疾，口眼歪斜，癫狂，热病，足痿，足背红肿	直刺0.3～0.5寸，避开血管，灸1～3壮，或5～10分钟	足阳明之脉所过为原
43	陷谷	第二、三跖骨结合部之前凹陷处	面目浮肿，目赤痛，肠鸣腹痛，疟疾，水肿，足背肿痛	斜刺0.5～1寸，灸3～5壮，或5～15分钟	足阳明之脉所注为输

编号	穴名	部位	主治	针灸法	备注
44	内庭	足背第二、三趾缝间，趾跖关节前凹陷处	腹痛、腹胀、泄泻、痢疾、便秘、肠痛、齿痛、咽痛、鼻衄、口眼歪斜、目痛、耳鸣、肠疝痛、脚气、热病、小便出血、瘾疹、足背肿痛	斜刺0.5～1寸，灸3～5壮，或5～15分钟	足阳明之脉所溜为荥
45	厉兑	第二趾外侧，趾甲角后约一分许	尸厥、口噤、晕厥、面肿、口角歪斜、鼻衄、齿痛、咽痛、心腹胀满、热病、多梦、癫狂、胃痛、便秘、便血、黄疸、足背肿痛	直刺0.1～0.3寸，灸1～3壮，或5～10分钟	

寒疝溏瘕泄水闭，水肿黄疸不能卧；
强立股膝内肿痛，厥为足大趾不用。

3. 腧穴

起于隐白终于大包，计21穴，左右共42穴。

脾经腧穴歌

二十一穴脾中州，隐白在足大趾头；
大都太白公孙盛，商丘三阴交可求；
漏谷地机阴陵穴，血海箕门冲门开；
府舍腹结大横排，腹哀食窦连天溪；
胸乡周荣大包随。

手少阴心经

1. 循行

手少阴心经，起始于心脏，出属于"心系"，向下通过横膈，联络小肠。

其支脉，从心系分出，夹食道上行，连于目系。

其直行的脉，从心系上行于肺部，再向下出于腋窝部之极泉穴，沿上臂内侧后缘，行于手太阴肺经和手厥阴心包经的后面，到达肘窝，沿前臂内侧后缘，至掌后豌豆骨部，进入掌内，沿着小指的桡侧，至末端之少冲穴，与手太阳小肠经相连接。

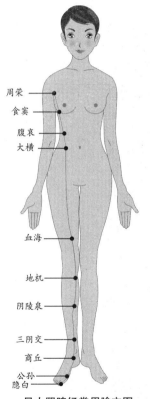

周荣
食窦
腹哀
大横

血海

地机

阴陵泉

三阴交

商丘

公孙
隐白

足太阴脾经常用腧穴图

31

足太阴脾经腧穴表

编号	穴名	部位	主治	针灸法	备注
1	隐白	足拇趾内侧，趾甲角后一分许	腹痛，腹胀，呕吐，泄泻，食不下，崩漏，月经不调，胎位不正，鼻衄，惊风，癫狂	斜刺0.1~0.3寸，灸1~3壮，或5~10分钟	足太阴之脉所出为井
2	大都	足大趾内侧，第一跖趾关节前下方赤白肉际处	腹痛，腹胀，呕吐，暴泻，小儿惊风，四肢肿，身重骨痛，热病汗不出，足趾肿痛	直刺0.3~0.5寸，灸1~3壮，或5~10分钟	足太阴之脉所溜为荥
3	太白	第一跖骨小头后下方，赤白肉际处	胸胁胀满，腹胀，胃心痛，呕吐，腹泻，便秘，脚气，水肿，痢疾，肢体沉重，痔漏	直刺0.3~0.5寸，灸3~5壮，或5~15分钟	足太阴之脉所注为输
4	公孙	第一跖骨基底之前下缘赤白肉际凹陷处	胃痛，呕吐，肠鸣，腹痛，泄泻，痢疾，痞积，水肿，黄疸，疟疾，热病，癫狂，不寐，月经不调，足痛无力等	直刺1~2寸，灸3~5壮，或5~15分钟	足太阴之络穴，别走阳明；八脉交会穴之一，通于冲脉
5	商丘	内踝前下方凹陷处	腹胀，肠鸣，溏泄，便秘，胃气，水肿，黄疸，脚气，瘛疭，癫痫，妇女不孕症，舌本强痛，足腕无力，足踝部疼痛	直刺0.3~0.5寸，灸1~3壮，或5~10分钟	足太阴之脉所行为经
6	三阴交	内踝高点直上三寸，胫骨后缘处	脾胃虚弱，肠鸣溏泄，心腹胀满，完谷不化，月经不调，带下，崩漏，经闭，不孕，难产，产后血晕，死胎，产后腹痛，产后恶漏不行，乳少，阴挺，遗精，阳痿，遗尿，癃闭，黄疸，消渴，眩晕，不寐，脚气，瘾疹，脏躁，半身不遂，下肢痿痹	直刺1~1.5寸，灸3~10壮，或5~30分钟	足太阴、厥阴、少阴之会
7	漏谷	内踝高点直下六寸，胫骨后缘处	腹胀，肠鸣，脚气，小便不利，腿膝厥冷，不仁，足踝肿痛	直刺1~1.5寸，灸3~5壮，或5~15分钟	
8	地机	膝膑骨下缘下五寸，胫骨后缘处	腹胁气胀，食欲不振，溏泄，水肿，腰痛，痢疾，小便不利，遗精，遗尿，癥瘕，月经不调，白带，痛经，疝痔等	直刺1~2寸，灸3~7壮，或10~20分钟	足太阴之郄穴
9	阴陵泉	胫骨内踝下缘，胫骨后缘和腓肠肌之间凹陷处	腹痛，腹胀，水肿，泄泻，黄疸，小便不利，尿失禁，月经不调，带下，阴痛，遗精，脚气，膝腿肿痛，阴挺，虚劳	直刺1~2寸，灸3~7壮，或10~20分钟	足太阴之脉所入为合
10	血海	髌骨内缘上二寸，股四头肌内侧头的隆起处	月经不调，痛经，闭经，崩漏，阴部瘙痒痛，瘾疹，脚气，气逆，腹胀，贫血，湿疹，股内侧痛	直刺1~2寸，灸3~5壮，或5~30分钟	
11	箕门	血海穴上六寸处	淋证，遗尿，小便不通，尿失禁，两股生疮，阴囊湿疹，腹股沟肿痛	直刺1~2寸，灸3~5壮，或5~10分钟	
12	冲门	耻骨联合上缘，曲骨穴旁开三寸半，当股动脉外侧	腹痛，疝气，小便不通，阴挺，乳难，痔疾	直刺1~1.5寸，灸3~5壮，或5~10分钟	足太阴、厥阴、阴维之会
13	府舍	冲门上七分，前正中线旁开四寸处	腹痛，疝气，乳痛，痞块，阴挺	直刺1~1.5寸，灸3~5壮，或5~10分钟	足太阴、厥阴、阴维之会

编号	穴名	部位	主治	针灸法	备注
14	腹结	府舍穴上三寸，前正中线旁开四寸处	腹痛，泄泻，痢疾，便秘，脏躁	直刺1～1.5寸，灸5～10壮，或10～30分钟	足太阴、阴维之会
15	大横	脐中旁开四寸，直对乳头	腹痛，泄泻，痢疾，便秘，脏躁	直刺1～1.5寸，灸5～10壮，或10～30分钟	足太阴、阴维之会
16	腹哀	大横穴上三寸，前正中线旁开四寸	腹痛，食欲不振，痢疾，便秘	直刺1～1.5寸，灸3～5壮，或5～20分钟	足太阴、阴维之会
17	食窦	前正中线旁开六寸，当第五肋间隙中	胸胁胀满，水肿膨胀，小便不通，食积，噎嗝	斜刺0.3～0.5寸，灸3～5壮，或5～20分钟	
18	天溪	前正中线旁开六寸，当第四肋间隙	咳嗽，气喘，呃逆，乳痛，乳少，胸部胀痛	斜刺0.3～0.5寸，灸3～5壮，或5～20分钟	
19	胸乡	前正中线旁开六寸，当第三肋间隙	胸胁胀痛，咳逆等	斜刺0.3～0.5寸，灸3～5壮，或5～15分钟	
20	周荣	前正中线旁开六寸，当第二肋间隙	胸胁胀痛，咳逆，食不干，唾多脓秽	斜刺0.3～0.5寸，灸3～5壮，或5～15分钟	
21	大包	腋窝下六寸，当腋中线上	胸胁胀痛，咳嗽，气喘，全身疼痛，四肢软弱无力	斜刺0.3～0.5寸，灸1～3壮，或5～10分钟	脾之大络

2. 病候

心痛，心悸，口渴，咽干，胸胁痛，盗汗，失眠，目黄，手心热，厥冷，上肢内侧后缘疼痛等。

心经主病歌

手少阴动病嗌干，心痛渴饮臂厥缘；

心病目黄胁满痛，臂臑痛厥掌中热。

3. 腧穴

起于极泉终于少冲，计9穴，左右共18穴。

心经腧穴歌

九穴午时手少阴，极泉青灵少海深；
灵道通里阴郄邃，神门少府少冲寻。

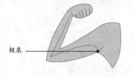

极泉

手少阴心经常用腧穴图（二）

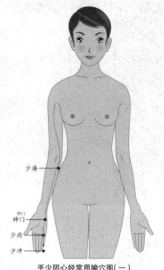

少海

神门
神门
少府
少冲

手少阴心经常用腧穴图（一）

手少阴心经腧穴表

编号	穴名	部位	主治	针灸法	备注
1	极泉	腋窝正中，当腋动脉内侧	心痛，胸胁痛，瘰疬，干呕，目黄，乳汁不足，肘臂冷痛	直刺0.5～1寸，灸5～10分钟	
2	青灵	少海穴上三寸，当肱二头肌的内侧沟中	目黄，胁痛，肩臂痛，头痛	直刺0.5～1寸，灸1～3壮，或5～10分钟	
3	少海	屈肘，当肘横纹尺侧端与肱骨内上踝之间凹陷处	头痛，目眩，心痛，健忘，癫狂，呕吐，项强，腋胁痛，瘰疬，臂麻，手颤，肘挛	直刺0.5～1寸，灸3～5壮，或5～15分钟	手少阴之脉所入为合
4	灵道	在尺侧腕屈肌腱之桡侧，腕横纹上一寸半处	心痛，胃痛，干呕，暴瘖不语，神昏，悲恐，目赤痛，肘臂挛急	斜刺0.3～0.5寸，灸2～3壮，或5～15分钟	手少阴之脉所行为经
5	通里	在尺侧腕屈肌腱之桡侧，腕横纹上一寸半处	头痛，目眩，舌强，喉痹，心悸怔忡，暴不语，月经过多，遗尿，心痛，失眠，腕臂痛	斜刺0.3～0.5寸，灸2～3壮，或5～15分钟	
6	阴郄	在尺侧腕屈肌腱之桡侧，腕横纹上五分处	心痛，惊悸，心痛，眩晕，鼻衄，吐血，咽喉肿痛，盗汗，失眠，暴瘖不语	斜刺0.3～0.5寸，灸3～5壮，或5～20分钟	手少阴之郄穴
7	神门	仰掌，腕横纹尺侧端凹陷处	心痛，心悸，怔忡，烦满，健忘，失眠，多梦，癫狂，无脉症，目黄，胁痛，失音，喘逆，呕吐，吐血，虚劳，掌中热，腕痛	斜刺0.3～0.5寸，灸2～3壮，或10～20分钟	手少阴之脉所注为输；心之原
8	少府	在手掌内第四、五掌之间，屈指握拳时，小指指尖所点处	心悸，心痛，胸胁痛，失眠，遗尿，小便不利，皮肤瘙痒，掌中热，阴挺，阴痒，阴痛，手挛不伸	斜刺0.3～0.5寸，灸3～5壮，或5～20分钟	手少阴之脉所溜为荥
9	少冲	小指桡侧，指甲角后 分许	心悸，心痛，胸胁痛，惊风，中风，中暑，昏厥，目黄，癫狂，热病，黄疸，咽喉肿痛，舌本痛，手挛不伸	直刺0.1 0.2寸，灸1～3壮，或5～10分钟	手少阴之脉所出为井

手太阳小肠经

1. 循行

手太阳小肠经，起始于手小指尺侧端的少泽穴，沿手掌尺侧缘至腕部，出于尺骨茎突，直上沿前臂后缘，到肘部尺骨鹰嘴和肱骨内上髁之间，沿上臂外侧后缘，出行于肩关节，绕行肩胛部，交会于第七颈椎棘突下之大椎穴，再向前进入锁骨上窝，深入体腔，联络心脏，沿着食道，通过横膈，到达胃部，归属于小肠。

其上行的支脉，从锁骨上窝出来，沿着颈部，向上到达面颊部，至目外眦，转入耳中。

另一条支脉，从面颊部分出，上行经过于目眶下缘之颧髎穴，抵于鼻旁，至目内眦睛明穴，与足太阳膀胱经相连接（见手太阳小肠经常用腧穴图）。

2. 病候

耳聋，目黄，咽喉痛，颌部、颊部肿胀疼痛，少腹胀痛，尿频，肩臂外侧后缘疼痛。

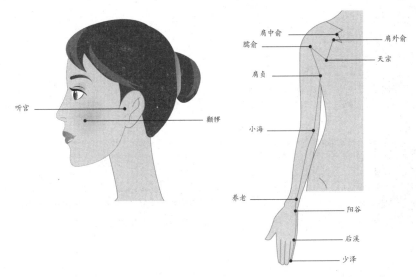

手太阳小肠经常用腧穴图

小肠经主病歌

手太阳动病嗌疼，颔肿肩臑拔折形；

液病耳聋目色黄，颊肿颈肩肘臂痛。

3. 腧穴

起于少泽终于听宫，计 19 穴，左右共 38 穴。

小肠经腧穴歌

手太阳穴一十九，少泽前谷后溪薮；

腕骨阳谷养老绳，支正小海外辅肘；

肩贞臑俞接天宗，髎外秉风曲垣首；

肩外俞连肩中俞，天窗乃与天容偶；

兑骨之端上颧髎，听宫耳前珠上走。

手太阳小肠经腧穴表

编号	穴名	部位	主治	针灸法	备注
1	少泽	在小指尺侧，指甲角后一分许	昏厥，头痛，项强，目翳，黄疸，鼻衄，耳聋，舌强，咽喉肿痛，心痛，胸胁痛，乳少，乳痈，疟疾，热病	斜刺0.1～0.2寸，灸1～3壮，或5～10分钟	手太阳之脉所出为井
2	前谷	手掌尺侧缘，第五掌指关节前赤白肉际处	头痛，项强，目翳，目痛，鼻衄，痄腮，疟疾，热病，咽肿，乳少，乳痈，耳聋，耳鸣，手指麻木、肘、臂、腕痛	直刺0.3～0.5寸，灸1～3壮，或5～10分钟	手太阳之脉所溜为荥
3	后溪	轻握拳，手掌尺侧缘，第五掌指关节后，掌横纹尽头	头痛，项强，目赤，目翳，鼻衄，耳聋，耳鸣，黄疸，热病，疟疾，癫痫，盗汗，腰痛，肘臂及手指挛急、疼痛	直刺0.5～1寸，灸3～15壮，或5～15分钟	手太阳之脉所注为输，八脉交会穴之一，通于督脉
4	腕骨	手掌尺侧，第五掌骨基底与三角骨间的凹陷处	头痛，项强，目翳，耳鸣，咽痛，胁痛，黄疸，消渴，热病，指挛，手腕无力，前臂痛	直刺0.5～1寸，灸3～7壮，或10～20分钟	手太阳之脉所过为原
5	阳谷	腕关节尺侧，当尺骨茎突与三角骨之间凹陷处	目眩，耳鸣，颈颔肿，胸胁痛，热病，癫狂，手腕痛，臂外侧痛	直刺0.3～0.5寸，灸3～7壮，或10～20分钟	手太阳之脉所行为经

编号	穴名	部位	主治	针灸法	备注
6	养老	尺骨小头背面。取穴时屈肘，掌心对胸，当尺骨茎突之桡侧缝隙处	目视不明，落枕，呃逆，疝痛，半身不遂，腕、肘、肩、臂、背、腰痛	直刺0.3~0.5寸，灸3~7壮，或10~20分钟	手太阳之郄穴
7	支正	腕后五寸，在阳谷与小海的连线上	头痛，目眩，项强，颈痛，消渴，癫狂，惊、恐、悲忧，热病，臂痛肘挛，手指痛，痂疥	直刺0.3~0.5寸，灸3~15壮，或5~15壮	手太阳之络，别走少阴
8	小海	屈肘，在尺骨鹰嘴与肱骨内上髁之间	目眩，目黄，耳聋，齿痛，颊肿，项强，癫痫，狂证，瘰疬，半身不遂，震颤，肩背痛	直刺0.3~0.5寸，灸2~3壮，或5~10分钟	手太阳之脉所入为合
9	肩贞	肩关节后下方，当腋后皱襞上一寸处	肩胛酸痛，手臂痛不举，半身不遂	直刺1~2寸，灸2~3壮，或5~10分钟	
10	臑俞	肩贞直上，当肩胛冈下缘处	颈项强痛，肩臂痛不可举，上肢不遂	直刺1~2寸，灸3~5壮，或10~20分钟	手太阳、阳维、阳跷之会
11	天宗	肩胛冈下窝中，当冈下缘与肩胛下角间的上1/3与中1/3的交点上	颊颔肿，肩胛酸痛，肘臂外后侧痛，乳痈	直刺0.5~1寸，灸3~5壮，或10~20分钟	
12	秉风	肩胛冈上窝的中点，当天宗直上处	颈项强痛，肩胛酸痛，臂痛不可举	直刺0.5~1寸，灸3~7壮，或5~20分钟	手太阳、阳明、手足少阳之会
13	曲垣	在冈上窝内侧凹陷处	肩胛酸痛，拘急，臂痛	直刺0.5~1寸，灸3~5壮，或10~30分钟	
14	肩外俞	第一胸椎棘突下旁开三寸	颈项强急，肩背酸痛，肘臂冷痛	直刺0.5~1寸，灸5~7壮，或5~30分钟	
15	肩中俞	第七颈椎棘突下旁开二寸	咳嗽，气喘，唾血，目视不明，发热畏寒，落枕，肩背酸痛	直刺0.5~1寸，灸5~7壮，或5~30分钟	
16	天窗	颈侧胸锁乳突肌后缘，当扶突穴后上方	耳聋，耳鸣，咽喉肿痛，颈项强痛，中风口喋	直刺0.5~0.8寸，灸1~3壮，或5~10分钟	
17	天容	下颌角后下方，当胸锁乳突肌前缘凹隐处	耳聋，耳鸣，咽喉肿痛，颈肿痛，咳逆上气，齿痛，颊肿，瘰疬，咽中如梗	直刺1~1.5寸，灸2~3壮，或5~15分钟	
18	颧髎	目外眦角直下，当颧骨下缘凹陷处	口眼㖞斜，三叉神经痛，齿痛，颊肿，眼睑瞤动，目黄	斜刺1~1.5寸，灸2~3壮，或5~15分钟	手太阳、少阳之会
19	听宫	耳屏与下颌关节之间，当微张口时呈凹陷处	耳聋，耳鸣，聋哑，聤耳，头痛，眩晕，齿痛，心腹满痛等	斜刺1~1.5寸，灸2~3壮，或5~10分钟	手足少阳、手太阳之会

足太阳膀胱经

1. 循行

足太阳膀胱经，起始于目内眦的睛明穴，上额，交会于头顶部之百会穴。

其支脉，从头顶横行至耳上角。

其直行的脉，从头顶入里联络于脑，回出来左右分开下行项后，沿着肩胛部内侧，脊柱两旁，到达腰部，从脊旁肌肉深入体腔，联络肾脏，归属于膀胱。

另一支脉，从腰分出，夹脊下行，通过臀部，进入窝中。

又一支脉，自项向下，从肩膊内左右分别下行，穿过肩胛内缘，沿脊侧下行至秩边穴，通过股骨大转子部，沿着大腿外侧的后面，与腰部下来的支脉在窝中相会合。然后下行穿过腓肠肌，出于外踝的后面，沿着足跗外侧缘，至足小趾外侧端之至阴穴，与足少阴肾经相连接。

2. 病候

小便不利，遗尿，尿浊，尿血，头痛，目痛，迎风流泪，鼻塞流涕，鼻衄，目黄，疟疾，痔疾，癫狂，胎位不正，项、背、腰、骶、臀部及下肢后侧疼痛，足小趾不能运用等。

膀胱经主病歌

足太阳动冲头痛，目似脱兮项如拔；

脊痛腰折腘难曲，腘如结而腨如裂；

踝厥主筋所生病，痔疟狂癫头囟痛；

目黄泪出及鼽衄，项背腰尻腘腨脚；

痛及小趾不能用。

3. 腧穴

起于睛明终于至阴，计67穴，左右共134穴。

膀胱经腧穴歌

足太阳经六十七，睛明目内红肉藏；

攒竹眉冲与曲差，五处上寸半承光；

通天络却玉枕昂，天柱后际大筋外；

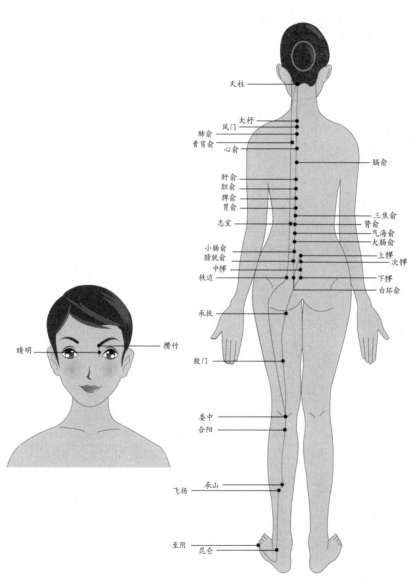

天柱

大杼
风门
肺俞
膏肓俞
心俞
膈俞
肝俞
胆俞
脾俞
胃俞
三焦俞
志室
肾俞
气海俞
大肠俞
小肠俞
膀胱俞
上髎
次髎
中髎
秩边
下髎
白环俞
承扶
殷门
委中
合阳
飞扬 承山
至阴 昆仑

睛明 攒竹

足太阳膀胱经常用腧穴图

足太阳膀胱经腧穴表

编号	穴名	部位	主治	针灸法	备注
1	睛明	闭目，目内眦角上一分处	目赤肿痛，迎风流泪，夜盲，色盲，目痒，近视等	直刺1~1.5寸，禁灸或慎灸	手足太阳、足阳明、阳跷、阴跷五脉之会，《铜人腧穴针灸图经》禁灸
2	攒竹	眉毛内侧端，当眶上切迹处	头痛，目眩，目赤痛，迎风流泪，夜盲，近视，目翳，眼睑瞤动，眉棱骨痛，口眼歪斜，癫狂，尸厥	斜刺0.3~0.5寸，慎灸	《针灸大成》禁灸
3	眉冲	眉头直上入发际五分，当神庭与曲差之间	头痛，眩晕，目赤肿痛，鼻塞流涕，癫痫	斜刺0.3~0.5寸，少灸或慎灸	
4	曲差	神庭穴旁开一寸五分处	头痛，目眩，目痛，鼻塞，鼻衄，心中烦满，目视不明	斜刺0.3~0.5寸，灸2~3壮，或5~10分钟	
5	五处	上星穴旁开一寸五分处	头痛，目眩，癫痫，鼻塞，鼻衄，心中烦满，脊强反折	斜刺0.3~0.5寸，灸2~3壮，或5~10分钟	《针灸甲乙经》不可灸
6	承光	五处穴后一寸五分，督脉旁开一寸五分处	头痛，眩晕，鼻塞流涕，口眼歪斜，苦呕烦心，目翳	斜刺0.3~0.5寸灸2~3壮，或5~10分钟	《针灸甲乙经》禁不可灸
7	通天	承光穴后一寸五分，督脉旁开一寸五分处	头痛，眩晕，鼻塞流涕，鼻衄，喘息，口眼歪斜，尸厥	斜刺0.3~0.5寸，灸3~5壮，或5~15分钟	
8	络却	通天穴后一寸五分处，督脉旁开一寸五分处	头痛，眩晕，耳鸣，目视不明，口眼歪斜，鼻塞，癫狂	斜刺0.3~0.5寸，灸3~5壮，或5~10分钟	
9	玉枕	脑户穴旁开一寸三分处	头痛，目痛，眩晕，鼻塞流涕，近视，癫疾	斜刺0.3~0.5寸，灸3~5壮，或5~10分钟	
10	天柱	哑门穴旁开一寸三分，当项后入发际处	头痛，眩晕，鼻塞流涕，目疾，癫痫，颈项强痛，落枕，健忘，肩背酸痛	直刺0.5~1寸，灸5~7壮，或5~15分钟	
11	大杼	第一胸椎棘突下旁开一寸五分	咳嗽，气喘，头痛，发热，疟疾，咽喉肿痛，颈项强直，肩胛酸痛	斜刺0.7~1寸，灸3~7壮，或10~30分钟	手足太阳、少阳之会，督脉别络，骨会大杼
12	风门	第二胸椎棘突下旁开一寸五分	头痛发热，伤风咳嗽，鼻寒流涕，呕逆上气，项强，胸背痛，瘾疹	斜刺0.7~1寸，灸3~10壮，或10~30分钟	督脉、足太阳之会
13	肺俞	第三胸椎棘突下旁开一寸五分	咳嗽，气喘，吐血，肺痨，自汗，盗汗，胸满气短，黄疸，皮肤瘙痒，呕吐，呃逆，胃痛，气瘿，瘰疾等	斜刺0.7~1寸，灸3~10壮，或10~30分钟	
14	厥阴俞	第四胸椎棘突下旁开一寸五分	咳嗽，胸闷，心痛，呕吐，胃脘痛，胁痛	斜刺0.7~1寸，灸3~10壮，或10~30分钟	背俞穴之一，肺之俞穴

15	心俞	第五胸椎棘突下旁开一寸五分	心痛，胸闷，心悸，心烦，健忘，咳嗽，吐血，呕吐，气喘，疟疾，遗精，黄疸，癫狂，背部酸痛	斜刺0.7~1寸，灸3~10壮，或10~30分钟	
16	督俞	第六胸椎棘突下旁开一寸五分	心痛，气逆，腹胀，肠鸣，发热畏寒，乳痛，皮肤瘙痒	斜刺0.7~1寸，灸3~10壮，或10~30分钟	背俞穴之一，心之俞穴，《针灸甲乙经》禁灸
17	膈俞	第七胸椎棘突下旁开一寸五分	咳嗽，气喘，吐血、呕吐、呃逆，食欲不振，胃痛，胸胁胀满，贫血，寒热，骨蒸，盗汗等	斜刺0.7~1寸，灸3~10壮，或10~30分钟	血会膈俞
18	肝俞	第九胸椎棘突下旁开一寸五分	胸胁痛满，肋痛，黄疸，目黄，口苦，干呕，肺痨，潮眩，目眩，夜盲，月经不调，乳少，癫痫，脊背酸痛	斜刺0.7~1寸，灸3~10壮，或10~30分钟	背俞穴之一，肝之俞穴
19	胆俞	第十胸椎棘突下旁开一寸五分	胸胁胀满，肋痛，黄疸，目黄，口苦，干呕，肺痨，潮热，腋下肿，胆道蛔虫症	斜刺0.7~1寸，灸3~9壮，或5~30分钟	背俞穴之一，胆之俞穴
20	脾俞	第十一胸椎棘突下旁开一寸五分	胃痛，腹胀，呕吐，泄泻，痢疾，完谷不化，水肿，黄疸，崩漏，癥瘕，积聚，贫血，瘾疹，四肢乏力	斜刺0.7~1寸，灸3~9壮，或5~30分钟	背俞穴之一，脾之俞穴
21	胃俞	第十二胸椎棘突下旁开一寸五分	胃痛，腹胀，呕吐，泄泻，痢疾，肠鸣，完谷不化，胸胁痛，小儿疳积，虚痨，经闭，腰背酸痛	斜刺0.7~1寸，灸3~9壮，或5~30分钟	背俞穴之一，胃之俞穴
22	三焦俞	第一腰椎棘突下旁开一寸五分	肠鸣，腹胀，完谷不化，呕吐，泄痢，水肿，黄疸，腰背酸痛	直刺1~1.5寸，灸3~7壮，或5~25分钟	背俞穴之一，三焦之俞穴
23	肾俞	第二腰椎棘突下方旁开一寸五分	阳痿，遗精，遗尿，尿闭，水肿，耳鸣，耳聋，目昏，月经不调，白带，痛经，乳少，洞泄，消渴，黄疸，癫疾，气喘，背腰痛	直刺1~1.5寸，灸3~7壮，或5~25分钟	背俞穴之一，肾之俞穴
24	气海俞	第三腰椎棘突下旁开一寸五分	腰痛，腹胀，阳痿，遗精，带下，崩漏，痔疾，痛经	直刺1~1.5寸，灸3~7壮，或5~25分钟	
25	大肠俞	第四腰椎棘突下旁开一寸五分	腹痛，腹胀，泄泻，痢疾，便秘，肠痈，痔漏，脱肛，痛经，腰腿痛	直刺1~1.5寸，灸5~10壮，或10~30分钟	背俞穴之一，大肠俞穴
26	关元俞	第五腰椎棘突下旁开一寸五分	腹痛，腹胀，泄泻，遗精，遗尿，尿闭，消渴，月经不调，带下，癥瘕，贫血，腰腿酸痛	直刺1~1.5寸，灸3~7壮，或5~30分钟	
27	小肠俞	在骶部，当骶正中嵴旁一寸五分，平第一骶后孔	小腹胀痛，尿血，遗溺，遗精，泄泻，痢疾，疝气，消渴，带下	直刺1~1.5寸，灸3~7壮，或5~30分钟	背俞穴之一，小肠之俞穴
28	膀胱俞	在骶部，当骶正中嵴旁一寸五分，平第二骶后孔	遗尿，尿赤，小便不利，遗精，阳痿，泄泻，便秘，阴部肿痛	直刺1~1.5寸，灸3~7壮，或5~30分钟	背俞穴之一，膀胱之俞穴

29	中膂俞	在骶部，当骶正中嵴旁一寸五分，平第三骶后孔	腹痛，泄痢，疝气，消渴，腰脊强痛	直刺1~1.5寸，灸3~7壮，或5~30分钟	
30	白环俞	在骶部，当骶正中嵴旁一寸五分，平第四骶后孔	遗精，月经不调，崩中带下，疝气，二便不利，腰髋酸疼	直刺1~1.5寸，灸5~20分钟	《针灸甲乙经》不宜灸
31	上髎	第一骶后孔中	阳痿，遗精，月经不调，带下，阴挺，二便不利，阴门瘙痒，腰痛	直刺1~1.5寸，灸5~10壮，或10~30分钟	足太阳、少阳之络
32	次髎	第二骶后孔中	遗精，阳痿，肠鸣、泄泻，二便不利，月经不调，带下，疝气，腰脊痛，下肢痿痹	直刺1~1.5寸，灸5~7壮，或10~20分钟	
34	下髎	第四骶后孔中	腰痛，少腹痛，肠鸣，淋浊，带下，阴痒，小便不利，痛经，大便下血	直刺1~1.5寸，灸3~7壮，或10~20分钟	
35	会阳	尾骨下端两旁，背正中线旁开五分处	泄泻，阳痿，带下，痔疾，便血，脱肛	直刺1~1.5寸，灸10~20分钟	
36	承扶	臀下横纹正中	痔疾，尿闭，便秘，腰、骶、臀、股部痛，下肢不遂	直刺2~3寸，灸3~5壮，或10~20分钟	
37	殷门	承扶穴下六寸	腰脊强痛，下肢痿痛、不遂	直刺1~2寸，灸3~5壮，或10~20分钟	
38	浮郄	委阳上一寸处	腹痛，吐泻，便秘，臀股麻木，筋挛急	直刺1~1.5寸，灸3~7壮，或5~20分钟	
39	委阳	委中外侧一寸处，当股二头肌腱内缘	小腹胀满，痔疾，便秘，小便不利，遗尿，腰脊强痛，下肢挛痛	直刺0.5~1寸，灸3~7壮，或5~20分钟	三焦合入于本穴，足太阳之别络
40	委中	腘横纹中央	腹痛，吐泻，心腹绞痛，中暑，中风昏迷，半身不遂，腰痛，下肢酸痹，筋挛急	直刺0.5~1寸，灸3~5壮，或5~10分钟	足太阳之脉所入为合，《神应经》禁灸
41	附分	第二胸椎棘突下旁开三寸	颈项强痛，肩背拘急，肘臂麻木	斜刺0.5~0.8寸，灸3~7壮，或10~30分钟	手、足太阳经之会
42	魄户	第三胸椎棘突下旁开三寸	咳嗽，气喘，胸满，肺痨，项强，肩背痛，臂痛，呕吐	斜刺0.5~0.8寸，灸3~7壮，或10~50分钟	
43	膏肓俞	第四胸椎棘突下旁开三寸	咳嗽，吐血，气喘，肺痨，盗汗，头晕目眩，健忘，遗精，阳痿，四肢倦怠，脾胃虚弱，噎膈，呕吐，背脊痛	斜刺0.5~0.8寸，灸5~10壮，或10~50分钟	
44	神堂	第五胸椎棘突下旁开三寸	咳嗽，气喘，胸腹满，心痛，脊背强痛	斜刺0.5~0.8寸，灸3~7壮，或10~30分钟	
45	譩譆	第六胸椎棘突下旁开三寸	气喘，咳嗽，热病汗不出，目眩，疟疾，衄衄，肩背痛	斜刺0.5~0.8寸，灸3~7壮，或10~30分钟	
46	膈关	第七胸椎棘突下旁开三寸	胸闷，噎膈，呕吐，呃逆，饮食不下，脊背强痛	斜刺0.5~0.8寸，灸3~7壮，或10~20分钟	
47	魂门	第九胸椎棘突下旁开三寸	胸胁胀痛，呕吐，泄泻，食不下，胃痛，尸厥，背痛	斜刺0.5~0.8寸，灸3~7壮，或10~30分钟	
48	阳纲	第十胸椎棘突下旁开三寸	腹痛，肠鸣，泄泻，饮食不下，小便不利，黄疸，呕吐，消渴，身热，目黄，背痛	斜刺0.5~0.8寸，灸3~7壮，或10~30分钟	
49	意舍	第十一胸椎棘突下旁开三寸	腹胀，肠鸣呕吐，泄泻，食不下，消渴，目黄，黄疸，背痛	斜刺0.5~0.8寸，灸3~7壮，或10~30分钟	

50	胃仓	第十二胸椎棘突下旁开三寸	胃痛，腹胀满，水肿，食积，便秘，背痛	斜刺0.5～0.8寸，灸3～7壮，或10～30分钟	
51	肓门	第一腰椎棘突下旁开三寸	上腹痛，痞块，食积，便秘，腰痛，乳痛，乳痈	直刺1～1.5寸，灸5～10壮，或10～30分钟	
52	志室	第二腰椎棘突下旁开三寸	阳痿，遗精，小便不利，遗尿，尿闭，阴肿，腹泻，饮食不消，吐逆，水肿，腰痛	直刺1～1.5寸，灸5～10壮，或10～30分钟	
53	胞肓	平第二骶后孔，骶正中嵴旁开三寸	腰脊痛，腹胀，肠鸣，遗尿，阴肿，尿闭，便秘	直刺1～1.5寸，灸5～10壮，或10～30分钟	
54	秩边	胞肓穴直下方，约当骶管裂孔旁开三寸处	腰骶痛，下肢痿痹，二便不利，阴痛，痔疾	直刺2～3寸，灸3～7壮，或10～30分钟	
55	合阳	委中穴直下二寸，当腓肠肌二头之间	腰脊痛，下肢痿痹，二便不利，阴痛，痔疾	直刺1～2寸，灸3～5壮，或5～20分钟	
56	承筋	在腓肠肌中央，约当合阳穴与承山穴连线之中点	腰腿拘急，小腿痛，跗痛筋挛，痔疾，便秘，鼻衄，头眩痛，霍乱转筋，癫疾	直刺1～2寸，灸3～5壮，或5～20分钟	
57	承山	腓肠肌肌腹下方，委中穴与外踝尖之间凹陷处，约当委中穴下八寸	腰背痛，腿痛转筋，痔疾，脱肛，便秘，脚气，小儿惊厥，脚跟痛，下肢不遂	直刺1～2寸，灸3～7壮，或10～20分钟	
58	飞扬	昆仑穴直上七寸，腓骨后缘，当承山穴斜下外开约一寸处	腰痛，下肢酸软无力，筋急不屈伸，头痛，鼻塞，鼻衄，目眩，癫狂，痔疾，脚气	直刺1～2寸，灸3～7壮，或10～20分钟	足太阳之络，别走少阴
59	跗阳	昆仑穴直上三寸	下肢痿痹，腰骶痛，外踝红肿，头痛，头重目眩，痔痛	直刺0.5～1寸，灸3～5壮，或5～15分钟	阳跷之郄穴
60	昆仑	外踝与跟腱之间凹陷处	头痛，项强，目眩，鼻衄，腰背强痛，疟疾，难产，脚气，小儿惊痫，足跟痛	直刺0.5～1寸，灸3～7壮，或10～20分钟	足太阳之脉所行为经
61	仆参	昆仑穴直下，跟骨下赤白肉际处	晕厥，癫痫，脚气，呃逆，足跟痛，腰痛，下肢痿弱	直刺0.3～0.5寸，灸1～3壮，或5～10分钟	阳跷之本
62	申脉	足外踝下缘凹陷处	头痛，眩晕，失眠，癫痫，心惊，耳鸣，中风不语，半身不遂，腰腿疼	直刺0.3～0.5寸，灸3～5壮，或5～10分钟	阳跷脉所生，八脉交会穴之一，通于阳跷
63	金门	外踝前下方，当骰骨外侧凹陷处	癫痫，晕厥，小儿惊风，霍乱转筋，暴疝，外踝痛，下肢酸痛	直刺0.3～0.5寸，灸3～5壮，或5～10分钟	足太阳之郄穴，阳维之别属
64	京骨	第五跖骨粗隆下缘，赤白肉际处	癫痫，目翳，心悸，疟疾，项强，腰腿痛	直刺0.3～0.5寸，灸3～7壮，或5～15分钟	足太阳之脉所过为原
65	束骨	第五跖骨小头后下缘，赤白肉际处	头痛，目眩，癫狂，疟疾，项强，腰背及下肢后侧痛	直刺0.3～0.5寸，灸3～7壮，或5～15分钟	足太阳之脉所注为输
66	通谷	第五趾跖关节前缘，赤白肉际处	癫痫，头痛，目眩，鼻衄，疟疾，项强	直刺0.3～0.5寸，灸3～5壮，或5～10分钟	足太阳之脉所溜为荥
67	至阴	足小趾外侧，趾甲角后一分许	头痛，中风，目痛，鼻塞，鼻衄，难产，胎位不正，遗精	直刺0.3～0.5寸，灸3～5壮，或5～30分钟	足太阳之脉所出为井

大杼背部第二行，风门肺俞厥阴四；
心俞督俞膈俞强，肝胆脾胃俱挨次；
三焦肾气海大肠，关元小肠到膀胱；
中膂白环仔细量，自从大杼至白环；
各节节外寸半长，上髎次髎中复下；
一空二空腰髁当，会阳阴尾骨外取；
附分夹脊第三行，魄户膏肓与神堂；
譩譆膈关魂门九，阳纲意舍仍胃仓；
肓门志室胞肓续，二十椎下秩边场；
承扶臀横纹中央，殷门浮郄到委阳；
委中合阳承筋是，承山飞扬踝跗阳；
昆仑仆参连申脉，金门京骨束骨忙；
通谷至阴小趾旁。

足少阴肾经

1. 循行

足少阴肾经，起始于足小趾下端，斜行走向足心部之涌泉穴，出于舟骨粗隆下，沿着内踝的后边，进入足跟中，再向上行于小腿内侧，至窝之内侧，上股内侧后缘，通向脊柱里面，归属于肾脏，联络膀胱。

其直行的脉，从肾脏上行，通过肝脏和横膈，进入肺部，沿着喉咙，夹于舌根部。

其支脉，由肺部出来，联络心脏，注于胸中，与手厥阴心包经相连接。

2. 病候

遗精，阳痿，遗尿，月经不调，咳嗽，气喘，咯血，黄疸，嗜睡，面色发黑，惊恐，烦心，心痛，饥不欲食，腹泻，头昏目眩，口舌干燥，咽喉肿痛，水肿，足心发热，腰脊酸痛，下肢无力，厥冷等。

肾经主病歌

足少阴病饥不食，面如漆柴咳唾血；
喝喝而喘坐欲起，䀮䀮无见如悬饥；
善恐惕惕如人捕，骨厥主肾生病是；
口热舌干及咽肿，上气嗌干痛烦心；

心痛黄疸并肠澼，腰脊股内后廉痛；
痿厥嗜卧少精神，足下热痛经气逆。

3. 腧穴

起于涌泉终于俞府，计27穴，左右共54穴。

肾经腧穴歌

足少阴穴二十七，涌泉然谷太溪溢；
大钟水泉通照海，复溜交信筑宾实；
阴谷膝内跗骨后，已上从足走至膝；
横骨大赫联气穴，四满中注肓俞脐；
商曲石关阴都密，通谷幽门寸半辟；
折量腹上分十一，步廊神封膺灵墟；
神藏彧中俞府毕。

手厥阴心包经

1. 循行

手厥阴心包经，起始于胸中，出来归属于心包络，向下通过横膈，由胸至腹依次联络上、中、下三焦。

其支脉，从胸中分出，经胸部，出于胁，下行至腋下三寸处，上行抵腋窝，沿上臂内侧，行于手太阴经和手少阴经之间，进入肘窝中，向下沿前臂掌侧的掌长肌腱与桡侧腕屈肌腱之间，进入手掌中，循中指到指端之中冲穴。

又一支脉，从掌中劳宫穴分出，沿无名指尺侧而到达指端关冲穴，与手少阳三焦经相连接。

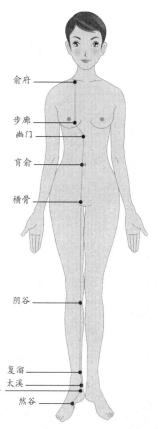

足少阴肾经常用腧穴图

45

足少阴肾经腧穴表

编号	穴名	部位	主治	针灸法	备注
1	涌泉	在足心，约当足底（去趾）前1/3与中1/3交点处	头顶痛，眩晕，昏厥，中风，癫痫，小儿惊风，身热，咽喉痛，舌干，鼻衄，二便不利，泄泻，疝气，失音，水肿，黄疸，足心热，五趾尽痛等	直刺0.5～1寸，灸3～5壮，或5～10分钟	足少阴之脉所出为井
2	然谷	足内踝前下方，舟骨粗隆下缘凹陷中	遗精，阳痿，月经不调，不孕，阴痒，阴挺，咯血，洞泄，消渴，黄疸，疟疾，咽喉痛，足跗肿痛	直刺0.5～1寸，灸3～5壮，或5～10分钟	足少阴之脉所溜为荥
3	太溪	内踝与跟腱之间凹陷中，平对内踝高点	咳逆上气，咯血，齿痛，咽喉痛，乳痈，消渴，阳痿，遗精，月经不调，耳聋，遗尿，失眠，小便频数，腰痛	直刺0.5～1寸，灸3～5壮，或5～10分钟	足少阴之脉所注为输，肾之原穴
4	大钟	内踝后下方，跟腱内侧缘凹陷中	气喘，咯血，遗尿，小便不利，嗜卧，便秘，腹满，足跟肿痛，腰脊痛	直刺0.3～0.5寸，灸3～5壮，或5～15分钟	足少阴之络穴，别走太阳
5	水泉	太溪穴直下一寸处	目视不明，月经不调，痛经，经闭，阴挺，小便不利，腹中痛	直刺0.3～0.5寸，灸3～5壮，或5～15分钟	足少阴之郄穴
6	照海	内踝下一寸处	咽喉干痛，月经不调，阴挺，阴痒，带下，难产，疝气，癫痫，失眠，小便频数，半身不遂	直刺0.5～1寸，灸3～5壮，或5～15分钟	阳跷脉所生八脉交会之一，通于阴跷
7	复溜	太溪穴直上二寸处，跟腱之前缘	肠鸣，泄泻，腹胀，水肿，消渴，尿闭，盗汗，自汗，无汗，疟疾，癫狂，带下，月经不调，足痿，痔血	直刺1～1.5寸，灸3～5壮，或10～20分钟	足少阴之脉所行为经
8	交信	胫骨内侧缘的后方，复溜穴前五分处	睾丸肿痛，月经不调，阴挺，崩漏，泄泻，便秘，痢疾，气淋，下肢内侧痛	直刺1～1.5寸，灸3～5壮，或5～15分钟	阴跷之郄穴
9	筑宾	太溪穴上五寸，当腓肠肌内下方	癫狂，疝痛，腹痛，遗尿，小腿内侧痛，腓肠肌痉挛	直刺1.5～2寸，灸3～5壮，或5～15分钟	阴维之郄穴
10	阴谷	腘窝内侧，当半腱肌腱与半膜肌腱之间	阳痿，疝气，崩漏，带下，遗尿，尿闭，阴囊湿痒，股膝内侧痛	直刺1.5～2寸，灸3～5壮，或5～15分钟	足少阴之脉所入为合
11	横骨	曲骨穴旁开五分	遗精，阳痿，遗尿，小便不利，月经不调，经闭，脱肛，疝气，阴部痛，小腹胀痛	直刺1.5～2寸，灸3～5壮，或10～30分钟	足少阴、冲脉之会
12	大赫	中极穴旁开五分	阳痿，遗精，月经不调，带下，阴部痛，阴挺	直刺1.5～2寸，灸3～5壮，或10～30分钟	同上
13	气穴	关元穴旁开五分	泄泻，月经不调，带下，不孕症，痛经，小便不利，月经不调，经闭，脱肛，疝气，阴部痛，小腹胀痛	直刺1.5～2寸，灸3～5壮，或10～30分钟	同上

14	四满	石门穴旁开五分	产后腹痛，崩漏，月经不调，子宫出血，小便不利，遗精，泄泻	直刺1.5~2寸，灸3~5壮，或10~30分钟	同上
15	中注	阴交旁开五分	腹痛，便秘，小便不利，月经不调，疝气	直刺1~1.5寸，灸3~5壮，或10~30分钟	同上
16	肓俞	脐中旁开五分	腹痛，便秘，疝气，月经不调，呃逆，呕吐	直刺1~1.5寸，灸3~5壮，或10~30分钟	同上
17	商曲	下脘穴旁开五分	胃痛，腹满，泄泻，便秘，不嗜食，腹中积聚，疝痛	直刺1~1.5寸，灸3~5壮，或10~30分钟	同上
18	石关	建里穴旁开五分	胃痛，腹满，泄泻，便秘，月经不调，痛经	直刺1~1.5寸，灸3~7壮，或10~30分钟	同上
19	阴都	中脘穴旁开五分	腹痛，腹胀，肠鸣，泄泻，心下烦闷，疟疾，便秘	直刺1~1.5寸，灸3~8壮，或10~30分钟	同上
20	通谷（腹）	上脘穴旁开五分	腹胀，腹痛，呕吐，完谷不化，气喘，心悸，腹泻	直刺0.5~1寸，灸3~8壮，或10~30分钟	同上
21	幽门	巨厥穴旁五分	腹痛，泄泻，呕吐，食积	直刺0.5~1寸，灸3~5壮，或10~20分钟	同上
22	步廊	中庭穴旁开二寸，第五肋间处	胸满胁痛，咳嗽，气喘，呕吐	斜刺0.5~0.8寸，灸3~5壮，或5~30分钟	
23	神封	膻中穴旁开二寸，第四肋间处	咳嗽，气喘，胸胁胀满，乳痈	斜刺0.5~0.8寸，灸3~5壮，或5~30分钟	
24	灵墟	玉堂穴旁开二寸，第三肋间处	咳嗽，气喘，胸胁胀满，乳痈	斜刺0.5~0.8寸，灸3~5壮，或5~30分钟	
25	神藏	紫宫穴旁开二寸，第二肋间处	咳嗽，气喘，胸痛，心悸，烦满不嗜食	斜刺0.5~0.8寸，灸3~5壮，或5~30分钟	
26	彧中	华盖穴旁开二寸，第一肋间处	咳嗽，气喘，胸痛，心悸，烦满不嗜食	灸3~5壮，或5~30分钟	
27	俞府	璇玑穴旁开二寸，锁骨端下缘凹陷处	咳嗽，气喘，胸痛，腹胀，呕吐，不嗜食	斜刺0.5~0.8寸，灸3~5壮，或5~30分钟	

2. 病候

心痛，心悸，心烦，胸闷，癫狂，面赤，目黄，腋下肿，手心热，上肢拘急，酸痛。

心包经主病歌

手厥阴动手心热，臂肘挛急及腋肿；

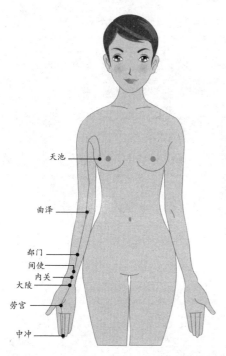

甚则胸胁支满结，心中憺憺而大动；

面赤目黄笑不休，烦心心痛掌中热。

3. 腧穴

起于天池终于中冲，计9穴，左右共18穴。

心包经腧穴歌

九穴心包手厥阴，天池天泉曲泽深；

郄门间使内关对，大陵劳宫中冲侵。

手厥阴心包经常用腧穴图

手厥阴心包经腧穴表

编号	穴名	部位	主治	针灸法	备注
1	天池	乳头外侧旁开一寸，当第四肋间处	胸闷，胁痛，咳嗽，气喘，心痛，乳少，乳痈，腋下肿痛	斜刺0.3~0.5寸，灸3~5壮，或10~20分钟	手厥阴、手足少阳之会
2	天泉	腋纹头下二寸，当肱二头肌的二头之间	咳嗽，心痛，心悸，胸胁胀满，呃逆，上臂内侧痛	直刺1~2寸，灸3~5壮，或5~10分钟	
3	曲泽	肘横纹上，肱二头肌腱尺侧缘	胃痛，呕吐，恶心，腹痛，腹泻，心痛，心悸，身热，烦渴，肘臂痛	直刺0.5~1寸，灸3~5壮，或5~10分钟	手厥阴之脉所入为合
4	郄门	腕横纹上五寸，当掌长肌腱和桡侧腕屈肌腱之间	心痛，心悸，胃痛，呕血，咳血，胸满，疔疮，癫痫，呃逆，乳痈	直刺1~1.5寸，灸3~7壮，或5~15分钟	手厥阴之郄穴
5	间使	腕横纹上三寸，当掌长肌腱和桡侧腕屈肌腱之间	心痛，心悸，胃痛，呕吐，热病，目赤，癫狂，疟疾，痛症，臂痛，肘挛，中风，昏迷，小儿惊厥	直刺1~1.5寸，灸3~7壮，或10~20分钟	手厥阴之脉所行为经
6	内关	腕横纹上二寸，当掌长肌腱和桡侧腕屈肌腱之间	心痛，心悸，胸胁胀满，胃痛，恶心，呕吐，头晕目眩，中风，头痛，癫痫，癔病，呃逆，疟疾，热病，黄疸，哮喘，脱肛，咽痛，肘臂挛痛	直刺1~1.5寸，灸3~5壮，或5~15分钟	手厥阴之络脉，别走少阳；八脉交会穴之一，通于阴维

		腕横纹正中凹陷处，掌长肌腱或桡侧屈肌腱之间	心痛，心悸，惊悸，胃痛，呕吐，吐血，咽痛，腋肿，癫狂，胸胁痛，肘、臂、腕挛痛	直刺0.3~0.5寸，灸3~5壮，或5~15分钟	手厥阴之脉所注为输；心包之原穴
7	大陵				
8	劳宫	第二、三掌骨之间，当屈指握掌时，中指指尖所点处	心痛，呕吐，癫狂，中风昏迷，中暑，小儿惊厥，口臭，口疮，鹅掌风，黄疸，手掌多汗症，手指麻木，鼻衄	直刺0.3~0.5寸，灸3~5壮，或5~15分钟	手厥阴之脉所溜为荥
9	中冲	手中指尖端之中央，指甲前约一分	心痛，中风，昏厥，中暑，热病，惊厥，掌中热，舌强不语，癫痫，吐泻	直刺0.1~0.2寸，或点刺放血，灸5~10分钟	手厥阴之脉所出为井

手少阳三焦经

1.循行

手少阳三焦经，起始于无名指尺侧端之关冲穴，向上出于第四、五掌骨间，沿手背到腕部，上行尺骨和桡骨之间，通过肘尖，沿着上臂外侧，向上到达肩部，交出足少阳经的后面，向前进入锁骨上窝，分布于胸中，联络心包，向下通过横膈，依次归属于上、中、下三焦。

其支脉，从胸中膻中部向上，浅出于锁骨上窝，上行到顶部，沿耳后直上，出于耳上角，然后屈曲向下到达面颊部，直至目眶下。

另一条支脉，由耳后之翳风穴进入耳中，复出走向耳前，与前脉相交叉于面颊部，至目外眦之丝竹空穴，与足少阳胆经相连接。

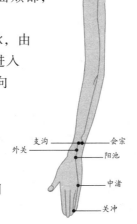

手少阳三焦经常用腧穴图

2. 病候

耳聋，咽喉肿痛，目外眦痛，颊肿，耳后、肩、臂、肘外侧痛，无名指不能运用，汗出，遗尿，水肿等。

三焦经主病歌

手少阳动病耳聋，浑浑焞焞嗌喉肿；

气所生病者汗出，目锐眦痛颊部肿；

耳后肩臑肘臂痛，小指次指不为用。

手少阳三焦经腧穴表

编号	穴名	部位	主治	针灸法	备注
1	关冲	无名指尺侧端，指甲角后一分许	热病，头痛，目赤，咽喉肿痛，耳聋，耳鸣，舌强，胸中气噎，中暑，中风，昏厥，心烦，不嗜食，吐泻	直刺0.1~0.2寸，灸5~10分钟	手少阳之脉所出为井
2	液门	手背第四、五指缝间，掌指关节前凹陷中	头痛，目赤，咽喉肿痛，耳聋，耳鸣，齿痛，疟疾，手臂肿痛	直刺0.3~0.5寸，灸3~5壮，或5~10分钟	手少阳之脉所溜为荥
3	中渚	手背第四、五掌骨间，掌指关节后凹陷中	头痛，眩晕，目赤，咽喉肿痛，耳聋，耳鸣，热病，疟疾，肩背、肘臂酸痛，手指不能伸屈	直刺0.5~1寸，灸3~5壮，或5~15分钟	手少阳之脉所注为输
4	阳池	尺腕关节部，当指总伸肌腱之尺侧凹陷处	咽喉肿痛，目红肿，耳聋，疟疾，消渴口干，肩臂痛，腕痛无力	直刺0.5~1寸，灸2~3壮，或5~10分钟	手少阳之脉所过为原
5	外关	阳池穴上二寸，当尺桡骨之间	头痛，颊痛，胸胁痛，咽痛，热病，耳聋，耳鸣，疟腮，落枕，遗尿，小儿惊风，便秘，齿痛，鼻衄，手颤，上肢酸痛，不遂，手指痛	直刺0.5~1寸，灸3~7壮，或10~20分钟	手少阳之络穴，别走厥阴；八脉交会穴之一，通与阳维
6	支沟	阳池穴上三寸，当尺桡骨之间	心痛，耳聋，耳鸣，咽肿，吐泻，便秘，暴瘖，胸胁胀痛，经闭，肩臂酸痛，上肢不遂	直刺0.5~1寸，灸3~7壮，或10~30分钟	手少阳之脉所行为经

3. 腧穴

起于关冲终于丝竹空，计23穴，左右共46穴。

三焦经腧穴歌

二十三穴手少阳，关冲液门中渚旁；

阳池外关支沟正，会宗三阳四渎长；

天井清冷渊消泺，臑会肩髎天髎堂；

7	会宗	支沟穴尺侧旁开一横指处，当尺骨之桡侧缘	耳聋，癫痫，哮喘，臂痛，上肢不遂	直刺0.3～0.5寸，灸3～7壮，或10～30分钟	手少阳之郄穴
8	三阳络	阳池穴上四寸，当尺桡骨之间	暴痛，耳聋，齿痛，嗜卧，手臂痛，上肢不遂	直刺0.5～1寸，灸3～7壮，或10～30分钟	
9	四渎	肘尖下方五寸，当尺桡骨之间	暴痛，齿痛，耳聋，头痛，眩晕，咽梗，上臂痛，上肢不遂	直刺0.5～1寸，灸3～7壮，或10～30分钟	
10	天井	尺骨鹰嘴上方一寸许凹陷处	头痛，目痛，喉痛，耳聋，疟疾，癫痫，瘰疬，颈项及肩臂痛	直刺0.5～1寸，灸3～7壮，或10～30分钟	手少阳之脉所入为合
11	清冷渊	天井穴上一寸处	头痛，目黄，颈项强痛，肩臂痛	直刺0.5～1寸，灸3～7壮，或10～30分钟	
12	消泺	清冷渊穴与臑会穴连线之中点	头痛，颈项强痛，齿痛，癫痫，臂痛	直刺0.5～1寸，灸3～5壮，或10～20分钟	
13	臑会	肩髎穴直下三寸，当三角肌之后缘	气瘿，项强，肩臂痛	直刺0.5～1寸，灸3～5壮，或10～20分钟	手少阳、阳维之会
14	肩髎	肩峰突起后端之下方凹陷处，当肩髃穴后约一寸处	肩臂酸沉，疼痛，上肢不遂	直刺0.5～1寸，灸3～5壮，或5～25分钟	
15	天髎	肩井穴与曲垣穴连线之中点，当肩胛骨上角处	颈项强痛，肩臂痛，胸中烦闷	直刺0.5～1寸，灸3～5壮，或5～25分钟	手足少阳、阳维之会
16	天牖	乳突后下方，胸锁乳突肌后缘，天容与天柱之间	头晕，面肿，暴聋，耳鸣，目痛，咽肿痛，项强，瘰疬，多梦，肩背痛	直刺0.5～1寸，灸1～3壮，或5～10分钟	
17	翳风	耳垂后，乳突与下颌角之间凹陷中	耳鸣，耳聋，颊肿，口噤，齿痛，痄腮，口眼㖞斜，瘰疬	直刺0.5～1寸，灸3～5壮，或5～20分钟	手足少阳之会
18	瘈脉	乳突之中央，当翳风穴与角孙穴沿耳轮连线的中、下1/3交界处	头痛，耳鸣，耳聋，小儿惊风，呕吐	斜刺0.3～0.5寸，不宜灸	《千金》不灸
19	颅息	耳后，翳风穴与角孙穴沿耳轮连线的中	头痛，耳痛，耳鸣，耳中流脓，瘈疭，呕吐，小儿惊风	斜刺0.3～0.5寸，灸3～5分钟	
20	角孙	耳尖正上方，颞颥部入发际处	痄腮，齿痛，目翳，项强，唇燥，头痛，耳郭部红肿，目赤肿痛	斜刺0.3～0.5寸，灸1～3壮，或5～10分钟	手足少阳、手太阳之会
21	耳门	耳屏上切迹之前方，张口呈现凹陷处	耳聋，耳鸣，耳流脓液，耳中肿痛，齿痛，头颔痛	直刺0.5～1寸，灸1～3壮，或5～10分钟	《针灸甲乙经》耳中有脓者禁灸
22	耳和	耳门穴前上方，鬓角后缘，当颞浅动脉处	头痛，颈颔肿，齿痛，口眼㖞斜，瘈疭，耳鸣，牙关拘急	直刺0.5～1寸，灸3～5分钟	手足少阳、手太阳之会
23	丝竹空	眉毛外端凹陷处	头痛，眩晕，目赤肿痛，迎风流泪，近视，口眼㖞斜，癫痫，眼睑瞤动	斜刺0.3～0.5寸，灸3～5分钟	《针灸甲乙经》不宜灸

天牖翳风瘈脉青，颅息角孙丝竹张；

和髎耳门听有常。

足少阳胆经

1. 循行

足少阳胆经，起始于目外眦瞳子髎穴，向上到达额角部之颔厌穴，下行至耳后风池穴，沿着头颈，行走于手少阳经之前面，到肩上在第七颈椎棘突下（大椎）左右相交，退回来，向前进入锁骨上窝。

其支脉，从耳后进入耳中，出来走在耳前，至目外眦之后方。

其另一条支脉，从目外眦分出，下行到大迎穴，折行与手少阳经会合，一起到达目眶下部，下行经颔角部之颊车穴，至颈部与前入锁骨上窝之脉相会合，复下进入胸中，通过横膈，联络肝脏，归属于胆，沿着胁肋的里边，出于腹股沟中央的气街部，绕过外阴部毛际，横入股骨大转子部。

其直行的脉，从锁骨上窝部，向下行于腋窝下，沿着侧胸部，经过季胁，与前进入股骨大转子部的支脉相会合，再下行于股外侧，出于膝部外侧之阳关穴，下行经腓骨的前面，直下到达腓骨下端，浅出外踝前下方，沿足跗

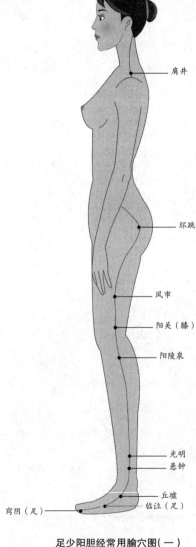

肩井

环跳

风市

阳关（膝）

阳陵泉

光明
悬钟

丘墟
临泣（足）

窍阴（足）

足少阳胆经常用腧穴图（一）

部，进入足第四趾外侧端之窍阴穴。

其又一条支脉，由足跗部之足临泣穴分出，沿第一、二跖骨之间，出足拇趾外侧端，回过来贯穿趾甲部分的丛毛，与足厥阴肝经相连接。

2. 病候

口苦，往来寒热，善太息，胁痛，偏头痛，锁骨上窝肿痛，腋下痛，瘰疬，目外眦痛，颔肿，目眩，面色灰暗，下肢外侧酸痛，足第四趾不能运用。

胆经主病歌

足少阳动病口苦，太息胁痛不能转；

甚面微尘体无泽，足外反热阳厥逆；

是主骨所生病者，目锐眦痛头颔疼；

缺盆肿痛腋下肿，马刀夹瘿与汗出；

振寒疟兮胸胁痛，肋髀膝外胫绝骨；

外踝前与诸节痛，小趾次趾不为用。

3. 腧穴

起于瞳子髎终于窍阴，计44穴，左右共88穴。

胆经腧穴歌

少阳足经瞳子髎，四十四穴行迢迢；

听会上关颔厌集，

悬颅悬厘曲鬓翘；

率谷天冲浮白次，

窍阴完骨本神邈；

阳白临泣目窗辟，

正营承灵脑空摇；

风池肩井渊腋部，

辄筋日月京门标；

带脉五枢维道续，

居髎环跳风市招；

中渎阳关阳陵穴，

阳交外丘光明宵；

阳辅悬钟丘墟外，

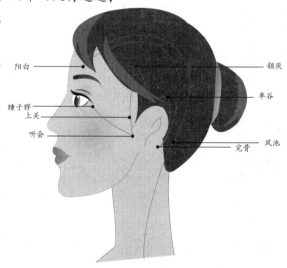

足少阳胆经常用腧穴图（二）

53

足少阳胆经腧穴表

编号	穴名	部位	主治	针灸法	备注
1	瞳子髎	目外眦角外侧约五分处凹陷中	头痛，目赤，目痒，流泪，目翳，视力衰弱，口眼歪斜	横刺0.3~0.5寸，灸1~3壮，或5~10分钟	手足少阳、手太阳之会
2	听会	听宫穴直下，当耳屏间切迹前凹陷处，张口取之	耳鸣，耳聋，齿痛，口眼歪斜，耳中肿痛，腮肿，瘈疭	直刺1~1.5寸，灸3~5壮，或5~10分钟	
3	上关	耳前颧弓上缘，下关穴直上凹陷处	耳聋，耳鸣，齿痛，头痛，口眼歪斜，惊痫，下颌关节痛	直刺0.7~1寸，灸3~5壮，或5~15分钟	手足少阳、足阳明之会
4	颔厌	头维穴下后约一寸，入发际处	偏头痛，目眩，目外眦痛，齿痛，耳鸣，癫痫，口眼歪斜	斜刺0.5~1寸，灸1~3壮，或5~15分钟	同上
5	悬颅	头维穴与曲鬓穴之间，当沿鬓发弧形连线之中点	偏头痛，齿痛，面肿，目外眦赤痛，鼻衄，口眼歪斜	斜刺0.5~1寸，灸2~3壮，或5~10分钟	手足少阳、手阳明之会
6	悬厘	悬颅穴与曲鬓穴之中点，鬓角之下际	偏头痛，目外眦痛，面肿，耳鸣，热病汗不出	斜刺0.5~1寸，灸2~3壮，或5~10分钟	手足少阳、阳明之会
7	曲鬓	耳前上方鬓发内，当约角孙穴前一横指处	偏头痛，眩晕，牙关紧闭，口眼歪斜，呕吐	斜刺0.5~1寸，灸3~5壮，或5~15分钟	足少阳、太阳之会
8	率谷	耳尖上方，入发际一寸五分处	偏头痛，眩晕，耳聋，耳鸣，目疾，烦满呕吐	横刺1~1.5寸，灸3~5壮，或5~15分钟	同上
9	天冲	耳郭后上方，入发际二寸，率谷穴后约五分处	头痛，齿龈肿痛，癫痫，惊恐，眩晕	斜刺0.5~1寸，灸3~5壮，或5~15分钟	同上
10	浮白	天冲穴后下方约一寸处	头痛，耳鸣，耳聋，瘿气，颈、项肿痛，目痛，胸满，喘息	斜刺0.5~1寸，灸3~5壮，或5~15分钟	同上
11	窍阴(头)	乳突后上方，乳白穴下方约一寸处	头痛，项强，目痛，耳鸣，耳聋，舌强，咽喉肿痛，耳中肿痛，口中恶苦	斜刺0.5~1寸，灸3~5壮，或5~15分钟	同上
12	完骨	乳突后下方凹陷处	头痛，不寐，面颊肿，齿痛，咽喉肿痛，耳后痛，颈项强痛，口眼歪斜，疟腮，癫痫，烦心，口噤不开	斜刺0.5~1寸，灸3~5壮，或5~15分钟	同上
13	本神	神庭穴旁开三寸处	头痛，目眩，胸胁痛，癫痫，颈项强痛，小儿惊厥，呕吐涎沫	斜刺0.5~1寸，灸3~5壮，或5~15分钟	足少阳、阳维之会

14	阳白	前额眉毛中央上一寸，直对瞳孔	前额痛，目眩，目赤肿痛，眼脸下垂，近视，夜盲，迎风流泪，口眼歪斜，呕吐	横刺0.5~1寸，灸2~3壮，或5~10分钟	手足少阳、阳明、阳维之会
15	临泣（头）	阳白穴直上，入发际五分处	头痛，目眩，目痛，目翳，中风，昏厥，疟疾，鼻塞，流涕，癫痫	横刺0.5~1寸，灸2~4壮，或5~10分钟	足少阳、太阳、阳维之会
16	目窗	头临泣穴直上一寸五分，当头临泣与风池之连线上	头痛，目赤痛，目眩，齿痛，头面浮肿，鼻塞，惊痫，近视	直刺0.5~1寸，灸3~5壮，或5~10分钟	足少阳、阳维之会
17	正营	目窗穴后一寸五分，当头临泣与风池之连线上	头项强痛，头晕，齿痛，呕吐	直刺0.5~1寸，灸3~5壮，或5~10分钟	同上
18	承灵	正营穴后一寸，当头临泣与风池之连线上	头痛，眩晕，鼻塞流涕，鼻衄，发热，恶风寒，咳嗽	直刺0.5~1寸，灸3~5壮，或5~10分钟	同上
19	脑空	风池穴直上，与脑户相平处	头痛，目痛，颈项强痛，癫痫，哮喘	直刺0.5~1寸，灸3~5壮，或5~10分钟	同上
20	风池	枕骨粗隆直下，当胸锁乳突肌与斜方肌上端之间凹陷处	头痛，头晕，目疾，颈项强痛，热病，感冒，疟疾，瘿气，癫痫，失眠，耳鸣，耳聋，中风不语，半身不遂等	直刺1~1.5寸，灸3~7壮，或5~15分钟	手足少阳、阳维之会
21	肩井	大椎穴与肩峰连线之中点	眩晕，头项强，中风不语，落枕，瘰疬，乳痈，难产，中风偏瘫，肩背痛，手臂不举	直刺0.5~0.8寸，灸3~7壮，或10~30分钟	手足少阳、足阳明、阳维之会
22	渊腋	腋窝下三寸，当腋中线上	腋下肿，胸满，胁痛，恶寒发热，马刀夹瘿，臂痛不举	斜刺0.3~0.5寸，灸5~10分钟	《针灸甲乙经》不可灸
23	辄筋	渊腋穴前一寸处	胸中暴满，气喘，呕吐，胁痛，四肢不遂	斜刺0.3~0.5寸，灸3~5壮，或5~10分钟	足少阳，太阳之会
24	日月	期门穴直下一寸五分	胁肋胀痛，吞酸，呕吐，黄疸，呃逆，胃脘痛	斜刺0.3~0.5寸，灸3~5壮，或10~20分钟	足太阴、少阳、阳维之会；胆之募穴
25	京门	第十二肋骨游离端之下际	腹痛，腹胀，肠鸣，泄泻，呕吐，小便不利，胁腰痛	斜刺0.3~0.5寸，灸3~5壮，或10~20分钟	肾之募穴
26	带脉	第十一肋端直下，与脐相平处	月经不调，带下，阴挺，疝气，腹痛，便秘，腰胁痛	直刺1~1.5寸，灸3~5壮，或10~20分钟	足少阳，带脉之会
27	五枢	髂前上棘前方，带脉穴直下三寸，与关元穴相平	疝气，带下，阴挺，腹痛，便秘，腰胯酸痛	直刺1~1.5寸，灸3~5壮，或10~20分钟	同上
28	维道	髂前上棘之前下方，五枢穴前下五分	带下，阴挺，少腹痛，肠痈，寒疝，呕吐，便秘，腰胯痛	直刺1~1.5寸，灸3~5壮，或10~20分钟	同上
29	居髎	侧卧，当髂前上棘与大转子最高处连线之中点	腰胯酸痛，下肢不遂，月经不调，带下	斜刺2~3寸，灸3~5壮，或10~20分钟	足少阳、阳跷之会
30	环跳	侧卧屈股取穴，当股骨大转子最高点与骶管裂孔连线的外1/3与内2/3交界处	腰胯痛，下肢痿痹，下肢不遂，瘫痪	直刺2~3寸，灸5~10壮，或10~50分钟	足少阳、太阳之会
31	风市	大腿外侧中线上，当腘横纹上七寸处	腰胯痛，下肢痿痹，下肢不遂，脚气，浑身瘙痒	直刺1.5~2.5寸，灸5~7壮，或5~10分钟	

32	中渎	风市穴直下二寸	下肢痿痹，下肢不遂，脚气	直刺1~2寸，灸3~5壮，或5~20分钟	
33	阳关（膝）	阳陵泉穴上三寸，当膝外侧，筋骨之间取之	下肢不遂，膝肿痛，腘筋挛急，屈伸不利，脚气	直刺1~2寸，灸3~5壮，或5~20分钟	《针灸甲乙经》禁不可灸
34	阳陵泉	腓骨小头前下方凹陷处	胸胁胀满，口苦，呕吐，黄疸，遗尿，便秘，脚气，胆道蛔虫症，胆囊炎，高血压，下肢痿痹，麻木，不遂，膝肿痛，咳嗽，虚劳，肩痛不举	直刺1~2寸，灸3~7壮，或10~30分钟	足少阳之脉所入为合；筋会阳陵泉
35	阳交	外踝高点上七寸，当腓骨后缘	胸满，胁痛、面肿，癫狂，喘息，下肢酸痛，下肢不遂	直刺1~2寸，灸3~7壮，或10~20分钟	阳维之郄穴
36	外丘	外踝高点上七寸，腓骨前缘，阳交穴之前方	胸胁胀痛，颈项强痛，癫疾，脚气，下肢酸痛，下肢不遂	直刺1~1.5寸，灸3~7壮，或10~20分钟	足少阳之郄穴
37	光明	外踝高点上五寸，当腓骨前缘	目疾，下肢痿痹不仁，腿膝酸痛，癫疾，乳胀痛	直刺1~1.5寸，灸3~5壮，或5~25分钟	足少阳之络穴，别走厥阴
38	阳辅	外踝高点上四寸，当腓骨前缘	偏头痛，目痛，腹肿，瘰疬，疟疾，脚气，胸、胁、下肢外侧痛，下肢不遂	直刺1~1.5寸，灸3~7壮，或10~20分钟	足少阳之脉所行为经
39	悬钟	外踝高点上三寸凹陷中	胸腹胀满，胁痛，颈项强痛，咽喉肿痛，偏头痛，瘰疬，落枕，脚气，下肢不遂，肩痛不举，腰及下肢酸痛	直刺1~1.5寸，灸3~7壮，或10~20分钟	足三阳经之大络；髓会悬钟
40	丘墟	外踝前下方凹陷处	胸胁胀痛，颈项强痛，腋下肿痛，疟疾，脚酸转筋，外踝肿痛，下肢痿痹	斜刺0.5~1寸，灸3~5壮，或5~15分钟	足少阳之脉所过为原
41	临泣（足）	第四、五跖骨结合部前方凹陷处，当小趾伸肌腱之外侧	头痛，目眩，腋下肿，瘰疬，乳痈，胁肋痛，疟疾，月经不调，足背肿痛，厥逆	斜刺0.5~1寸，灸3~5壮，或5~15分钟	足少阳之脉所注为输；八脉交会穴之一，通于带脉
42	地五会	足第四、五跖骨间，当小趾伸肌腱之内侧缘	目赤肿痛，腋下肿，内伤吐血，乳痈，耳鸣，足背肿痛	斜刺0.5~1寸，灸1~3壮，或5~10分钟	《针灸甲乙经》不可灸
43	侠溪	第四、五趾缝间后五分，趾跖关节前	偏头痛，眩晕，目赤，耳鸣，耳聋，颊颌痛，胸胁胀满，热病，咯血，乳痈，月经不调，狂疾，足趾挛痛	斜刺0.5~1寸，灸1~3壮，或5~10分钟	足少阳之脉所溜为荥
44	窍阴（足）	第四趾外侧端，趾甲角后一分许	偏头痛，眩晕，目痛，咽喉肿痛，耳聋，胸胁痛，咳逆，心烦，热病，手足烦热，舌强，多梦，月经不调，足跗肿痛	直刺0.1寸，灸1~3壮，或3~5分钟	足少阳之脉所出为井

足临泣地五侠溪；

第四趾端窍阴毕。

足厥阴肝经

1. 循行

足厥阴肝经，起始于足大趾爪甲角后丛毛边际之大敦穴，沿足跗部向上，经过内踝前一寸之中封穴，向上沿胫骨内缘，至内踝上八寸处交出于足太阴脾经之后，上行过膝内侧，沿股内侧中线，进入阴毛中，绕过阴部，到达小腹部，夹胃两旁，归属于肝脏，联络胆，向上通过横膈，分布于胁肋部，沿着喉咙的后边，向上进入鼻咽部，连接于"目系"，再向上经过额部，与督脉交会于头顶部。

其支脉，从目系分出下行颊里，环绕口唇里面。

另一条支脉，再从肝脏分出，通过横膈，向上输注于肺脏，再与手太阴肺经相连接。

2. 病候

腰痛，疝气，胸满，腹泻，呕逆，胁胀痛，尿闭，遗尿，面色灰暗，咽干，妇女小腹痛，遗精等。

肝经主病歌

足厥阴动病腰痛，丈夫癫疝

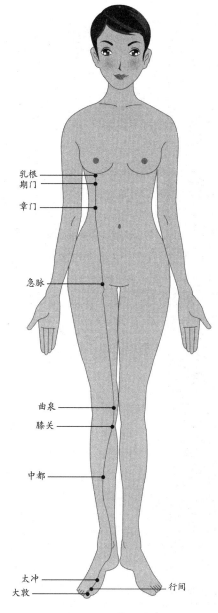

乳根
期门
章门

急脉

曲泉
膝关

中都

太冲
大敦
行间

足厥阴肝经常用腧穴图

57

足厥阴肝经腧穴表

编号	穴名	部位	主治	针灸法	备注
1	大敦	足大趾外侧端，趾甲角旁一分许	疝气，阴挺，月经不调，崩漏，遗尿，血尿，五淋，茎中断，阴缩，尸厥，癫痫，腹脐痛，嗜睡	直刺0.1~0.2寸，灸3~5壮，或5~15分钟	足厥阴之脉所出为井；《类经图翼》妇女产前、产后不宜灸
2	行间	足第一、二趾缝间，趾蹼缘后五分许	头痛，眩晕，失眠，耳鸣，目赤肿痛，胸胁痛，心痛，呕逆，呕血，腹痛，小腹胀满，月经过多，带下，崩漏，痛经，阴肿，消渴，黄疸，疝气，遗尿，癃痛，小儿惊风	斜刺0.5~1寸，灸3~5壮，或5~15分钟	足厥阴之脉所溜为荥
3	太冲	行间穴后约一寸五分，当足第一、二跖骨结合部之前凹陷中	头痛，目眩，耳鸣，失眠，目赤痛，咽喉肿痛，口眼歪斜，中风，小儿惊风，癫痫，胸胁胀满，乳痈，月经不调，带下，崩漏，阴肿，疝气，遗尿，癃闭，足趾挛痛	斜刺1~1.5寸，灸3~5壮，或5~15分钟	足厥阴之脉所注为输；肝之原穴
4	中封	足内踝前一寸，当胫骨前肌肌腱之内侧凹陷处	疝气，遗精，茎中痛，淋病，小便不利，小腹痛，肝炎，膝踝肿痛，疟疾，目黄有微热	斜刺0.5~1寸，灸3~5壮，或5~15分钟	足厥阴之脉所行为经
5	蠡沟	足内踝最高点直上五寸，胫骨内侧缘	月经不调，带下，崩漏，阴挺，疝气，阳痿，性机能亢进，阴部暴痒，小便不利，子宫出血，胫部酸痛	斜刺0.5~1寸，灸3~7壮，或5~20分钟	足厥阴之络穴，别走少阳
6	中都	蠡沟穴直上二寸处，胫骨内侧缘	疝气，阴暴痛，月经不调，带下，崩漏，产后恶露不净，痢疾，下肢不遂	斜刺1~1.5寸，灸3~7壮，或5~20分钟	足厥阴之郄穴
7	膝关	阴陵泉穴后方一寸处	膝内侧痛，腹痛胀满，咽喉肿痛	斜刺1~1.5寸，灸3~5壮，或5~15分钟	
8	曲泉	屈膝，在膝内侧横纹头上方凹陷处	阴挺，阴部痒痛，遗精，阳痿，疝气，小便不利，少腹痛，惊狂，下利脓血，膝股内侧痛	斜刺1~1.5寸，灸3~5壮，或5~20分钟	足厥阴之脉所入为合
9	阴包	股骨内踝直上四寸处	月经不调，遗尿，小便不利，腰骶痛引少腹	斜刺1.5~3寸，灸3~5壮，或5~15分钟	
10	足五里	气冲穴下三寸	小腹胀满，小便不利，遗尿，阴囊湿痒，嗜卧，股内侧痛	斜刺1.5~3寸，灸3~5壮，或5~15分钟	
11	阴廉	气冲穴下二寸	月经不调，疝痛，妇人绝产，股内侧痛	直刺1~1.5寸，灸3~5壮，或5~15分钟	
12	急脉	耻骨结节之下外侧，前正中线旁开二寸五分	阴挺，疝气，茎中痛，外阴部痛，少腹痛，股内侧痛	直刺1~1.5寸，灸3~5壮，或5~15分钟	

| 13 | 章门 | 在侧腹部，当第十一浮肋游离端前下缘 | 胸胁痛，胃脘痛，腹胀，泄泻，呕吐，完谷不化，肠鸣，黄疸，水肿，肝脾肿大，呃逆，二便不利 | 直刺0.5～0.8寸，灸3～7壮，或10～30分钟 | 足厥阴、少阳之会；脏会章门 |
| 14 | 期门 | 在乳中线上，当第六肋间隙，乳头下两肋 | 胸胁疼痛，胃痛，腹胀，呕吐，食不下，呃逆，咳逆，泻利，黄疸，肝脾肿大，乳痈，乳少，妇女热入血室，疟疾，肝炎 | 直刺0.5～0.8寸，灸3～5壮，或10～25分钟 | 足厥阴、太阴、阴维之会；肝之募穴 |

妇腹肿；

　　甚者嗌干面脱色，是主肝经所生病；

　　胸满呕逆飧泄频，狐疝遗精溺闭癃。

3. 腧穴

起于大敦终于期门，计14穴，左右共28穴。

肝经腧穴歌

　　一十四穴足厥阴，大敦行间太冲侵；

　　中封蠡沟中都近，膝关曲泉阴包临；

　　五里阴廉急脉穴，章门常对期门深。

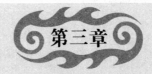

第三章

奇经八脉和腧穴

奇经八脉，是指十二经脉之外而具有特殊作用的八条经脉。由于它们的循行路径不同于十二经脉，并且与脏腑没有直接的相互络属关系，相互之间也没有表里配合，故称"奇经"。奇经八脉包括督脉、任脉、冲脉、带脉、阳跷脉、阴跷脉、阳维脉、阴维脉。其中除了督脉和任脉有固定的腧穴外，其余六条经脉本经都没有腧穴，而是交会于其他经脉之中。奇经八脉交叉贯穿于十二经脉之间，具有调节经脉气血的作用。

督　　脉

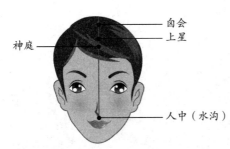

1. 循行

督脉，起始于小腹内，向下出会阴部，向后沿着脊柱里面上行，直达项后风府穴而进入脑内，并由项沿头部正中线，上达头顶，经过前额下行至鼻柱下方。

2. 病候

角弓反张，脊柱强痛，头重，眩晕，冲心痛，不孕症，尿闭，遗尿，痔疾，小儿惊厥，嗌干等。

督脉主病歌

督脉少腹冲心痛，不得前后为冲疝；

实则脊强而反折，虚则头重高摇巅；

女子不孕患癃痔，下为遗溺上嗌干。

3. 腧穴

起于长强终于龈交，计28穴。

督脉腧穴歌

督脉中行二十八，长强腰俞阳关下；

命门悬枢接脊中，中枢筋缩至阳发；

灵台神道身柱穴，陶道大椎颈七札；

哑门风府脑户深，强间后顶百会达；

前顶囟会与上星，神庭素髎人中华；

兑端开口唇中央，龈交唇内上齿恰。

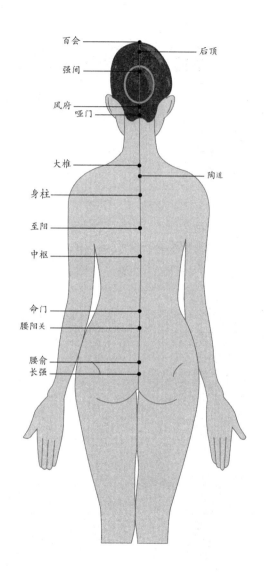

督脉腧穴表

编号	穴名	部位	主治	针灸法	备注
1	长强	尾骨尖端与肛门之中点	癫痫、惊风、痔疾、痢疾、泄泻、脱肛、便血、阳痿、遗精、阴部瘙痒、阴挺、腰脊痛	针尖向尾骶骨平行方向斜刺0.5～1.2寸；灸3～5壮，或10～30分钟	督脉、足少阴、足少阳之会；督脉之络穴，别走任脉
2	腰俞	当骶管裂孔中	癫痫、痔疾、便血、遗尿、淋浊、尿失禁、月经不调、遗精、腰脊痛、下肢不遂	稍向上斜刺0.5～1寸或直刺0.3～0.7寸；灸3～5壮，或10～30分钟	
3	阳关（腰）	在第四腰椎棘突下	月经不调、带下、阳痿、遗精、腰骶疼痛、下肢酸痛、麻木	稍向上斜刺0.5～1寸；直刺0.5～1寸；灸3～7壮，或10～30分钟	
4	命门	在第二腰椎棘突下	头痛、耳鸣、失眠、遗精、阳痿、遗尿、泄泻、带下、崩漏、脱肛、疟疾、腰痛、下肢不遂、水肿、痛经	直刺0.5～1寸；灸3～7壮，或10～30分钟	
5	悬枢	在第一腰椎棘突下	腰脊强痛、腹痛、泄泻、脱肛、水谷不化	直刺0.5～1寸；灸3～7壮，或10～30分钟	
6	脊中	第十一胸椎棘突下	黄疸、癫痫、泄泻、脱肛、腰背痛	斜刺0.5～1寸；灸3～7壮，或10～30分钟	
7	中枢	在第十胸椎棘突下	胃痛、腹胀、食积、腰痛、脊强	斜刺0.5～1寸；灸3～5壮，或10～25分钟	
8	筋缩	在第九胸椎棘突下	胃痛、癫痫、小儿惊风、脊强、眩晕	斜刺0.5～1寸；灸3～7壮，或10～30分钟	
9	至阳	在第七胸椎棘突下	咳嗽、气喘、胸胁支满、胸痛彻背、胃寒不欲食、疟疾、胆囊炎、肝炎、乳痛、黄疸、脊强、四肢倦怠	斜刺0.5～1寸；灸3～7壮，或10～30分钟	
10	灵台	在第六胸椎棘突下	咳嗽、气喘、疟疾、胃痛、脊痛项强	斜刺0.5～1寸；灸3～7壮，或10～30分钟	
11	神道	在第五胸椎棘突下	心悸、健忘、癫痫、咳嗽、身热头痛、瘛疭、脊背强痛	斜刺0.5～1寸；灸3～7壮，或10～30分钟	
12	身柱	在第三胸椎棘突下	咳嗽、哮喘、身热、疟疾、癫痫、小儿惊风、中风不语、腰脊强痛、疔疮、狂证	斜刺0.5～1寸；灸3～7壮，或10～30分钟	
13	陶道	在第一胸椎棘突下	热病、头痛、疟疾、癫症、瘛疭、虚劳、头重目眩、小儿惊风、经闭、瘾疹、脊强项痛	斜刺0.5～1寸；灸3～7壮，或10～30分钟	足太阳、督脉之会

14	大椎	在第七颈椎棘突下	热病，中暑，外感，咳嗽，气喘，咽喉肿痛，骨蒸潮热，疟疾，癫痫，狂证，小儿惊风，疔肿，胸痛，呕吐，项强，脊背强急	稍向上斜刺0.5～1寸；灸3～7壮，或5～30分钟	手足三阳、督脉之会
15	哑门	在项后入发际正中上五分凹陷处	聋哑，中风，舌强不语，暴瘖，癫痫，狂证，头痛，项强，瘛疭，鼻衄，颈项强痛，角弓反张，大脑发育不全	直刺或向下斜刺0.5～1寸，禁向上深刺；慎灸	督脉、阳维之会；《针灸甲乙经》禁灸
16	风府	在项后正中入发际上一寸凹陷处	头痛，眩晕，中风不语，聋哑，失音，癫狂病，呕吐，咽痛，鼻衄，颈项强痛，半身不遂，四肢麻木	直刺或稍向下斜刺0.5～1寸，禁向上深刺、提插、捻转，手法宜慎，深部为小脑延髓池、小脑，注意防止损伤；慎灸	足太阳、阳维、督脉之会；《针灸甲乙经》禁灸
17	脑户	风府穴上一寸五分，当枕外粗隆的上方	头痛，眩晕，失眠，目不明，癫痫，项强	平刺0.5～1寸；灸1～3壮，或5～10分钟	足太阳、督脉之会，《针灸甲乙经》不可灸
18	强间	脑户穴上一寸五分，当风府穴与百会穴之中点	头痛，目眩，癫狂，失眠，呕吐，项强	平刺0.5～1寸；灸3～5壮，或5～10分钟	
19	后顶	强间穴上一寸五分	头痛，眩晕，癫狂，头项强急	平刺0.5～1寸；灸3～5壮，或5～10分钟	
20	百会	头部正中线与两侧耳郭尖联线交叉点，当后发际上七寸处	头痛，眩晕，耳鸣，失眠，中风，昏厥，中暑，癫痫，脱肛，阴挺，鼻塞，疟疾，遗尿，口噤不开，半身不遂	平刺0.5～0.8寸；灸3～5壮，或5～10分钟	手足三阳、足厥阴、督脉之会
21	前顶	百会穴前一寸五分处	头晕，目眩，瘛疭，头顶痛，鼻塞多涕，水肿，小儿惊风	平刺0.3～0.5寸；灸3～5壮，或5～10分钟	
22	囟会	百会穴前三寸，当前发际后二寸处	头痛，眩晕，鼻塞，鼻衄，卒中，惊悸，面肿	平刺0.3～0.5，小儿禁刺；灸3～5壮，或5～10分钟	
23	上星	前发际后一寸处	头痛，眩晕，目赤痛，鼻塞，鼻衄，小儿惊风，热病汗不出，癫痫	平刺0.5～0.8寸；灸3～5壮，或5～10分钟	《外台秘要》不宜多灸
24	神庭	前发际后五分处	头痛，眩晕，失眠，癫狂痫，卒中，惊悸，角弓反张，吐舌，鼻塞，鼻衄，目赤肿痛	平刺0.3～0.5寸；灸3～5壮，或5～10分钟	足太阳、阳明、督脉之会
25	素髎	鼻头尖端正中	昏厥，低血压，鼻塞，鼻衄，小儿惊风，心动过缓	向上斜刺0.3～0.5寸；灸5～10分钟	《针灸甲乙经》禁灸
26	人中	鼻柱下，人中沟中央近鼻处	中风，昏厥，中暑，小儿惊风，癫狂痫，面肿，口噤不开，口眼㖞斜，腰脊强痛，产后血晕，口臭，鼻疾，崩漏	向上斜刺0.2～0.5寸；灸1～5壮，或5～10分钟	手足阳明、督脉之会

27	兑端	上唇尖端, 当人中沟与口唇接连处	口噤, 齿痛, 癫狂, 目翳, 黄疸, 消渴, 舌干, 呕吐, 鼻塞, 遗尿, 昏厥	向上斜刺0.2~0.3寸; 慎灸	
28	龈交	上唇与上齿龈之间, 当上唇系带中	癫狂, 齿痛, 急性腰扭伤, 心烦, 黄疸, 鼻塞	向上斜刺0.2~0.3寸, 或点刺出血; 慎灸	足阳明、任脉、督脉之会

任　脉

1. 循行

任脉, 起始于小腹内, 向下出于会阴部, 再上至阴毛部, 而入腹内, 沿腹部正中线, 直达咽喉部, 再经下唇内, 环绕口唇, 通过面部, 而进入目下。

2. 病候

疝气, 月经不调, 带下, 流产, 不孕症, 小腹肿块, 遗尿, 小便不利, 遗精, 阴中痒痛等。

任脉主病歌

任脉男子结七疝, 女子带下瘕聚见;

脉别实则腹皮痛, 虚则痒搔尾翳缘。

3. 腧穴

起于会阴终于承浆, 计24穴。

任脉腧穴歌

任脉廿四起会阴, 曲骨中极关元锐;

石门气海阴交仍, 神阙水分下脘配;

建里中上脘相连, 巨阙鸠尾蔽骨下;

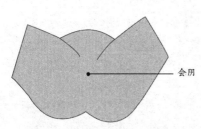

会阴

中庭膻中慕玉堂, 紫宫华盖璇玑夜;

天突结喉是廉泉, 唇下宛宛承浆舍。

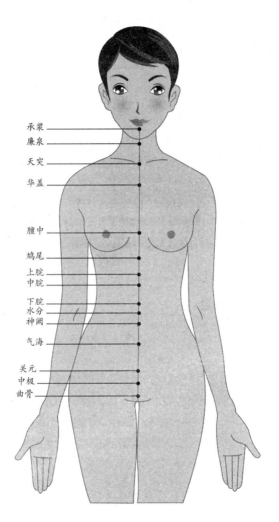

承浆
廉泉
天突
华盖
膻中
鸠尾
上脘
中脘
下脘
水分
神阙
气海
关元
中极
曲骨

任脉常用腧穴图

任脉腧穴表

编号	穴名	部位	主治	针灸法	备注
1	会阴	在会阴部正中。男子当阴囊与肛门之间；女子当肛门与阴唇后联合之间	阴部痒痛，月经不调，遗尿，小便不利，遗精，阴挺，痔疾，阴汗，溺水昏迷	直刺0.5~1寸，孕妇慎刺；灸3~5壮，或10~30分钟	督脉，冲脉之会，任脉别络
2	曲骨	腹部正中线上，当耻骨联合之上方	月经不调，带下，痛经，阴挺，阴部瘙痒，遗精，阳痿，疝气，遗尿，癃闭，小腹胀痛	直刺0.5~1寸，内为膀胱，应在排尿后进行针刺，孕妇禁针；灸5~10壮，或10~30分钟	足厥阴、任脉之会
3	中极	腹部正中线上，脐下四寸	月经不调，痛经，经闭，带下，崩漏，不孕症，阴挺，阴部肿痒，遗精，阳痿，遗尿，癃闭，小便频数，疝气，小腹痛，尸厥	直刺0.5~1.2寸；灸5~10壮，或10~30分钟	足三阴、任脉之会；膀胱之募穴
4	关元	腹部正中线上，脐下三寸	月经不调，经闭，痛经，带下，崩漏，阴挺，不孕症，胎衣不下，产后出血，阴部湿痒肿痛，功能性子宫出血，遗精，阳痿，遗尿，尿闭，腹痛，腹泻，痢疾，卒中脱证等	直刺0.5~1.5寸；灸5~10壮，或10~30分钟	足三阴、任脉之会；小肠之募穴
5	石门	腹部正中线上，脐下二寸	经闭，带下，崩漏，产后出血，疝气，腹痛，泄泻，水肿，遗尿，癃闭，血淋，便秘	直刺0.5~1寸；灸5~10壮，或10~30分钟	三焦之募穴；《针灸甲乙经》女子禁不可刺灸，不幸绝子
6	气海	腹部正中线上，脐下一寸五分	疝气，遗精，阳痿，遗尿，腹痛，泄泻，水肿，中风脱证，月经不调，带下，痛经，崩漏，阴挺，产后出血，不孕症，虚劳等	直刺0.5~1.5寸；灸5~10壮，或10~30分钟	《外台秘要》孕妇不可针灸
7	阴交	腹正中线上，脐下一寸	脐周痛，疝气，二便不通，阴痒，产后出血，月经不调，带下，崩漏，阴挺，水肿，产后恶露不止	直刺0.5~1寸；灸5~10壮，或10~30分钟	足少阴、任脉、冲脉之会；《千金翼方》灸多惚孕；《外台秘要》孕妇不可灸
8	神阙	脐窝正中	中风脱证，尸厥，中暑，脱肛，泄泻，腹痛，肠鸣，气喘，水肿等	禁针；灸5~10壮，或10~30分钟	
9	水分	腹部正中线上，脐上一寸	腹胀，肠鸣，泄泻，绕脐痛，脱肛，呕吐，水肿	直刺0.5~1寸；灸5~10壮，或5~30分钟	《外台秘要》孕妇不可灸
10	下脘	腹部正中线上，脐上二寸	胃痛，呕吐，腹胀，肠鸣，食欲不振，泄泻	直刺0.5~1寸；灸5~10壮，或10~30分钟	足太阴、任脉之会；《外台秘要》孕妇不可灸

11	建里	腹部正中线上，脐上三寸	胃痛，呕吐，腹胀，食欲不振，呃逆，腹水，身肿	直刺0.5～1寸；灸5～10壮，或10～30分钟	用太阳、少阳、足阳明、任脉之会；胃之募穴；腑会中脘
12	中脘	腹部正中线上，脐上四寸	胃痛，呕吐，腹胀，食欲不振，泄泻，痢疾，便秘，反胃吞酸，食积，痞块，咳嗽，气喘，癫狂，失眠，黄疸，虚劳吐血，瘾疹，肠痈，中风等	直刺0.8～1.2寸；灸5～10壮，或10～30分钟	手太阳、足阳明、任脉之会
13	上脘	腹部正中线上，脐上五寸	胃痛，腹胀，完谷不化，反胃，呕吐，吐血，癫痫，水肿，黄疸，痞块，心中烦热，身热汗不出，呃逆	直刺0.5～1寸；灸5～10壮，或10～30分钟	心之募穴
14	巨阙	腹部正中线上，脐上六寸，鸠尾穴下一寸处	心腹烦满，心痛，心悸，胃痛，呕吐，吞酸，腹泻，呃逆，黄疸，噎膈，癫狂痫，瘾病，胆道蛔虫症	向下斜刺0.5～1寸；灸5～7壮，或5～20分钟	任脉之别络；《针灸甲乙经》《外台秘要》不宜灸
15	鸠尾	腹部正中线上，脐上七寸，约当剑突下五分处	心胸痛，胃痛，反胃，呃逆，哮喘，癫狂痫，心悸，气短，脏躁	向下斜刺0.3～0.6寸；灸3～5壮，或10～20分钟	
16	中庭	胸部正中线上，平第五肋间隙，当胸骨体与剑突交界处	胸胁满痛，噎膈，呕吐，食下，心痛，气喘，小儿吐乳	向下斜刺0.3～0.5寸；灸3～5壮，或10～20分钟	足太阴、少阴，手太阳、少阳，任脉之会；气会膻中，心包募穴
17	膻中	胸部正中线上，当两乳头中间，平第四肋间隙	胸胁满痛，噎膈，呃逆，哮喘，胸闷，咯血，肺痈，乳痛，胸痛，瘿气，乳少，臌胀	直刺0.3～0.5寸，或平刺；灸5～7壮，或10～25分钟	
18	玉堂	胸部正中线上，平第三肋间隙，当胸骨体之中点	胸痛，咳嗽，气喘，呕吐，烦心，咽喉肿痛	平刺0.3～0.5寸；灸3～5壮，或5～20分钟	
19	紫宫	胸部正中线上，平第二肋间隙	胸胁满痛，咳嗽，气喘，吐血，唾如白胶，食不下，两乳肿痛	平刺0.3～0.5寸；灸3～5壮，或5～20分钟	
20	华盖	胸部中线上，平第一肋间隙	气喘，咳嗽，咽喉肿痛，吐血，胸痛，水浆不下	平刺0.3～0.5寸；灸3～5壮，或5～20分钟	
21	璇玑	胸部正中线上，天突穴下一寸	胸胁胀痛，呃逆，咳嗽，气喘，咽喉肿痛，小儿喉鸣	平刺0.3～0.5寸；灸3～5壮，或5～20分钟	阴维，任脉之会
22	天突	胸骨上窝正中凹陷处	呃逆，咳嗽，气喘，咽喉肿痛，暴喑，口噤，喉鸣，瘿气，咯血，食不下，呕吐	刺0.5～1寸，慎刺；灸3～5壮，或5～20分钟	阴维，任脉之会
23	廉泉	结喉上方，舌骨上缘凹陷处	暴喑，舌强不语，口噤，舌下肿，咽喉肿痛，吞咽困难，流涎，口疮，消渴，咳嗽，气喘	向舌根方向刺入0.5～0.8寸，不留针；灸1～3壮，或5～15分钟	任脉、督脉、手足阳明之会
24	承浆	下颌正中线上，当颏唇沟中央凹陷处	齿痛龈肿，流涎，口疮，口噤，面肿，口眼歪斜，暴喑，中风昏迷，惊风，癫痫	斜刺0.3～0.5寸；灸3～7壮，或10～20分钟	

冲　脉

1. 循行

冲脉，起始于小腹内，向下出于会阴部，沿脊柱上行，经气冲部与足少阴肾经交会，从横骨穴沿腹部两侧夹脐上行，上达咽喉，环绕口唇。

2. 病候

气上逆腹内拘急而痛，月经不调，崩漏，带下，不孕等。

3. 交会腧穴

起于会阴终于幽门，计13穴，左右共26穴。包括会阴（任1），气冲（胃30），横骨（肾11），大赫（肾12），气穴（肾13），四满（肾14），中注（肾15），肓俞（肾16），商曲（肾17），石关（肾18），阴都（肾19），通谷（肾20），幽门（肾21）。

带　脉

1. 循行

带脉，起始于季胁部的下面，斜向下行至带脉穴，通过五枢穴与维道穴，横行绕身一周。

2. 病候

腹部胀满、疼痛，腰软无力，带下，下肢痿软等。

3. 交会腧穴

起于带脉终于维道，计3穴，左右共6穴。包括带脉（胆26），五枢（胆27），维道（胆28）。

阳　跷　脉

1. 循行

阳跷脉，起始于足跟外侧之申脉穴，沿外踝后上行，经过腓骨后缘，大腿外侧，胁肋部，从腋缝后上肩胛外侧，到颈部上行过口旁，进入目内眦睛明穴，与阴跷脉，手足太阳会合，再沿足太阳膀胱经上额，向下到达耳后，与足少阳胆经会于项后风池部。

2. 病候

下肢内侧弛缓而外侧拘急，癫痫，不眠等症。

3. 交会腧穴

起于申脉终于风池，计12穴，左右共24穴。包括申脉（膀胱62）、仆参（膀胱61）、跗阳（膀胱59）、居髎（胆29）、臑俞（小肠10）、肩髃（大肠15）、巨骨（大肠16）、地仓（胃4）、巨髎（胃3）、承泣（胃1）、睛明（膀胱1）、风池（胆20）。

阴　跷　脉

1. 循行

阴跷脉，起始于内踝下之照海穴，沿内踝后，直上经大腿内侧后缘，进入前阴部，再上沿腹胸的里面，到达锁骨上窝，上行出结喉旁，经鼻旁，至目内眦睛明穴，与阳跷脉，手足太阳相会合。

2. 病候

嗜睡，癫痛，下肢外侧肌肉弛缓而内侧拘急等。

3. 交会腧穴

起于照海终于睛明，计3穴，左右共6穴。包括照海（肾6）、交信（肾8）、睛明（膀胱1）。

阳　维　脉

1. 循行

阳维脉，起始于足跟外侧之金门穴，向上出于外踝，经足少阳胆经之阳交穴，沿下肢外侧至髋部，循胁肋后侧，从腋后上肩，过颈部，面颊部到达前额，再经头顶折向项后，与督脉相会合。

2. 病候

恶寒、发热等症。

3. 交会腧穴

起于金门终于哑门，计16穴，左右共32穴。包括金门（膀胱63），阳交（胆35），臑俞（小肠10），天髎（三焦15），肩井（胆21），头维（胃8），本神（胆15），阳白（胆14），头临泣（胆15），目窗（胆16），正营（胆17），承灵（胆18），脑空（胆19），风池（胆20），风府（督16），哑门（督15）。

阴 维 脉

1. 循行

阴维脉，起始于小腿内侧足少阴经之筑宾穴，沿下肢内侧上行到小腹部，与足太阴脾经相会合，通过胸胁部，到达咽喉至舌根，与任脉会合。

2. 病候

心痛，胸腹痛，胃痛，精神不宁等。

3. 交会腧穴

起于筑宾终于廉泉，计8穴，左右共16穴。包括筑宾（肾9），冲门（脾12），府舍（脾13），大横（脾15），腹哀（脾16），期门（肝14），天突（任22），廉泉（任23）。

奇 穴

头 颈 部

具有特殊治疗作用的腧穴，称为奇穴。因其是指原有十四经腧穴以外的经验有效穴，而以后又未被列入十四经腧穴范围之内，故称"经外奇穴"。现将临床常用的奇穴按部位列表分述于下。

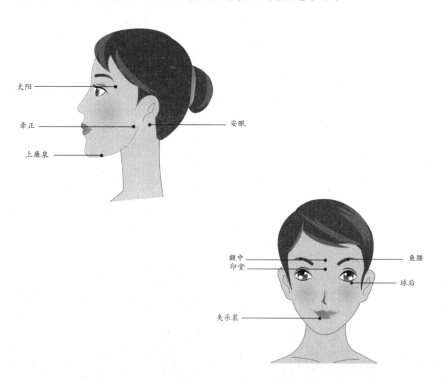

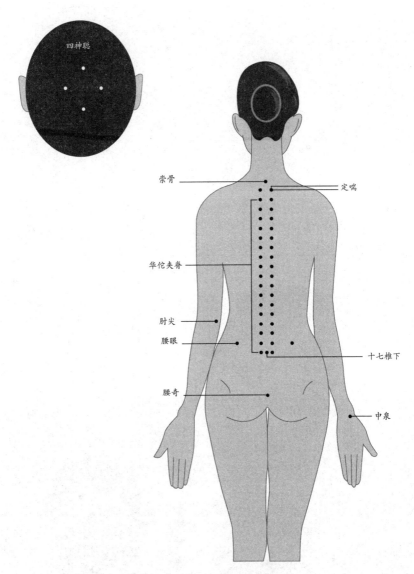

经外奇穴常用腧穴图(一)

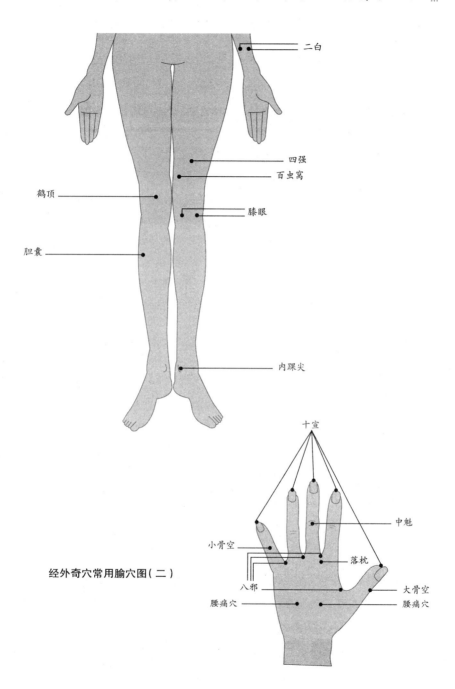

二白

四强
百虫窝

鹤顶

膝眼

胆囊

内踝尖

十宣

中魁

小骨空

落枕

八邪

大骨空

腰痛穴

腰痛穴

经外奇穴常用腧穴图（二）

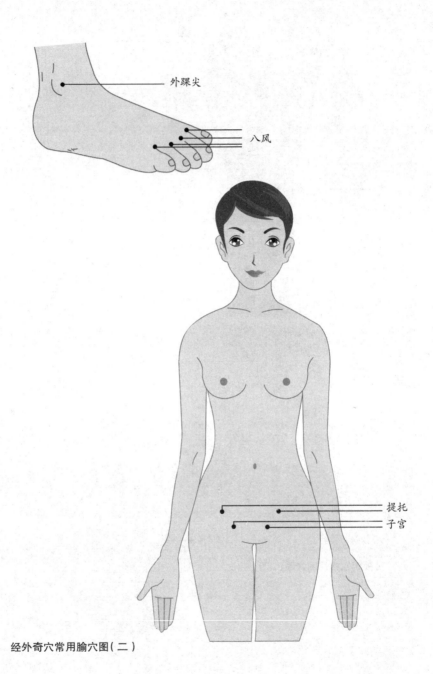

外踝尖

八风

提托

子宫

经外奇穴常用腧穴图（二）

头颈部常用奇穴表

编号	穴名	部位	主治	针灸法	备注
1	四神聪	百会穴前后左右各一寸处	中风，头痛，眩晕，失眠，健忘，癫狂痫，半身不遂	平刺0.5~0.8寸；灸1~3壮，或5~10分钟	
2	印堂	两侧眉头连线之中点	头痛，眩晕，失眠，鼻渊，小儿惊风，产后血晕，目疾	平刺0.3~0.5寸；灸3~5壮，或5~10分钟	
3	鱼腰	眉毛中间凹陷处	目赤肿痛，目翳，近视，眼睑动，眼睑下垂，口眼歪斜，眉棱骨痛	平刺或斜刺0.3~0.5寸；灸5~10分钟	
4	太阳	眉梢与目外眦连线之中点，向后约一寸凹陷处	头痛，眩晕，目赤肿痛，口眼歪斜，迎风流泪，齿痛，三叉神经痛	直刺或斜刺0.3~1寸，或点刺出血；灸1~3壮，或5~7分钟	
5	上明	眉弓中点直下，眶上缘下凹陷中	屈光不正，视神经萎缩，角膜白斑	向视神经方向刺入，进退徐缓；慎灸	
6	球后	目平视，当眶下缘外侧1/4与内侧3/4交界处	近视，内斜视，视神经炎，视视经萎缩，青光眼，玻璃体混浊	沿眶下缘从外下向内止，向视神经方向刺0.5~1寸；慎灸	
7	金津(左)玉液(右)	卷舌取之，当舌下系带两侧静脉上	恶心，呕吐不止，舌疮，舌肿痛，舌强不语，消渴	点刺出血；慎灸	
8	夹承浆	承浆穴旁开一寸，当下颌骨颏孔处	口眼歪斜，面肌痉挛，三叉神经痛，面肿，齿龈溃烂	直刺0.1~0.2寸；灸1~3壮，或5~10分钟	
9	鼻通	鼻骨下凹陷中，当鼻唇沟上端尽处	过敏性鼻炎，萎缩性鼻炎，肥大性鼻炎，鼻息肉	斜刺0.3~0.5寸；灸1~3壮，或5~10分钟	
10	牵正	耳垂前约五分到一寸处	口眼歪斜，疟腮，口疮	向前斜刺0.5~0.8寸；灸3~5壮，或5~10分钟	
11	聚泉	舌中央直缝上	舌强，消渴，气喘	直刺0.1~0.2寸；慎灸	
12	耳尖	耳郭最高点，当卷耳取尖上是穴	目赤肿痛，目翳，高热	直刺0.1~0.2寸，或点刺出血；灸3~7分钟	
13	翳明	翳风穴后一寸处	视神经萎缩，近视，夜盲，目翳，头痛，耳鸣，眩晕，失眠，癫狂，疟腮	直刺0.5~1寸；灸3~5壮，或5~15分钟	
14	安眠	翳风穴与风池穴连线之中点	失眠，头痛，眩晕，心悸，狂证	直刺1~1.5寸；灸3~5壮，或5~15分钟	
15	上廉泉	下颌下缘与舌骨体之间凹陷中	舌强不语，喑哑，流涎，口疮，咽喉肿痛	向舌根方向刺0.5~0.8寸，或向金津、玉液方向透刺；灸1~3壮，或5~15分钟	
16	百劳	大椎穴上二寸，旁开一寸处	瘰疬，落枕，咳嗽	直刺0.5~1寸；灸5~7壮，或5~15分钟	
17	崇骨	第六颈椎棘突下	疟疾，项强，肩背痛，发热，咳嗽，癫痫	斜刺0.5~1寸；灸5~7壮，或10~20分钟	

躯 干 部

躯干部常用奇穴表

编号	穴名	部位	主治	针灸法	备注
1	华佗夹脊	从第一胸椎起至第五腰椎止，每椎棘突旁开五分，一侧17穴，左右共34穴	与背俞穴相类似，主治邻近部位的脏腑病证，脊柱及其周围软组织病，下肢不遂等	直刺0.3~0.5寸，或用梅花针叩刺；灸5~10壮，或10~30分钟	
2	定喘	第七颈椎棘突旁开五分许	哮喘，咳嗽，落枕，肩背痛，瘾疹	直刺或向内斜刺0.5~1寸；灸5~10壮，或5~15分钟	
3	结核穴	第七颈椎棘突旁开三寸五分	结核病	斜刺0.5~0.8寸；灸5~10壮，或5~15分钟	
4	胃脘下腧	第八胸椎棘突下旁开一寸五分	腹痛，呕吐，消渴	斜刺0.3~0.5寸；灸5~7壮，或10~20分钟	
5	痞根	第一腰椎棘突下旁开三寸五分	痞块，肾下垂	直刺0.5~1寸；灸5~10壮，或10~30分钟	
6	腰眼	第四腰椎棘突下旁开三到四寸凹陷处	腰痛，肾下垂，月经不调，肺痨	直刺0.5~1寸；灸5~7壮，或10~20分钟	
7	十七椎下	第五腰椎棘突下凹陷中	腰骶部疼痛，下肢不遂，痛经，癃闭	直刺0.5~1寸；灸5~7壮，或10~20分钟	
8	腰奇	尾骨端上二寸处	癫痫	向上平刺1~1.5寸；灸3~5壮，或5~15分钟	
9	颈臂	在锁骨内1/3与外2/3交界处上一寸	上肢不遂，手臂麻木	直刺0.3~0.5寸；灸3~5壮，或5~15分钟	
10	三角灸	以患者两口角的长度为一边，以脐孔为顶点，作一等边三角形，使底边在脐下呈水平，两底角处是穴	腹痛，泄泻，疝气	灸5~7壮，或10~30分钟	
11	提托	关元穴旁开四寸处	阴挺，疝痛，下腹痛	直刺0.5~1.2寸；灸5~7壮，或10~30分钟	
12	子宫	中极穴旁开三寸处	阴挺，月经不调，痛经，妇女不孕症，附件炎，肾炎，肠痈	直刺0.8~1.5寸；灸5~7壮，或10~30分钟	

四 肢 部

四肢部常用奇穴表

编号	穴名	部位	主治	针灸法	备注
1	肩前	垂臂，腋前纹端与肩髃穴连线之中点	上肢不遂，肩臂痛	直刺1~1.5寸；灸3~5壮，或10~20分钟	又名肩内陵
2	肘尖	屈肘时鹰嘴突起之尖端	瘰疬，痈疔	灸5~10壮，或10~30分钟	
3	臂中	掌侧腕横纹与肘横纹连线之中点，两骨之间	前臂痛，上肢不遂及痉挛，癔病	直刺1~1.5寸；灸5~7壮，或10~20分钟	
4	二白	掌侧腕横纹中点上四寸，每侧有二穴，一穴在两筋之间（即间使上一寸），一穴在筋外之桡侧，与筋内之穴相并	胸胁痛，前臂痛，痔疮，脱肛	直刺0.5~0.8寸；灸3~5壮，或5~15分钟	
5	中泉	手腕背侧，阳池穴与阳溪穴之间凹侧处	咳嗽，气喘，胸闷，胃痛，吐血，腕痛	直刺0.3~0.5寸；灸3~5壮，或5~15分钟	
6	腰痛穴	手背面，当指总伸肌腱的两侧，腕背横纹下一寸处，两侧各一穴，适对第二和第四掌骨间隙后面	急性腰扭伤	由两侧向掌中斜刺0.5~0.8寸；灸3~5壮，或10~20分钟	
7	落枕	手背第二、三掌骨间，掌指关节后约五分处	落枕，偏头痛，胃痛，肩臂痛，咽痛	直刺0.3~0.5寸；灸3~5壮，或10~20分钟	
8	中魁	手中指背侧近端骨尖上	呕吐，呃逆，鼻衄	直刺0.2~0.3寸；灸1~3壮，或5~15分钟	
9	大骨空	在拇指背侧中节关节中央	目疾，吐泻	灸3~5壮，或5~15分钟	
10	小骨空	手小指背侧二节尖上	目疾，喉痛，小指痛	灸3~5壮，或5~15分钟	
11	十宣	两手十指尖端，距指甲约一分许	中风，昏厥，中暑，小儿惊厥，咽喉肿痛，指端麻木	直刺0.1~0.2寸，或用三棱针点刺出血；灸1~3壮，或5~10分钟	
12	环中	环跳穴与腰俞穴连线之中点	腰腿痛	直刺2~3寸；灸5~7壮，或10~30分钟	
13	四强	髌骨上缘中点直上四寸五分	下肢无力，不遂	直刺1.5~2寸；灸5~7壮，或10~30分钟	
14	百虫窝	血海穴上一寸处	风疹，皮肤瘙痒，湿疹	直刺1.5~2寸；灸3~5壮，或5~15分钟	
15	鹤顶	髌骨上缘中点凹陷处	膝部酸痛，下肢不遂	直刺或斜刺0.5~1寸；灸3~5壮，或5~15分钟	

16	膝眼	髌骨下两侧陷中，外侧为外膝眼，内侧为内膝眼	膝部酸痛，下肢乏力，脚气	向膝中斜刺0.5～1寸；灸3～5壮，或5～30分钟	外膝眼即犊鼻穴
17	阑尾穴	足三里穴下约二寸处压痛点处	肠痛，食欲不振，下肢痿痹	直刺1.5～2寸；灸5～10壮，或10～30分钟	
18	胆囊炎	阳陵泉穴下一至二寸处压痛点处	胆囊炎，胆道蛔虫症，耳聋，下肢痿痹	直刺1.5～2寸；灸3～5壮，或10～20分钟	
19	内踝尖	足内踝骨尖最高处	下齿痛，足内廉转筋、酸痛	禁刺；灸3～7壮，或10～30分钟	
20	外踝尖	足外踝骨尖最高处	脚气，足外廉转筋、酸痛	禁刺；灸3～5壮，或10～20分钟	
21	八风	足背趾缝间凹陷中，左右共八穴	脚气，趾痛，足背红肿，蛇咬伤	向上斜刺0.5～0.8寸；灸1～3壮，或5～10分钟	
22	八邪	微握拳，手背指缝中赤白肉际处，左右共八穴	手背红肿疼痛，手指拘挛、麻木，项痛，齿痛，目痛，蛇咬伤	向上斜刺0.5～0.8寸，或点刺出血；灸1～3壮，或5～10分钟	

第一篇

学会『三招两式』——自我按摩

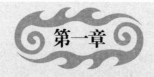

按摩的保健原理

中医自然疗法治病原理

当提到中医治病的时候，可能有人会感到非常神秘，一些西医看不了的疑难杂症，似乎到了中医手里的时候，只是通过捏捏按按，再加上几服汤药，很容易地就被解决掉了。于是有人便会发出这样的疑问："为什么中医自然疗法能够治病？中医自然疗法又是怎样治病的呢？"

在回答这些问题之前，我们先来看一看，疾病到底是怎样产生的。

1. 我们的病是如何产生的

当我们刚出生时，绝大多数人是健康的，但随着时间的推移，人体慢慢长成，疾病也随之而来。《黄帝内经》说："经脉者，所以能决生死，处百病，调虚实，不可不通。"但是，要做到处百病、调虚实，就要了解疾病发生的原因，做到有的放矢。

在医学知识还不发达的古代，有人把疾病的原因归结为鬼神作祟，当然这是不科学的。《黄帝内经》是中国现存最早的医学典籍，书中系统归纳了人得病的原因。书中说道："夫邪之生也，或生于阴，或生于阳，其生于阳者，得之风雨寒暑；其生于阴者，得之饮食居处，阴阳喜怒。"其意思就是说人得病的原因有两条：一条是得之于阴，一种是得之于阳。

得于阴者，就是指饮食居处和阴阳喜怒，属于阴病。得于阴的疾病则主要与饮食、起居、喜怒等的过度、不正常有关。阳指的是风雨寒暑，也就是指自然气候也造成人的疾病。《黄帝内经》认为人要顺其自然，所谓的自然就是指春生、夏长、秋收、冬藏，如果违背了这些规律，人就容易生病。

《黄帝内经》说："饮食要法地道（阴），居处要法天道（阳）。"法地道就是按节气去走，也就是说人吃东西要按节气规律去吃，吃应季食品，这样才是最合理的养生之道。例如现在冬天我们也可以吃到美味的西瓜，但是西瓜性寒，按节气规律应该在夏季食用来中和暑热，平衡阴阳，而在冬季食用就会寒上加寒，对人体造成一定程度伤害，这不是传统文化提倡的养生之道。

法天道就是说人的起居要遵循天地的规律。天亮了就起床，让人体自身的阳气和天地的阳气一起生发，天黑了就睡觉，使阳气藏起来，用阴气来养阳气。如果总是生活没有规律，人体自身的阴阳和谐状态就会被打乱，时间长了，身体就会出现很多问题。

此外，人的情绪会造成人的一些疾病，情绪变化太大也会造成疾病，例如喜怒哀乐。人体阴阳之间的交互作用叫作"气"，情绪的波动最容易影响到"气"的变化。中医讲：怒则气上，惊则气乱，思则气结，过喜则伤心，过恐则伤肾，过怒则伤肝。因此，大的情绪波动会造成人体气机的紊乱，最后造成五脏六腑的损伤，以至于产生严重的疾病。

通过上面的介绍，我们了解了人体产生疾病的原因，也理解和掌握了"气"这个调节阴阳的关键。那么接下来，便可以开始研究一下中医到底是怎样治病的了。

2. 中医是怎样治病的

中医学是以中国古代"天人合一，天人同媾"的思想为核心的，从中医的观点来看，人是精、气、神的合体，或者可以说，人是由阴阳以及阴阳之间的交互作用而成的。中医在其整个理念中是要求一个人在他的生、长、壮、老、死的全过程中，健康愉快地活着。

既然提到了阴阳，便不能不说一说它们的特性。阴的特性是幽暗、沉静、向下且又收敛的，是有形质的，能够看得见摸得着，如"地"；阳的特性是光明、活泼、向上且又生发的，是无形质的，看不见也摸不着，如"天"。从人体的角度来看，在人身上，阴指的是一切我们看得见摸得着的部分，如皮、肉、筋、骨、五脏六腑等；而阳指的是那些看不见摸不着的部分，如精神活动、思维等。

老子在《道德经》中讲道："道生一，一生二，二生三，三生万物，万物负阴而抱阳，冲气以为和。"这句话从人体的角度解释就是说：道生人，人身中有阴阳，阴阳之间若不进行交互作用则无法生生不息，故阴阳互动，即在交换的过程中产生的一种现象。由于这个现象一直在变动，变幻莫测，所以勉强给这个现象起一个名字叫"气"。所以二生三，阴和阳就借着交互作用而变化万千，化生万物；所以"三生万物"，意思是人体是有形质的，属于阴，而人体要想发挥作用"动"起来，就必须靠阳的推动。

从上面的解释来看，阴阳以及阴阳之间的交互作用就构成了"人"这个生命体，并且在这二者的协调作用下和谐存在，所以"冲气以为和"就指的是人这个整体。

既然人是由阴阳，以及阴阳之间的交互作用"气"组成的，在这三者的关系里，气是介于阴和阳之间，作为相互转换的现象。由于阳是看不见摸不着的，我们可以把它换作"神"；而阴是看得见摸得着的，可以代换成"精"，那么，人就是由精、气、神三者组成的。

所谓"精—气—神"，也就是"阴—阴阳相互作用—阳"。为了把握人体的整体状况，最好最方便的办法就是由"气"入手，因为调整"气"——阴阳交互作用的变化，不但可以影响阴，也可以影响阳，掌握"气"就可以调整人体中的阴阳偏差，进而达到扶正祛邪、治病调身的效果。

从现代中医的治疗方式来看，主流方式主要有三种，即按摩、针灸、用药，而选择的顺序是一按二针三用药，这主要是依照病情的轻重以及病情的发展决定的。在疾病初起阶段，如果病情很轻，还在浅表，那么用按摩是最合适的。如果病情比较重一点儿，在半表半里，那么就要选择针灸治疗。如果病情已经深入人体内了，仅凭手和针已经没有办法治疗了，或者说治疗效果比较慢，那就只能靠吃药。而这一种治疗方式大部分是物理作用，单纯被物理作用引起的改变是最快的，而且是最没有副作用的。

那么，中医所采用的按摩或者针灸这样的物理方式是怎样作用于人体的呢？

在我们的身体内都有各种不同的振动，其来源是各种脏器的活动，如心脏的搏动，肠胃的蠕动等。由于人体的构造很特别，如果单纯从物理的流体力学角度来说，我们心脏最好的位置应该是在头顶，但是心脏并没有长在头顶，而是在胸口，并且还偏居一边，在血液被心脏挤出来后，还要因为主动脉而转弯。这主要是为了形成振动，我们可以称之为"主动振动"。

既然有了"主动振动"，那么就应该有"被动振动"。我们身体的被动振动是由主动脉扩散出来，影响身体其他部分而形成其他振动的，被动振动加上主动振动就是中医所谓的脉象。振动就可以调整脏腑，是物理作用，按在不同的位置上就会有不同的效果，人体的这些特殊位置就是我们一般称为经络、穴道的地方，穴就是一个点，道则是连接穴与穴之间的通道，也就是俗称的经络。

走近人体与按摩

中医认为，人是一个动态平衡的整体，同时，中医还认同"世界大宇宙，人体小宇宙"这种观点，强调普遍联系性。根据中医的观点来看，人的健康状况是由内部和外部因素共同作用形成的，是这两种因素作用的结果。这种观点引出了很多的关联理论。这种关联是用古代的粗象认知，比如说阴阳五行、易经八卦等进行描述的，所以缺乏精致的量化。

西医的主要研究方向则是微观、局部深化，但对于整体关联，却缺乏系统性的认知。西医的这种研究方向和方式所导致的最终结果便是，西医体系无法建立起一个宏观上的人体系统模型，这也就导致了"头痛医头，脚痛医脚"。这也就是西医在治疗病人的胆结石时主张把病人的胆囊割除，而病人的结石随后长到了肝管里，西医却不能把肝脏也割除掉的深层次原因。高血压也是如此，稍有流体力学知识背景的人都知道，只有流阻过大，心脏的出口压力才会飙升。因此，造成高血压的真正原因，一是血管问题（令流阻升高），二是血液问题（使血液黏稠度增大），而不是心脏问题。不想方设法使血管通畅，却给病人开降压药，是很难对症起作用的。针对高血压的发病原因，中医在实践上，认为应该从这两个根源着手。血液黏稠问题的关键是血脂高，针对这个问题可以从饮食结构上下工夫，早上吃玉米粥，午饭和晚饭减少肉食，还可以少量喝点红酒。同时中医有"肝主疏泻"的说法，认为只有加强肝脏功能，才能保证对脂肪的代谢能力，是防止高血压的根本。由于人的衰老必然带来肝脏功能的衰退，所以，中老年朋友还是要从改善食物结构上下工夫，譬如说可以"吃素"。

中医诊病是建立在一个完整的理论体系与人体系统模型上面的。其理论体系是脏腑理论；其人体系统模型是气血模型。简单地讲，中医认为病，也就是真正的病因，源于人体内部的五脏六腑；而症，也就是症状，浮现于四肢五官。症是不用治的，把病治好了，症也自然就消失掉了。

中医同西医二者的区别也大多在此，面对病症的时候，西医讲究用药，而中医却讲实，强调的是调养。按摩是中国最古老的医疗方法，它以中医的脏腑、经络学说为理论基础，通过手法作用于人体体表特定部位以调节机体生理、病理状况，真正地通过调养，从根本上实现了防病治病的目的，是我国源远流长的中医学中一项宝贵的财富。

既然按摩具有如此神奇的功效，那么想必大家都会感到很好奇，按摩到底是怎样产生的？在古时候，人们是怎样对按摩加以利用的呢，接下来，便让我们一起来了解一下。

1. 按摩的由来

按摩可以说是人类在与大自然和疾病斗争的过程中产生的。最初出现按摩是因为人们在疼痛时，出于本能，不由自主地用手去按摩疼痛部位，久而久之，发现经常按按揉揉可使病痛得到缓解，甚至消失。通过不断的实践和相互传播之后，就从无意识按摩转变成有意识按摩，从自我按摩转变成互相按摩，从而产生了最初的按摩术。

2. 按摩的发展简史

有关按摩的最早文字记载是甲骨卜辞《乙》，该辞记载了按摩具有治疗腹部疼痛的功效。此外，通过甲骨卜辞，我们还知道在商朝武丁时代就已经有了宫廷按摩师。

秦汉时期，我国出现了一部有关推拿按摩的专著《黄帝岐伯按摩》十卷。

东汉张仲景著述的《金匮要略》记载了用按摩治疗自缢未死者的方法，是世界最早记载的人工呼吸法和心脏按压起搏术。东汉的千金膏药方则是包括药物组成、功效、用途、炮制方法、使用手法的膏药方，可以用来做按摩的介质，祛病效果很好。东汉名医华佗也常用按摩治疗头晕及病后康复。

魏晋隋唐时期，按摩的发展较为迅速，不仅设有按摩专科，有了按摩专科医生，而且按摩手法也不断丰富。这个时期，自我按摩作为按摩的一个内容十分盛行。这一时期我国医学随着对外文化交流传入日本、朝鲜等周边国家。宋元时期，按摩运用的范围更加广泛。同时，这一时期的人们也比较重视推拿手法的分析研究，《圣济总录·卷四·治法》中记载："可按可摩、时兼而用，通谓之按摩，按之弗摩，摩之弗按，按止以手，摩或兼以药，日按日摩。适所用也。"《儒门事亲》还提出了导引按摩具有解表发汗的作用，这都表明了人们对按摩治疗作用的认识有了进一步发展。

按摩经过中国各个朝代的发展和延伸，时至今日已经发展得很完善了。其主要功能已由最初的缓解疼痛发展到现在的治病救人，其操作手法已由最初的一两种简单手法发展到现在的多种手法，其按摩手段也已由最初的简单按摩发展到现在的膏摩、药摩等。

尤其进入 21 世纪后，我国的按摩术更是快速发展，临床按摩医生也大批产生，各大医院的按摩科更是受到重视。与此同时，按摩术应用范围也进一步扩大并创造出很多新的按摩疗法。随着按摩术的推广，其已不单纯是专业医生所掌握的技能了，而是大多数普通人都可以操作的技能，成为大众防病治病、保健养生的手段。

3. 古代按摩发展的成果

传统中医理论认为，人有"四根"，就是耳根、鼻根、乳根、脚跟，其中脚跟是固跟的根本，"人老脚先衰，木枯根先竭""寒从脚下起"等，这些论述说明了脚对人体的重要作用。而在我国民间，流传着许多观脚诊病的古老方法。这些无疑奠定了脚部按摩疗法的基础，在此基础上，逐渐形成了脚部按摩治病法，值得一提的是：《医宗金鉴》把摸、接、端、提、推、拿、按、摩列为伤科八法，对手法按摩治疗伤科疾病进行了总结。

带你了解按摩疗法

在对按摩疗法进行具体实践之前，我们先要对按摩疗法进行一次系统的了解，其中包括按摩疗法的理论基础、按摩疗法的优势、按摩疗法的作用等内容，只有这样全面地认识了按摩，心中才能够有数，应用的时候也才可以做到驾轻就熟。

1. 按摩疗法的4个理论基础

作为中医学的一个重要分支，按摩也是有着一定的理论基础的，也正是在这些理论基础的指导下，人们才通过按摩进行保健和治病的。

（1）阴阳学说是按摩原理的第一个根基

按摩是受阴阳学说指导的。按摩可以防病治病的道理在于人体内所具有的一个自控自调的生理系统。按摩就是通过这个系统来治病的。中医认为，大自然是由对立统一的阴阳两种物质构成的一个大整体，人体是生活在这个大整体中的小整体，它也是由对立统一的阴阳两种物质所构成的。机体的某一局部发生疾病，不仅是与人体这个小整体相关，而且还与自然界这个大整体有关。在同样的气候下，由于个体差异不同，抵抗力则会有强有弱，因此，有的个体会发生疾病，有的则不会发生。这又是中医理论的无限多样性的观点，是中医对人体生理、病理认识的根本出发点。

《素问·阴阳应象大论》中说："阴阳者，天地之道也。"把这句话翻成现代话，就是：阴阳对立统一是大自然规律，是认识万物的总纲或出发点，是发生一切变化的根本原因，是生理、病理的基本原因。拿人体来说，上为阳，下为阴；外为阳，内为阴；背为阳，腹为阴；腑为阳，脏为阴等。意思是说，阴阳对立统一现象普遍存在，举不胜举。一是阴阳彼此对立（即有区别），互相依存，只有阴阳两方面彼此配合协调才能发展。自然界与人体的正常发展也是如此。二是阴阳两方面任何一方出现偏盛偏衰，造成平衡失调，就是疾病的根源。三是补偏救弊，调和阴阳，使之协调平衡，这是治病的根本大法。看病首先要"审其阴阳，以别柔刚"，"阳病治阴，阴病治阳"，"热者寒之，寒者热之"等。四是顺着身体的自控自调进行治疗，病就能好，逆此治则不愈。如"从阴阳则生，逆之则死，从之则治"。中医药学的这个基本原理，不仅决定着用药或用针补偏救弊的原则，也决定着不用药、不用针的按摩、气功、导引等治疗的原则。我们说按摩治病的独特之处，在于依靠中医的理论，就是这个道理。

（2）五行学说是按摩原理的补充

在古代的时候，想要将人体五脏六腑之间的错综复杂的生理、病理关系说明白的话，只靠阴阳学说是不够的，所以便需要通过五行学说来进行补充说明。

五行学说是对客观上常见的金、木、水、火、土这五种基本物质之间的利害关系进行取用，进而来阐明人体五脏六腑之间是既存在着正常的、循序的、良性循环发展的生理关系，同时也存在着反常的、逆乱的、不良的有害生长的连锁反应的病理关系。人体中这正常与反常的两种错综复杂的关系还与大自然的正常、反常发展变化关系的影响具有联系，所以五行同天干地支相配便形成了一种《五运六气》学说。阴阳五行学说是共同构成中医理论的基本体系。

（3）脏象学说与气血津液学说可以对各脏器的生理表现进行认识

脏象学说和气血津液学说，都是以阴阳五行学说为指导，来对人体内各脏器所表现于体外的各种生理、病理现象进行认识，脏象学说对于按摩有着重要的指导作用。不但治内脏病要依据这些学说去认识疾病的程度，在治疗四肢部疾病的时候也需要参考这些理论。如"肺心有病其气留于肘；肝有邪其气留于腋；脾有邪其气窗于髀；肾有邪其气留于两腘"。还有"脾主一身肌肉""肺合皮毛"等说法，都对按摩者分析疾病的成因有着积极的指导意义。

（4）经络学说是中医的基本理论之一

作为中医的基本理论之一，经络学说的地位仅次于脏象学说。对于针灸和按摩疗法来说，经络学说的指导显得更为重要，也更为密切。

因为经络学说对于生理、病理、诊断和治疗等原理的说明更为具体详细。另外，经络学说的原理与阴阳、五行、脏象、气血津液等学说也是一脉相系、相辅相成的。

《灵枢·本藏》中曾经说道："经脉者，所以行血气而营阴阳，濡筋骨，利关节者也。"这就是说，除去沟通内外之外，经络还能够运行气血，给全身各部组织、器官灌注、输布营养物质，保证供应人体各个部分正常生理活动所需要的物质，以保持正常的功能。经络的这种运行转注，维持正常生理功能的作用，叫作"经气"，当经气失常的时候，病邪便会沿着经络的通道侵犯人体。所以说，正常的营养物质通过它可以沿其通路输布、灌注全身；有害的致病因素也可以侵犯这个通路而袭入人体的各个部分。

由此可以看出，经络学说对于按摩疗法具有直接的、重要的、具体的指导作用。掌握了经络学说，才能够对于人体的自控自调能力有所了解，从而灵活地运用按摩疗法进行日常保健。

2. 按摩疗法的三大优势

按摩是医生用手于病人身体上面施力，通过手法和施力的不同，来对人体机能的不平衡状态进行调节，使伤病得以痊愈的方法。这种治疗方式主要具有以下几个特点：

（1）简单易操作

按摩疗法不需要任何特殊的设备，只要掌握了各种常用的按摩手法，就可以随时随地进行治疗。并且，按摩疗法并不是什么深不可测的高深学问，只要耐心进行研究，大多数人可以掌握，并且对其进行应用。

（2）安全有效

一般情况下，按摩疗法不会产生药物治疗所产生的各种副作用，在操作时只要掌握手法要领，认真施行，即可起到治病保健的效果，是一种比较安全可靠、无副作用的治疗方法。当然，按摩疗法并非适用于各种疾病，有时也会产生医疗事故，如马尾神经损伤、骨折等，所以按摩也有一定的适应证。非适应证者，绝对禁止使用。

（3）适应证广泛

目前我国的按摩疗法已经适用于临床各科的某些疾病，主要包括：扭伤，关节脱位，腰肌劳损，肌肉萎缩，偏头痛，三叉神经痛，肋间神经痛，股神经痛，坐骨神经痛，腰背神经痛，四肢关节痛（包括肩、肘、腕、膝、踝关节疼痛），颜面神经麻痹，颜面肌肉痉挛，腓肠肌痉挛，因风湿而引起的如肩、背、腰、膝等部的肌肉疼痛，以及急性或慢性风湿性关节炎、关节滑囊肿痛和关节强直等症。其他如神经性呕吐，消化不良症，习惯性便秘，胃下垂，慢性胃炎，失眠，遗精，以及妇女痛经与神经官能症等，都可考虑使用或配合使用按摩手法。

3. 按摩疗法的保健作用要了解

按摩具有悠久的历史，我国出土的汉代马王堆医书《五十二病方》就已经记载了按摩治病的方法，经过历代名医不断的创造和总结，按摩已经发展成为一门具有独特治疗体系的临床学科，在理论和实践上都得到了广泛的应用。

一般而言，按摩是以中医理论为基础，根据中医经络学说，运用按摩手法，或者借助于一定的按摩工具在人体的特定部位（穴位、反射区、疼痛部位等）进行的疾病治疗方法。中医学理论认为，按摩之所以能治疗疾病，是因为按摩通过手法的作用，能够起到调整阴阳、疏通经络、补虚泻实、调和营卫、理筋整复、活血化瘀的作用。下面详细介绍一下这几种功效：

（1）调整阴阳

对人体而言，阴阳平衡是健康的保证，而阴阳失衡是产生疾病的根本原因，无论是内伤还是外感，其病理变化都是阴阳变化，即阴阳的偏盛或偏衰。按摩是根据不同的症候，选取不同的按摩部位和按摩手法，通过经络气血来使身体的阴阳重新达到平衡，如腹胀积食，在腹部和背部以及相应的经穴上进行按摩，可以调整胃肠功能，使其恢复正常；而胃肠蠕动亢进也可通过按摩调整，使其恢复正常。按摩调整身体的阴阳同身体的状态有关，阴虚则补阴，阳虚则补阳，使身体恢复平衡。

（2）疏通经络

经络是气血运行的通道，经络不通则产生疾病，可以表现出身体局部的不同症状，如身体不同部位的疼痛感、麻木感。经络不通还可引起肌肉紧张、痉挛，长期的紧张可引起肌肉实质性的改变，如纤维化、瘢痕化。按摩能够疏通经络，调节肌肉神经，消除肌肉组织的紧张和痉挛，从而达到治病的目的。

（3）补虚泻实

虚证的一般表现是人体内脏功能低下，实证的一般表现是内脏功能亢进。按摩通过一定的手法作用于体表，使人体气血、津液、脏腑起到相应的变化，虚证补虚，实证泻实。较小的力度刺激可以活跃人体的生理功能，较强的刺激则可以抑制生理功能的亢奋。比如同是胃病，对于虚证胃病，在治疗时，可以在胸部和腹部的脾俞、胃俞、气海、中脘穴上进行小力度的轻柔的较长时间的按摩；对于胃肠功能亢进者，如胃肠痉挛，则要在相应的穴位上进行较强力的短时间的点按等刺激，通过不同的手法实现补虚泻实。

（4）调和营卫

经络是气血运行的主要通道，遍及全身。中医学认为，体表同内脏通过经络相连，脏腑功能失调或者病理变化可以通过经络反映于体表，进而反映相应脏器的病理变化，比如小腿上的胆囊穴压痛往往反映人体胆囊有炎症或有结石存在，而按压胆囊穴就能起到治疗胆囊疾病的作用。按摩体表的经络和穴位可以调整内脏的功能，消除疾病。

（5）理筋整复

按摩对于骨伤、筋伤的整复有直接的疗效，局部软组织、韧带、肌肉、肌腱拉伤均可用一定手法进行整复，关节脱臼、骨质增生等产生的痛感也可通过适当的手法进行整复，矫正解剖位置异常，疏通筋络，通顺关节，治疗疾病。

（6）活血化瘀

如果身体内有瘀血停滞，会引起脏腑或机体的病理改变，按摩能够促进局部的血液循环，改善血液的流速，降低血液的流动阻力，改善心脏的功能，增强心脏功能，促进微循环的建立，活血化瘀，祛除疾病。

总之，按摩是中医的瑰宝，是我国古代医家经过不断的探索总结出来的中医成果，广泛运用于临床治疗，能够治疗多种疾病，具有明显的疗效。

4.按摩对人体不同部位的作用

现在人类已经步入信息社会，我们的身体就像电脑一样，而疾病就是破坏电脑的病毒，让我们的系统变慢并出错，重启后虽然能好些，却维持正常的速度越来越短。

穴位按摩对身体十分有好处，并且操作简单，很多人在腰酸背痛时自己敲几下，当时就能觉得很舒服，这种按摩虽然没有循经循穴，但仍然有着暂时的活血化瘀作用。因此，在平时的生活中，只要我们有时间，都可以随时按摩。下面介绍一下按摩对身体的作用：

（1）按摩对皮肤的作用

1）按摩能够促进血液和淋巴液的循环，使肌肉、皮肤得到充足的养料和水分滋养。

2）按摩能够促使皮下毛细血管扩张并使毛细血管数增加，改善皮肤微循环，使皮脂腺与汗腺的分泌通畅，从而改善皮肤呼吸，有助于预防痤疮、痱子等皮肤病。

3）按摩通过机械地刺激肌肉组织，可促进肌纤维的运动，增强肌肉的弹性，防止肌肉萎缩和松弛下垂，也可放松过于紧张的面部表情肌，延缓面部皱纹的形成。使衰老的上皮细胞清除脱落，使皮肤充满活力。

（2）按摩对肌肉的作用

按摩可以通过肌肉的牵张反射直接抑制肌痉挛，也可通过消除痛源而间接解除肌紧张，所以能够有效地放松肢体，消除骨骼肌的过度紧张和僵硬，保持肌肉组织的正常弹性，防止疲劳的堆积，促进体能的恢复。

（3）按摩对骨骼关节的作用

1）人体很多疾病与脊椎的排列轻微紊乱有关。常用的脊柱按压手法，除了对全身有调整作用以外，对脊柱畸形、脊椎的退行性病变也有很好的预防效果。而保健按摩中一些特殊的脊柱矫正手法（如扳法等）对脊柱后关节紊乱有很好的防治作用。

2）按摩中的被动运动性手法能够适当牵拉韧带，增强韧带的弹性和张力，保持或恢复关节的生理活动度，防止骨质疏松、关节韧带扭伤和关节周围组织粘连。

3）按摩可以改善关节周围的血液循环，促进关节润滑液的分泌，加快关节渗出液的吸收，从而消除关节内和关节周围的积液、水肿。

（4）按摩对消化系统的作用

1）按摩对腹部柔软体腔有直接作用，对相关经络穴位有间接作用，可以调节胃肠壁平滑肌的张力和收缩力，对胃肠功能减退者可加速胃肠蠕动，保持大便通畅。对于消化功能亢进者，则可抑制其消化活动。

2）按摩能够双向调节消化腺的分泌，并改善胃肠壁的血液和淋巴液的循环，从而增强胃肠吸收功能。此外，按摩还能够改善消化系统功能，使进食、消化、吸收、排泄等一系列活动趋于正常的合理范围内。

（5）按摩对呼吸系统的作用

1）按摩能够直接刺激胸壁或通过神经反射使呼吸加深。背部按压手法，对胸廓有节律挤压作用，可在不加重呼吸肌负担的情况下增加呼吸深度和肺活量，提高呼吸效率。

2）背部和胸骨部的拍击手法，刺激有关特定穴位，有明显的化痰排痰效果，对慢性支气管炎、哮喘等常见呼吸系统疾病的发病有显著的预防作用。

（6）按摩对循环系统的作用

按摩能够促进受术部位的血液循环，增加局部的氧化代谢。按摩还能消耗并去除血管壁上的脂类物质，恢复血管的弹性，有防止血管硬化形成的作用。按摩对四肢的机械刺激，可减轻心脏的负担，使心率平稳，心肌耗氧量减少，改善心血管功能。

（7）按摩对中枢神经系统的作用

1）保健按摩通过对肢体的放松，可进一步降低交感神经的兴奋性，松弛过度紧张的情绪，解除焦虑，缓解忧郁，改善睡眠的质量，使身心都得到积极的休息。

2）实验证明，有节律的轻柔按摩手法可使受者脑电图波振幅增大，提示大脑皮质的电活动趋向同步化，有较好的镇惊作用。颈部的放松手法和颈椎拔抻手法可明显增加椎基底动脉的血流量，对青年人有益智健脑、增强记忆力的作用，对老年人可预防和改善继发于脑组织缺血的健忘、神经衰弱等一系列症状。

（8）按摩对免疫系统的作用

按摩可使血液中的白细胞总数和血清中的补体增加，白细胞分类中淋巴细胞的比例升高，白细胞的吞噬能力加强，淋巴液的流动加快，从而增强人体免疫能力。

（9）按摩具有止痛作用

保健按摩手法可直接放松软组织，改善血液循环，以促进外周致痛物质的分解、稀释和清除，所以有较好的止痛作用。按摩手法的刺激信号可抑制疼痛信号的传递，从而达到镇痛的效果，对旅游、体育锻炼及运动竞赛等造成的疼痛及很多慢性疼痛，都有很好的效果。轻柔的按摩手法能增高人体内啡肽的含量，既能产生镇痛效应，也能使人产生欣快感。

为保健按摩分门别类

保健按摩在我国有悠久的历史，是人类在同疾病与死亡斗争中产生发展起来的一种保健方法，是中华民族的宝贵财富。保健按摩运用灵活，便于操作，适用范围广，不论男女老幼均可采用不同的施术手法，进行保健按摩。

保健按摩是指医者运用按摩手法，在人体的适当部位进行操作，所产生的刺激信息通过反射方式对人体的神经体液调整功能施以影响，从而达到消除疲劳、调节体内内环境的变化、增强体质、健美防衰、延年益寿的目的。常见的保健按摩有减肥按摩、美容按摩、美发按摩、沐浴按摩和全身保健按摩等。下面分别介绍一下这几种保健按摩：

1. 减肥按摩

肥胖症一种常见的症状，多年来，肥胖症一直困扰着人们的生活，也是当今世界上谈论较多的一个热门话题。导致肥胖的原因，多数人认为与家族遗传、运动量少及膳食中脂肪量大有关。现在，社会上有许多减肥方法，其中按摩减肥作为一种独特的减肥方法，既具有减肥的良好效果，又能疏通经脉、活血行气，对人体没有任何不良影响，已逐渐被人们所认识。按摩不仅可减轻心脏负担，而且有利于增强机体的抗病能力，是肥胖者为早日摆脱痛苦，恢复健美身材而选用的一种好方法。

2. 美容按摩

很久以前人们就开始采用美容按摩术，而科学和实践也证明这是行之有效的美容方法之一。现在，人们对美的追求日益强烈，美容按摩成为人们特别是女性保护皮肤健美、延缓衰老的生活需要。美容按摩是通过按摩手法美化面容，通过按摩，皮肤得到刺激和滋养，既能使粗糙的皮肤恢复光滑柔细，又能延缓面部皱纹的出现，使已经出现的皱纹变浅、变少及防治面部色斑，延缓老年斑的出现。

3. 美发按摩

头发是女人的生命，当然对于男人也很重要。拥有一头乌黑光泽而富有弹性的头发是许多人的梦想，但是，如果头发缺乏保养，发丝就会变得干枯、分叉、变色、无光泽，甚至造成严重脱发等。众所周知，头发的生长与保养完全依赖头皮中的血液供给营养，因此，人的整体的健康状况决定了头发的好坏。通过美发按摩，可以促进头皮的血液循环，给头发的生长与保养增加更多更好的营养成分。此外，头部经络集中，腧穴密布，与脑、脏腑、气血皆有密切关系，通过按摩，不仅能够疏通气血，调理阴阳，而且可以调节人体内各脏腑的功能，促进人体健康，进而为头发的生长与保养提供了有利条件。

4.沐浴按摩

现在，工作节奏快，生活压力大，经过一天的工作劳动，人们无论在精神上，还是在身体上，都会感到疲劳，如情绪紧张、头昏脑胀、肌肉酸痛等。如果单纯靠放松休息，不可能很快完全消除疲劳，长此下去会影响身体健康甚至发生疾病。如果此时洗个热水澡，再进行全身或局部的按摩，就能促进全身血液循环，使人体各组织器官得到充分营养，不仅很快消除疲劳，还能够增加肌力和肌肤弹性、延缓衰老。常见的沐浴按摩有喷射沐浴按摩、气浴按摩、泥浴和沙浴按摩等，沐浴按摩施术手法一般采用由重到轻的揉捏、震颤、抖动、摇晃、推压、叩击等手法，使人们尽快地消除疲劳，得到充分的放松。

5.全身保健按摩

全身保健按摩能够消除疲劳，缓解紧张，舒经活络，舒身提神。经按摩后，可使人感觉全身轻松，舒适爽快。一般全身保健按摩是45分钟，全身保健按摩的适用范围非常广，凡因脑力劳动、体力劳动、运动量过大、旅游或长时间进行电脑操作引起的过度疲劳；由各种因素引起的周身不适，如头痛、头晕、肢体酸痛、颈项强痛、腰背疼痛、落枕、肩周炎、岔气、失眠、腹胀、痛经、消化不良、感冒，全都属于保健按摩的范围。全身保健按摩施术顺序：仰卧位，头面部—上肢部—胸部—腹部—下肢部，转俯卧位，头颈部—背部—腰部—下肢部。

经常做保健按摩，有利于打通全身经络，疏通气血，调理脏腑，平衡阴阳，达到防病健身的效果。

什么是自我按摩

每当提到按摩的时候，人们便会在头脑当中浮现出按摩师通过一定的手法为他人按摩的情景。那种享受的感觉可真的是非常美妙的。也许有人会问，如果平时不方便找按摩师的话，自己能不能为自己做按摩呢？

对于这个问题的回答是肯定的，自己按摩不仅方便、有效，还能够省钱呢。

1. 自我按摩是什么样的

自我按摩在医学上又被叫作自我健康保健疗法，它是通过刺激自身穴位、经络，以疏通气血，平衡阴阳，从而起到调整机体、医治疾病的作用。若能坚持长期自我按摩，还可活血化瘀、滑利关节、强身壮骨、增强体质。

自我按摩是一种主动按摩的形式，实际上概括了按摩、体操、气功等疗法中的部分效用，即患者本人通过自主运动，以完成各种按摩手法。即便是较轻缓的运动，不仅对人体健康有益，还可增大肺活量、锻炼心肌储备力，促进血液循环。

自我按摩通过运用不同的手法，能够扩张皮下的毛细血管，改善局部血液循环，提高肌肉张力，增强肌纤维弹性，消除肌肉组织水肿，缓解肌肉痉挛，修复筋肉损伤，从而起到防病健身和巩固疗效的目的。

自我按摩很容易学习，操作简单，方便实用。它既不需要复杂的医疗器械，又不需要高深的专业技术，因此受到广大患者的喜爱。随着人民物质生活水平的提高和自我防病治病意识的增强，自我按摩已成为广大人民群众保健强身的首选和需要。

人的身体，其中包括骨骼、关节、肌肉、脏器等，之所以能够成为一个整体，主要是因为有一个网络连接的缘故，也就是中医学里所说的"经络"。经络的一端连接四肢的手足部位，另一端连接脏腑器官，如此一来，就将人体的肝、心、脾、肺、肾、心包六脏，以及胆、胃、大肠、小肠、三焦、膀胱六腑，与四肢联结成为一个整体了。这样也就有了十二经脉，再加上前后正中线上的任脉、督脉，人体共有十四条正经，分布于整个人体当中，由内而外，从头到脚，维持着正常的功能活动。

在按摩的过程当中所刺激的部位，实际上就是腧穴点，而许多的穴位点连在一起便组成了经络线，经络又和脏腑相联系。有人将穴位形象地比喻为经络线上的变压器，于是当用手法刺激穴位时，可以从穴位点，通过经脉线，进一步深入调整脏腑的功能，用于防病治病。由此可见，腧穴—经络—脏腑，它们之间相互联系，相互影响，密不可分。

俗话说得好："自己的健康掌握在自己的手中。"当熟知经络腧穴后，无论身体的哪一部分有病或不适，通过手法刺激穴位、经络，就可进行调整治疗。自我按摩主张用自己的手直接顺势作用于自身体表，力量轻重可根据自身耐力来调整，安全可靠。自己动手按摩，省去了用药的麻烦，可以避免药物的不良反应。长期坚持，可强身健体，养生延年。

灵活性是自我按摩的最大特点，这种由自我进行操作的按摩手法，在生活中不受时间、场地、设备仪器的限制，随机性大，可以见缝插针地进行。出现身体不适的时候，马上就可自己动手操作。

根据自己的病情和体质，只要选对自我按摩的穴位和手法，再配合使用补泻手法，就能够收到既方便、省力、省时，又有效的效果了。

按摩的时候一定要注意控制时间，不要觉得自己给自己按摩不花钱，就按得越久越好，那就错了。同其他所有的医疗方法一样，自我按摩也是具有时间限制的。一般情况下，每天早晚按摩 1～2 次疗效会比较好，每次 10～15 分钟就够用了。不同的疾病，疗程长短不完全一样。急性病，疗程短些；慢性病，疗程适当长些。通常 2～3 个疗程就会见效或者是好转，甚至痊愈。

2. 自我按摩的治病机理

自我按摩可以增强机体免疫力，防病治病，除此之外，还具有其他一系列的功效，经常按摩可以有效地改善人体体质，缓解病痛，其具体作用主要体现在以下四个方面：

（1）平衡阴阳，调整脏腑

阴阳失调便会引发脏腑功能的紊乱，从而导致疾病的发生。《内经》曰："阴盛则阳病、阳盛则阴病。阳盛则热，阴盛则寒。"按摩能够调整脏腑的功能，使之达到阴阳平衡。实践证明：强而快的按摩手法能够引起神经和肌肉的兴奋；轻而缓的按摩手法则可以抑制神经、肌肉的功能活动，如果使用轻揉手法对头部进行推抹，能够抑制大脑皮质；如果使用较重的手法进行按揉，则可以兴奋大脑皮质。血糖过高的病人，通过按摩，可以令血糖值下降；血糖过低者，经过按摩后，血糖值能够得以升高。除此之外，按摩还可以调整血压、心率，调节胰岛素和肾上腺素的分泌，等等。

（2）疏通经络，调和气血

作为运行气血的通路，经络内属于脏腑，外络于肢节，它将人体的各个部分有机地联系在一起。当经络不通时，机体便会发生疾病，通过按摩，可以使经络疏通，气血流通，进而消除疾病。《医宗金鉴》曰："按其经络，以通郁闭之气，摩其壅聚，以散瘀结之肿，其患可愈。"如果因为腹部受寒，而出现了胃痛、腹胀以及不思饮食等症状，便可通过按摩胃俞、中脘、足三里等穴，来温通经络、祛寒止痛。

按摩还能够延缓心肌纤维退化，扩张冠状动脉，增加供血流量，促进血氧和营养物质的吸收，进而加强心脏功能，防治冠心病、脉管病、肌肉僵直以及手足麻木、痉挛和疼痛等。如果年过40，还能够每日坚持自我按摩的话，便可以降低血液当中的尿酸水平，防止血小板聚集，从而预防脑血栓等疾病。

（3）扶正祛邪，增强体质

《素问·邪客篇》曰："补其不足，泻其有余，调其虚实，以通其道而去其邪。"自我按摩是患者通过自我刺激穴位，增强其扶正、祛邪的功能，从而促进自身的消化吸收和营养代谢，保持软组织的弹性，提高肺活量等。经常进行自我按摩能够使苍白、松弛、干燥的面部皮肤变得红润并且富有弹性，令肥胖者的身体变得灵活，使瘦弱者体重增加、身体强健，使肺气肿患者的呼吸功能得以改善，提高机体免疫能力，进而防止发病等。

（4）强壮筋骨，通利关节

骨伤疾患会直接影响到运动系统功能，自我按摩能够强健筋骨，令患者的正常功能得以恢复，令由于肌肉等软组织痉挛、粘连而导致关节失利的患者解痉松粘、滑利关节。实践证明，在病变的关节部位进行按摩，可以促进关节滑液的代谢，增强关节囊和关节的韧性。中医认为肾主骨，为先天之本，小儿先天不足，便容易患上佝偻病；壮年肾气亏损，就会过早出现颈椎、腰椎骨质增生等病。经常对肾俞、关元等穴位进行按摩，能够补肾强骨，令全身筋骨强健、关节灵活，还可以防治上述病变。

（5）活血化瘀，消肿止痛，松解粘连

肢体软组织损伤之后，这个部位的毛细血管便会破裂出血，形成局部瘀血而又肿胀疼痛的现象。外伤或者出血这种局部的刺激可引起血管的痉挛。按摩能够加速局部供血、消散瘀血、松解粘连、消除痉挛、恢复关节功能。如肩周炎患者经过自我按摩并配合肩关节的运动后，能够松解关节周围的粘连，消除局部疼痛而痊愈。

总之，自我按摩不仅能够强身健体、益寿延年，还可以防治许多疾病。

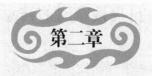

自我按摩的基本手法原理

自我按摩手法的要求

使用自己的手或者是肢体的其他部位，通过各种不同的特定技巧和技能在自己的体表进行操作，以达到有病治病、无病健体的目的的手法便是自我按摩手法。用手指、手掌、腕部、肘部和肢体其他部位直接在患者体表操作便是自我按摩手法的形式。

自我按摩手法有很多种基本手法，这些手法是由于操作的形式，刺激的强度、力量，时间的长短以及活动肢体方式的不同而逐渐形成的。

熟练的自我按摩手法技术应该符合持久、有力、均匀、柔和、深透几个基本要求：

持久指的是手法能持续运用一定时间，保持动作和力量的连贯性。

有力指的是手法必须具备一定的力量，这种力量不是固定不变的，而是根据治疗对象、病症虚实、施治部位和手法性质而定。

均匀指的是手法动作的节奏性和用力的平稳性，动作不能时快时慢，用力不能时轻时重。

柔和指的是手法动作要稳柔灵活，力量要缓和。这样可以使按摩手法轻而不浮，重而不滞。这里所说的柔和指的是不能用滞劲蛮力或突发暴力，当然也不是指软弱无力。

在了解了这些按摩手法的要求之后，还要将这些要求熟记于心，这样在操作的时候便能够随时对自己进行指导，做到心中有数，避免出现一些技巧方面的错误；另外，平时多加练习，也是帮助您尽快掌握自我按摩手法的有效方法。

自我按摩时的注意事项

判断自我按摩手法运用得是否恰当，要与治疗对象、治疗部位、病症虚实等联系起来进行衡量。因为人分为男女老少，他们的形体也有胖瘦强弱，所患的病症也有久暂虚实，根据这些特点，在通过自我按摩进行治疗的时候，力量的轻重和掌握治疗的重点等，都是因为人、病、患病部位的不同而灵活运用的。一般说来，青年人在通过自我按摩进行治疗的时候，按摩力度要比老人的手法重些；治疗虚证的手法要轻些，治疗实证的手法则要重些。下面便就手法的选择、按摩力量的大小以及手法操作时间的长短等问题做一下简要的介绍：

手法的选择

按摩时对于按摩手法的选用，就好比根据处方用药，首先要做的是注意辨证，然后再考虑用什么手法、用哪些手法。手法的接触面有大小、刺激有强弱，如治疗范围广、部位较深，或者肌肉较丰满的则可选择接触面大而深刻有力的手法，如滚掌按法等；反之，治疗范围小、部位较浅，或者肌肉较薄弱的部位，应该选用柔和而又深透作用强的手法，如一指弹推法、揉法等。筋腱部的治疗可选用拿法、弹拨法、拇指揉法等；穴位或压痛点上可选择点、按、掐法等；对有关节功能障碍者则需用摇法、扳法、脊柱旋转复位等。

操作时间的长短

在临床应用按摩治疗的时候，操作时间掌握得恰当与否，会对治疗效果产生一定的影响，时间过长或过短都会影响疗效，但时间的长短很难做明确的限定。根据临床治疗情况，一般可以从两个方面考虑：

一是根据所治疾病所在的位置。如在经脉关节，操作时间较短，一般在 10 ~ 20 分钟；如在脏腑气血，则操作时间较长，一般在 15 ~ 30 分钟，或者更长些。

二是同选用的按摩手法的类型有关，一般说如果使用推、滚、揉、摩等轻柔缓和的手法时，操作的时间会比较长一些；而使用如按、压、点、掐、扳等压力较大、刺激性较强的手法时，操作时间太长反而会引发不良反应，甚至还会产生不良后果。所以，在临床治疗的时候，操作时间要根据治疗部位的大小以及多少而进行灵活调整。

不同自我按摩手法的要求

在使用按摩手法对肢体进行按摩的时候，这些按摩手法大体上分为软组织放松类手法和关节整复类手法两种。不同类手法的性质和要求自然也是完全不同的。

1. 软组织放松类手法的基本要求

软组织放松类手法的基本要求是：持久、有力、均匀、柔和、深透。

"持久"是指按手法的要求作用一段时间。持久的力的作用才会使被按摩局部组织产生物理、化学变化，才会通过神经、内分泌、免疫系统达到对全身的整体调节。

"有力"是指手法要有一定的力度，达到一定的层次。在用力时应根据患者的体质、病情选择适当的力量，力量可大可小，大时力量可达肌肉、骨骼；小时仅达皮肤和皮下。

"均匀"是指手法的力量、速度及操作幅度要均匀，变化要有节律性。在操作时力量不可时轻时重，速度不可时快时慢，幅度不可时大时小。在改变力量、速度、幅度时要逐渐地、均匀地进行。

"柔和"是指手法要轻柔缓和，不使用蛮力、暴力。手法有力但应逐渐、缓和地施力，多用身体重力，做到刚柔相济。

"深透"是指每个手法应用完之后，均能使该部位浅层组织和深层组织得到充分放松。

2. 关节整复类手法的基本要求

关节整复类手法的基本要求是：稳、准、巧、快。

"稳"指的是平稳自然，按部就班，严格按照手法的操作步骤进行操作。

"准"指的是在应用一种整复类手法的时候，应该具有明确的手法应用指征；施术时定位要准确，使手法产生的力恰好作用于需要整复的关节。

"巧"指的是按摩动作要符合生理要求，充分运用生物力学原理，在适当的患部，找好双手施力的作用点、方向以及大小，利用肢体自身重量，因势利导。

"快"指的是在最后发力的时候应该疾发疾收，避免手法幅度过大而造成局部的关节损伤。

掌握技巧，提升自我按摩的效果

很多人都知道，中医的按摩有奇效。祖国医学认为，按摩之所以能治病，与其平衡阴阳、调节脏腑功能、疏经活络、祛风除湿散寒等功能密切相关。调节脏腑功能包括清心泻火、疏肝理气、健脾和胃、宣肺平喘、补肝益肾等，所以按摩能对付各系统疾病。如果身体患病，可以通过自我按摩达到缓解病痛的辅助治疗目的，健康人则可以通过按摩保健防病，强健体魄。因此，学会自我按摩是非常重要的。

由于自我按摩治疗病症是自己动手操作，手法有一定的难度，因此其手法强调技巧性高，并应具有以下的特点：

1. 手法操作基本特点

手法操作以持久、有力、均匀、柔和、深透、灵活为基本特征。有力，即需要一定力度，以身体产生酸胀感且能耐受为宜；持久就是要保持一定的时间；柔和与有力不矛盾，就是说动作忌粗暴；均匀，即保持一定频率，不能忽快忽慢。而对于不同的病症应以或轻或重或轻重结合的手法为主，方可奏效。

2. 配合呼吸，提高疗效

呼吸不仅给你的身体输送氧气，而且对你的内脏施以按摩，清除体内废物，保持循环系统正常运转和提高人的情绪。因此，胸腹部、腰骶部按摩时，最好要配合呼吸，这样可以提高疗效。

3. 体位舒适，省时省力

无论是体部还是其他部位的按摩，用于病症治疗时，选择体位以便于手法操作和舒适为原则，特别是当双手操作时，手法要顺势、省力，这时最好采用卧位。

4. 轻重得当，自我控制

按摩作为一种外力，之所以能调理身体和治疗疾病，除了对相应的经络和穴位的刺激外，还在于这种力到达实施部位的方式是柔和的，能为人体所适应和接受，起到良性调节的作用。因此，只有当按摩手法刚柔相济，才能发挥最大的治疗效果。而一味强调手法的力度，往往会对患者造成损伤，非但起不到治疗作用，反会加重病情。在自我按摩的时候，可根据自身的情况随时调整手法，一般来说，手法要由轻到重，应逐渐加强，最好不产生疼痛，这样的手法才会产生好的疗效。

5.使用器械，配合锻炼

在自我按摩的时候，有些部位手法操作不便，或者手法刺激不到，可以配合使用按摩器具，以弥补手法的缺陷，如用自制的拍子拍打后背。对于某些疾病在做保健按摩时，可配合局部锻炼，以提高疗效，如颈椎病可配合颈部前后屈伸和左右旋转等运动，肩周炎可配合手爬墙、拉滑轮等运动。

保健按摩是一个循序渐进的过程，不是一下子就能掌握的，必须在实践中逐渐学习和掌握。同时，保健按摩的效果也不是做一两次就能见效的，必须坚持不懈，才能达到防病治病、延年益寿的目的。

自我按摩手法好坏的判断

对于按摩手法好坏进行评判的时候，要从临床效果、医者自我保护和患者安全性这三个方面进行分析。

首先，是临床效果，也就是手法的功效。按摩手法应该舒适、有效、合理。对于一个放松按摩的手法，判断其好坏的标准应该是被按摩的部位是否感觉舒适。因此，舒适是手法的基本要求。更重要的是，手法治疗后应有疗效。当然像前面所说，疗效取决于疾病本身的发展趋势、手法的运用和手法所作用的部位，以及患者的心理、精神状态。假设患者自身对于自己的按摩手法具有绝对的信任感，那么疾病的诊断便是明确的，手法所作用的部位是正确的。那么手法作为一种力，还应从力度、着力面面积、加速度、持续时间等参数方面进行量化，以达到最佳效果。

其次，还要特别强调一下按摩手法的安全性。手法应符合人体生理、病理情况，避免对人体造成伤害。力度过大或施用暴力都是不可取的。人体外在的肌肉、肌腱、关节囊、韧带、骨骼等对外力的承受有一定限度，超过这个限度就会造成组织损伤，因此，手法的力学参数应限定在安全范围内。

最后，从实施按摩者的角度而言，按摩手法的实施应该避免实施者的劳累与损伤。在操作过程中，实施者应该追求以最小的力度达到最佳的治疗效果。手法力的产生，靠的是按摩者的肌肉收缩力、重力。手法操作是一个过程，几块肌肉同时或相继收缩，有主要肌肉，有辅助肌肉。患者在进行自我按摩的时候应该体会手法操作过程中的肌肉发力，并充分运用身体重力，避免不相关肌肉不必要的力量消耗，达到省力、疗效卓越的效果。施用身体重力的方法是使你的重力通过上肢传递到手的着力点或着力面。更重要的是，应避免按摩者的自身伤害。省力也是避免急性或慢性损伤的有效途径。左右手交替也是一个好办法。多数人有惯用手，习惯于用右手或左手。要主动地用另一只手去按摩，使主力手的肌肉、关节得以放松和恢复，避免慢性劳损。

手法来自于民间，每一按摩流派都有其流派手法，是历代按摩传承者经验的总结与发挥，有其合理之处，应加以继承。现代手法研究，将每种手法的流派传入所做的手法图形储存于计算机中，是学习者的重要参考。随着按摩的发展，随着手法操作方法及其效果研究的不断深入，手法有逐渐规范化的趋势。但对于每一个按摩者而言，需要在规范动作的基础上，不断体会与完善手法操作中姿势的改变与力的运用，以达到最佳的手法感觉。

谈到"手感"，有两种含义：一种是按摩者的手下感觉，按摩者去感觉被按摩者；另一种是被按摩者的感觉，感觉医生的手法好不好，舒服不舒服。

当患者进行自我按摩的时候，就需要不停地变换自己的身份，既体会作为按摩者的手下感觉，也就是通常所说的按摩者的触诊感觉。通过触诊，确定骨骼、肌肉、脏器等正常结构，辨别患处的异常变化，如关节韧带、肌肉的肿胀、增生、粘连等。就像《医宗金鉴》所言："知其体相，识其部位。"如果自我按摩者的手感好的话，便可以通过触诊来发现自己的病变。按摩者的手下感觉还指对手法反作用力的体会。按摩者手法操作所产生的机械力作用于被按摩部位，被按摩的部位受力后会产生反作用力。按摩者通过反作用力的变化可了解自己手法力的各种参数的变化，从而适时地变化自己手法的力的各种参数。

作为被按摩者，患者也要体会自己手法的力度。手法好不好、舒服不舒服，就指这种手感。这种手感也可以被称为是手法的性质。通常所言之"刚柔相济、轻而不浮、重而不滞"，正是对手法的这种感觉进行了十分贴切的描写。

自我按摩的练习方法

如果患者想要成为一个成功的自我按摩者的话，首先要做到的是熟练掌握每个手法的操作、动作要领、作用以及作用层次、手法的特点以及手法的注意事项。其次还应该细心地进行揣摩练习，可以在自己身上进行练习，也可以在同伴的身上进行练习，细心体会按摩的力道，以达到由生到熟，由熟到巧，即"一旦临证，机触于外，巧寓于内，手随心转，法从手出"的境界。

患者通过练习按摩功法便可以体会到力的运用，按摩手法的力道也会得到明显的提高。如通过太极拳的练习，可以对沉肩、垂肘等姿势的基本要求进行掌握，同时还可以清楚地感受到左右腿的虚实变化，以腰用力，上下相随，便能够逐渐熟悉刚柔相济的力道。

其实想要提高按摩手法的质量，还有一条捷径可走。那便是向富有经验的按摩师求教，如果可能的话，还可以在按摩师身上进行练习，请求其给予手法指导，这样做可以随时纠正自己的手法错误，从而收到事半功倍的效果。

只要有毅力，有恒心，按照上面所说的方法坚持下去，那么，掌握自我按摩的方法其实是一件非常容易的事情，只要平时对其多加运用，便可以很快地熟练起来，到了那个时候，在进行自我按摩操作的时候，就可以做到真正的游刃有余，令自己真正成为自己的按摩保健师了。

找准捷径，让自我按摩一步到位

在中医理论中，人体是一套具有强大自我调节能力的系统，五脏六腑通过经络紧密相连，相互影响，对健康起着重要作用。当身体感到不适时，手、耳、足上都会有反应，此时在脚底或手上按压，某些部位肯定会感到异常疼痛。一般来说，按压时感到疼痛的位置，其对应的身体部位很可能发生病变。疼痛越剧烈，就意味着病情越重，相反，如果痛的程度轻微，说明病情不严重或者病情正在好转中。通过对穴位和反射区的触摸、按压，可以发现很多疾病的早期症状，争取治疗时机。

自我按摩有一些捷径，如怎么按摩最简单，按摩力度怎样才最合适等。下面介绍几个按摩的捷径：

1. 最简单的按摩原则：哪疼按哪

哪疼按哪是自我保健按摩的一个基本原则，例如，指压肾脏反射区时，疼痛严重，可能肾脏机能有障碍，可以坚持小心按摩该区域，加以刺激，促进该部位血液循环，使瘀积在该部位的毒素、代谢物质等随尿液排出体外。

如果按压肺部反射区有疼痛，那么就应坚持按摩此处，这样可以改善肺和支气管的功能，使肺部氧气和二氧化碳的交换更为活跃。同样，头痛时，可及时按摩头部反射区及相应的穴位；心脏不舒服时，则应该坚持按压心脏反射区及相应的穴位。

2. 最简单的刺激方法：手指刺激

按摩最常用也最好用的部位是拇指，其次为示指和中指。对于手、耳、足上比较坚硬的部分，或需用力刺激的时候应握拳用关节来按压。比较柔软或用力较轻的部分则应用手指的指腹进行刺激。

3. 最有效果的按摩力度：刚柔相济

按摩力度是最难掌握的，按摩时，若只注重力度，使用蛮力，不仅不会起到治疗的效果，甚至会对身体造成伤害。因此，刚柔相济是达到按摩治疗效果的关键所在。只有将力度的运用与按摩的手法技巧结合在一起，使手法既有力又柔和，做到"柔中有刚，刚中有柔，刚柔并济"，才能达到保健治疗的效果。

通过学习以上自我按摩的捷径，再加上持之以恒的锻炼，对身体十分有好处。需要注意的是，按摩手法的练习不可过量，如过量则不利于身体健康。亦不可不足，不足则不能提高手法的动力。要做到劳逸结合，练养得当。

了解自我按摩手法的类型

可以找到文字记载的按摩手法有 110 余种，根据其在实际临床应用当中所属流派的不同，共有三十几种会被经常用到。

在实际应用当中，这些手法是有着一定的规律的，临床常用的手法一般被分为以下几个大类：

1. 平面用力，如摩、擦、平推、直推等，都是在体表做上下、左右、前后或盘旋往返施力。

2. 垂直用力，如按、压、点、掐、一指禅推、滚等，都是由上而下施加不同的力。

3. 对称合力，如拿、捏、拧、挤、搓、捻等，都是双手（或两指）同时相对施力。

4. 对抗用力，如拔伸、牵引、斜扳等法都是作相反方向用力。

5. 被动运动，这种类型的方法一般需要旋转、屈伸运动关节，如摇、扳、背、脊柱旋转等法都属于这种类型。

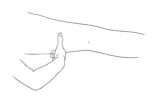

自我按摩的指力练习

挤压类手法

用指掌或肢体其他部位按压或对称性挤压所施术的部位，称为挤压类手法。

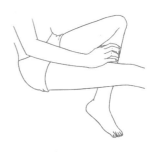

1. 压法

以肢体在施术部位压而抑之的方法被称为压法。

（1）压法的动作要领

1）力量由轻到重，切忌用暴力猛然下压。

2）部位准确，压力深透。

3）深压而抑之，缓慢移动，提则轻缓，一起一伏。

（2）压法的分类

1）指压法。以手指用力按压穴位，还

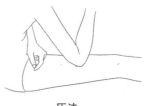

压法

可以一边用力，一边顺着一定的方向滑动。

2）掌压法。以掌面为力点，来对体表的治疗部位进行按压，可以一边用力一边进行滑动。

3）肘压法。肘关节屈曲，以肘尖部为力点，对体表治疗部位进行按压。施压的过程当中要注意压力应平稳缓和，不可以突发暴力，肘压力量以患者能够忍受为原则。

（3）压法的应用

压法具有疏通经络、活血止痛、镇惊安神、祛风散寒和舒展肌筋的作用，经常被用来进行胸背、腰臀以及四肢等部位的按摩。

2. 点法

用指端、肘尖或屈曲的指关节突起部分着力，点压在一定部位称为点法，也称点穴。在点穴时也可瞬间用力点按人体的穴位。点穴时可单用拇指点，也可示指或中指一起点按穴位。在做点法时还可用点穴点按人体的一定部位，如足底。

（1）点法的动作要领

点法方向要垂直，用力由轻到重。按而持续，或按有节奏。操作中切忌暴力，而应按压深沉，逐渐施力，再逐渐减力地反复施力，必要时可略加颤动，以增加其疗效。用指端、肘尖或屈曲的指关节突起部分着力，点法具有力点小、刺激强、操作省力、着力深透的特点，其动作要领参见按法。

（2）点法的分类

1）拇指指端点法。手握空拳，拇指伸直并紧靠于示指中节，用拇指端点压一定部位。

2）屈拇指点法。拇指屈曲，用拇指指间关节桡侧点压一定部位，操作时可用拇指端抵在示指中节外缘，以助力。

3）屈示指点法。示指屈曲，其他手指相握；用示指第一指间关节突起部分点压一定部位。操作时，可用拇指末节内侧缘紧压示指指甲部，以助力。

（3）点法的应用

本法具有开通闭塞、活血止痛、解除痉挛、调整脏腑功能，适用于全身各部位及穴位。

3. 捣法

捣法指的是用示指第二指间关节突起部或指尖为着力部，有节律地点击一定的穴位或部位的一种手法。

（1）捣法的动作要领

1）沉肩，垂肘，肘关节屈曲。

2）四指屈曲，示指自然伸直，以指尖着力，或五指屈曲呈握拳状，示指或中指掌指关节伸直，以示指或中指第二指间关节突起部为着力。

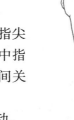

捣法

3）腕部发力，做有节律的屈伸活动。

（2）捣法的操作要求

1）操作时部位要准确，捣的部位要始终如一，不能偏歪。

2）用力要轻快、平稳、着实。

（3）捣法的应用

这个方法多用于小儿，临床常用于小天心穴，称捣小天心，有镇惊安神的作用。

4. 捏法

捏法就是用拇指和示指、中指相对用力，提捏身体某一部位的皮肤肌肉。捏法的动作和拿法相似，只是用力较轻微，动作较小。捏法如果施用于脊柱两侧部位，就是我们平时所称的"捏脊"。

（1）捏法的动作要领

在用捏法进行操作的时候一定要同时捏住表皮及其皮下组织。用力要轻快柔和，速度、力度要均匀。尽量使用两手同时进行操作，并且两手交替向前移动。

捏法

（2）捏法的应用

捏法适用于头部、颈部、四肢和脊背。具有活血化瘀、舒筋活络、安神益智的作用，因此能够治疗消化道疾患、月经不调、神经衰弱等

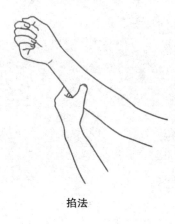

掐法

多种慢性疾患。

5. 掐法

掐法指的是以拇指指甲在一定的部位或穴位上用力按压的一种手法。

（1）掐法的动作要领

在使用掐法进行按摩的时候，要注意令拇指微屈，以拇指指甲着力于体表穴位进行掐压。掐压的时候要垂直用力，不能扣动，以免掐破皮肤。掐后常继续用揉法，以缓和刺激。掐法不适合长时间使用。

（2）掐法的应用

掐法适用于面部及四肢部位的穴位，是一种强刺激的手法，具有开窍解痉的功效。掐人中穴位，可以解救中暑及晕厥。

6. 拿法

以单手或者是双手的拇指与其余四指相对，握住施术部位，相对用力，并做持续、有节律的提捏方法，称为拿法。

（1）拿法的动作要领

1）操作时肩臂要放松，腕要灵活，以腕关节和掌指关节活动为主，以指峰和指面为着力点。

2）操作动作要缓和，有连贯性，不能断断续续。

3）拿取的部位要准，指端要相对用力提拿，带有揉捏动作，用力由轻到重，再由重到轻，不可突然用力。

（2）拿法的分类

拿法有二指拿法，三指拿法，五指拿法，掌拿法，抖动拿法，强筋拿法等多种。

（3）拿法的应用

主要用于颈部、肩背部及四肢部。由于拿法的刺激量较强，所以常与其他手法配合应用，用来治疗头痛、项强、四肢关节肌肉酸痛等症。在临床应用的时候，拿后需配合揉摩，以缓解刺激引起的不适。注意拿捏时间不要过长，次数不宜过多。

7. 按法

用指、掌或肘深压于体表一定部位或穴位，称为按法。

（1）按法的动作要领

1）手腕微屈，着力部位要紧贴体表，不能移动。

2）按压的方向要垂直向下。按法操作时要紧贴体表着力于一定的部位或穴位，做一掀一压的动作，不可移动。

3）用力要由轻到重，稳而持续，使刺激充分达到机体组织的深部，忌用暴力。

4）在按法结束时，不宜突然放松，应当慢慢减轻按压的力量。

（2）按法的分类

有指按法、掌按法和肘按法三种。另外，按法是挤压类手法的基础，许多同类手法从此衍化而来，如用指甲按压称为"掐法"，用屈曲的近端指关节或肘关节尺骨鹰嘴突部按压又称"点法"，用掌心或掌根按压又称"压法"，按而轻轻拨动者又称"拨法"。

（3）按法的应用

按法是一种较强刺激的手法，有镇惊止痛、开通闭塞、放松肌肉的作用。指按法适用于全身各部位穴位；掌根按法常用于腰背及下肢部；肘按法压力最大，多用于腰背臀部和大腿部。临床上，在两胁下或腹部，通常应用单手按法或双手按法。背部或肌肉丰厚的地方，还可使用单手加压按法。也就是左手在下，右手轻轻用力压在左手指背上的一种方法；也可以右手在下，左手压在右手指背上。

振动类手法

振动类手法是以较高频率的节律性轻重交替且持续不断地振动，从而使施术部位产生舒松感或温热感。

用手掌或者是手指为着力部，在人体某一穴位或者是部位振动的一种手法，称为振法。

（1）振法的动作要领

1）沉肩、垂肘，令肘关节微屈，腕部放松。

2）腕关节和手指都自然伸直，或者是悬腕，将中指伸直，示指微屈，置于中指背侧，拇指伸直，置于中指掌侧，掌指关节与环、小二

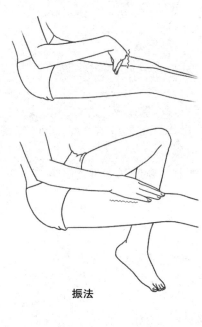

振法

指均屈曲。

3）前臂强力、静止性发力，令力量在手掌或指端集中，从而产生振动。

（2）振法的操作要求

1）在实施振法时要保持均匀、自然、深长的呼吸，将意念集中于掌心或是指端。不可以屏气发力。

2）振动的频率要快，幅度要小。振动时不可以出现断断续续的情况。

3）一般情况下，在实施振法时要用单手进行操作，如果需要的话，也可以用双手操作，每次操作的时间要持续 3 ~ 5 分钟或者是更长。

（3）振法的应用

这种方法非常温和，常用于内科、妇科、儿科疾病和其他病的治疗。具有和中理气、养血安神、消积导滞、温经止痛等作用。临床应用时可分为：

1）指振法：通过中指的指端着力，多用于头面、胸腹以及四肢关节部位的穴位上。

2）掌振法：以手掌为着力部，多用于腹部及腰背部和头部的按摩。

3）鱼际振法：用大鱼际为着力部，多用于面部。

振法经常与按法结合使用，组成按振的复合手法。

摆动类手法

以指或掌、腕关节及前臂做协调的连续摆动称摆动类手法。

1. 揉法

揉法指的是用指、掌、肘部吸附于机体表面某些部位或穴位或反射区上，做柔和缓慢的环旋转动或摆动，并带动皮下组织一起揉动的一类手法。

（1）揉法的动作要领

在使用揉法进行按摩的时候，手掌要自然放松，腕部及前臂均应放松，着力部位要吸附于操作部位，做缓慢柔和深透的回旋揉动，不得在皮肤表面进行摩擦与滑动。压力要轻柔，以轻而不浮、重而不滞为原则，动作灵活连续而又有节

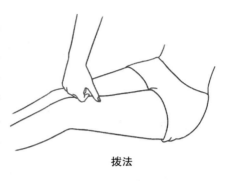

拨法

律性地带动皮下深层组织。揉动要圆滑，着力部位及力的转换点要自然过渡且均匀一致。

（2）揉法的分类

1）单指揉法：用拇指或示指或中指指腹吸定于机体的某些部位或穴位或反射区上，做回旋地揉动，适用于狭小部位或穴位或反射区上。

2）多指揉法：示指、中指或多指并拢，指腹着力吸定于肌肤的某些部位或穴位上做腕关节连同前臂小幅度回旋转动。

3）大鱼际揉法：大鱼际着力于肌肤的一定部位上，腕部放松，以前臂为支点，前臂做主动摆动，带动腕部做柔和缓慢的旋转。

4）掌根揉法：以掌根部吸定于机体的某些部位或穴位上，腕部放松，以肘部为支点，前臂做主动摆动带动腕部做回旋转动。

5）掌揉法：全掌紧贴于肌肤的某些部位上，腕部自然放松，以肘为支点，前臂做主动摆动，带动腕做柔和缓慢的回旋转动。

6）肘揉法：用肘的尺桡交界处肌肉丰满的部位着力于机体的某些部位上，以肩为支点，上臂做主动摆动，带动前臂做回旋转动。

（3）揉法的应用

揉法具有宽胸理气、消积导滞、祛风散寒、舒筋通络、活血化瘀、消肿止痛、缓解肌肉痉挛、改善肌肉营养、强身健体等作用。现代医学认为，使用揉法进行按摩能够改善血液循环和组织器官的营养，提高机体的抗病能力与细胞的再生能力。

2. 拨法

用指端、掌根或肘尖做与肌纤维、肌腱、韧带呈垂直方向拨动，

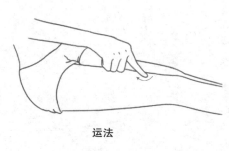

运法

称为拨法。

（1）拨法的动作要领

1）拇指伸直，用拇指指面着力于体表一定部位，适当用力下压至一定深度，待有酸胀感时，再做与肌纤维或肌腱、韧带呈垂直方向地来回拨动，其余四指轻扶于肢体旁，以助用力。

2）拨动时着力部分不能在皮肤表面有摩擦移动，应带动肌纤维、肌腱、韧带一起滑动，如弹拨琴弦状，故有弹拨法之称。

3）用力要由轻而重，轻而不浮，重而不滞。

（2）拨法的分类

1）拇指拨法：以拇指螺纹面按于施治部位，以上肢带动拇指，垂直于肌腱、肌腹、条索往返用力推动。也可以两手拇指重叠进行操作。

2）掌指拨法：以一手拇指指腹置于施治部位，另一只手掌置于该拇指之上，以掌发力，以拇指着力，垂直于肌腱、肌腹、条索往返推动。

3）肘拨法：以尺骨鹰嘴着力于施治部位，垂直于肌腹往返用力推动。本法用于臀部环跳穴。

（3）拨法的应用

本法具有解痉止痛、疏理肌筋、调和气血的作用，可适用于全身各部位。拇指拨、掌指拨法用于肌腱、肌腹、腱鞘等部位；若单手指力不足时，可用双手拇指重叠弹拨。另外，根据需要，对耐受性较强的下腰部、大腿后侧可用肘尖拨；对肌肉薄、耐受性差的部位可用掌根拨。

3. 运法

运法指的是用拇指指端桡侧或中指指端在一定穴位上做弧形或环形移动的一种手法。

（1）运法的动作要领

1）沉肩，垂肘，肘关节屈曲。

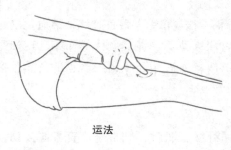

运法

2）腕部自然伸平，拇指伸直，其余四指屈曲，虎口张开；以拇指指端桡侧着力，或拇指、示指、环指、小指四指屈曲，中指自然伸直，以中指指端着力。

3）以拇指掌指关节或腕关节为主，带动拇指或中指指端做弧形或者环形移动。

（2）运法的操作要求

1）取坐势，自然呼吸，意念集中于指端。

2）使用运法进行按摩时宜轻不宜重，宜缓不宜急，不带动皮下组织。

3）速度以每分钟 80 ～ 120 次为宜。

（3）运法的应用

运法轻柔缓和，为小儿按摩的主要手法之一。多用于特定穴位，如运土入水、运水入土、运八卦等，具有调气血、通经络等作用。

4. 滚法

将肢体某部位置于患者体表的一定部位上，进行滚动的方法被称为滚法。滚法整个手法动作是由两部分协调来共同完成：一是由前臂的旋转；二是由腕关节的屈伸而组成的复合式手技动作。其受力部位以小鱼际肌至第五、第四掌骨的背侧。

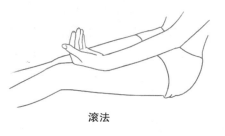

滚法

（1）滚法的动作要领

1）前臂旋转与腕关节屈伸这二者动作一定要协调。即前臂旋前时，腕关节一定要伸展，以小鱼际肌为着力部位。反之在前臂旋后时，腕关节一定要屈曲，以第五、第四掌骨的背侧为着力部位。如此在体表部位上持续不断地来回滚动。其滚动频率每分钟 120 ～ 160 次。

2）躯体要正直。不要弯腰屈背，不得晃动身体。

3）肩关节自然下垂，上臂与胸壁保持 5 ～ 10 厘米的距离，上臂千万不要摆动。

4）腕关节要放松，屈伸幅度要大，约 120°，其中屈腕约 80°，伸腕约 40°。

5）滚法突出是一"滚"字。忌手背拖来拖去摩擦移动、跳动、顶压及手背撞击体表治疗部位。

6）手指均需放松，任其自然，不要有意分开，也不要有意握紧。

（2）滚法的分类

小鱼际滚法，大鱼际滚法，手背滚法，前臂滚法等。

（3）滚法的应用

滚法具有体表接触面积大、刺激力量强而且又十分柔和的特征。主要用于治疗运动系统和周围神经系统疾病。

5.揉法

揉法属于一指禅按摩流派中的一种手法，技巧性比较强。

（1）揉法的动作要领

揉法在操作时，肩部要放松，肘关节要屈曲120°～140°，腕部要尽量放松，在前臂做主动摆动，带动腕关节屈伸外旋地连续往返活动，使产生的力交替，持续不断地在施术部位上往返揉动。揉动时着力部位要紧贴体表，不可跳动或摩擦，力量均匀，动作协调而有节律，不可以忽快忽慢，时轻时重，频率以每分钟120～160次为宜。

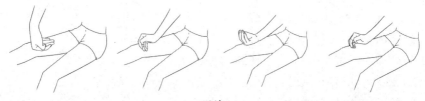

揉法

（2）揉法的分类

1）侧掌揉法：以小指掌指关节背侧以及小鱼际着力于机体表面一定部位，前臂做主动摆动，带动腕部做屈伸和前臂旋转动作。

2）掌指关节揉法：手微屈，以手背尺侧面的小指、无名指、中指及掌指关节部着力于一定部位上，将前臂做主动摆动、带动腕关节做伸屈及前臂旋转动作。

3）指关节揉法：单手或双手握拳，用示指、中指、无名指、小指的第一指间背侧突起部着力于机体一定部位，做均匀的腕关节前后往返摆动，使拳做来回搓动。

4）立拳搓法：右手握空拳，左手掌压于上，以小鱼际赤白肉际处和小指、无名指关节及掌指关节部附着于一定部位上，前臂做主动摆动，带动腕部做屈伸外旋地连续往返运动。

5）前臂搓法：用前臂附着于施术的机体表面，以肘部为支点，前臂做主动旋转。

（3）搓法的应用

搓法具有舒筋活血，滑利关节，缓解肌肉痉挛，增强肌筋活力，消除肌肉疲劳等作用。

现代医学认为，搓法能够促进血液循环，减肥去脂，提高机体的抗病能力。

6. 一指禅法

一指禅法是一指禅按摩流派中的主要手法，又称一指禅功。

（1）一指禅法的动作要领

以单手或双手拇指指端或偏峰着力于施术部位上，上肢肌肉放松，沉肩，垂肘，悬腕，肘关节略低于手腕，以肘为支点，前臂做主动摆动，带动腕部摆动和拇指间关节做屈伸活动。

同时将力量贯注于着力指端。当腕部摆动时，尺侧要低于桡侧，使产生的力持续不断地作用于操作部位。压力、频率、摆动的幅度要均匀，动作要灵活、连贯、自然。

（2）一指禅法的分类

1）指端禅法：用大拇指指端着力于一定部位或穴位或反射区上，做腕部的往返摆动，带动拇指指间关节的活动，使所产生的动力持续不断地作用于施术部位。

2）指偏峰禅法：用大拇指桡侧偏峰着力于所施术部位，腕关节略屈，其余四肢自然屈曲，摆动腕部带动拇指指间关节的活动。

（3）一指禅法的应用

一指禅具有舒筋活络，调和营卫，祛瘀消积，健脾和胃，醒脑明目，镇惊安神，移痛止痛的作用。现代医学认为，该法能改善局部和远端的血液循环，转移大脑的兴奋灶，移痛。

摩擦类手法

摩擦类手法是以与肌肤表面摩擦的方式作用于机体各部位的一类手法，这种手法具有各式各样的形态，有些手法呈单方向直线移动，有些则呈往返直线移动，还有些成环形移动或弧形移动。

1. 推法

用指、掌、肘后鹰嘴突起的部位着力于一定穴位或者是部位，缓缓地进行单方向的直线推动的一种手法。

（1）推法的动作要领

1）沉肩，垂肘，令肘关节微屈或是屈曲，腕部伸平或背伸。

2）通过前臂或者上臂发力，用力要平稳，着力部位紧贴皮肤，做缓慢的直线推动。

（2）推法的分类

1）拇指推法：以拇指指面为着力部，常用于头面、胸腹、腰背与四肢等部。

2）示中指推法：示指、中指两指并拢，以指面为着力部，多用于特定穴位。

3）八字推法：以拇指指面与示指第 1 节指骨挠侧面为着力部，虎口并拢或张开，并以虎口张开的程度分为小、中、大八字推法。本法又称挟脊推法，多用于脊柱两侧，有时也可用于四肢部。

4）屈指推法：屈拇指，以指间关节突起部着力，多用于背部与下肢部。

5）掌推法：以全掌或者掌根为着力部，多用于肩背与腰骶部。

6）大鱼际推法：以大鱼际为着力部，多用于头面与胸腹部。

7）小鱼际推法：以小鱼际为着力部，多用于头颈、肩背、腰骶部和四肢部。

8）肘推法：以尺骨鹰嘴突起部为着力部，多用于背、腰骶、臀部及大腿后部。

9）拳推法：以拳面近指关节为着力部，多用于背、腰骶部及大腿后部。

10）分推法：以两手拇指指面自一点同时分别向左右直推，多用于头面、胸腹、腰背部等。

（3）推法的操作要求

1）气沉丹田。

2）用力均匀，以防止推破皮肤。

3）在实施推法的时候，要注意不能耸肩。

（4）推法的应用

1）保持自然、深沉的呼吸，不可屏气。

2）在操作时要保证有悬劲，并且用力始终如一，不可以硬压、死按。

3）推动的时候不可以左右滑动、忽快忽慢。

推法是临床常用的手法之一，它具有理顺经脉、舒筋活络、行气活血、消肿止痛、增强肌肉兴奋性、促进血液循环等作用，适用于全身的各个部位。

2. 摩法

摩法指的是用手掌掌面或示指、中指、环指三指指面附着于一定部位或穴位，以腕关节连同前臂做环形有节律的抚摩的一种手法。

（1）摩法的动作要领

1）沉肩，垂肘，肘关节微屈或屈曲。

2）掌摩时，腕部要放松，任其自然，手掌自然伸直，附着于一定部位或者是穴位。

3）指摩时，腕部微悬屈，掌指关节微屈，以示指、中指、环指三指面附着于一定部位或者是穴位。

4）前臂发力，连同腕部做盘旋活动，带动掌、指着力部分做环形的抚摩动作而不带动皮下组织。

（2）摩法的操作要求

1）操作时一般宜先轻后重。

2）用力平稳、均匀，不可按压，摩动时要缓和协调，轻快柔和。

3）摩动时可按顺时针方向，亦可按逆时针方向摩动，一般摩动的速度为每分钟 50～160 次。

（3）摩法的应用

这种方法是按摩的常用手法之一，适用于全身的各个部位。具有理气止痛、消积导滞、健脾和胃、调理胃肠蠕动、活血消瘀等作用。在应用时可分为：

1）掌摩法：以手掌面为附着部分，多用于腹部、腰背部及四肢部。

2）指摩法：又称二指摩，以示指、中指、环指三指指面为附着部分，常用于胸腹及头面部。

3）鱼际摩法：以大鱼际为附着部分，多用于面部及四肢关节部。

在临床应用的时候，摩法常借助于药膏、药水、姜汁等介质，以增强手法的防治功效。

摩法是自我保健按摩的常用手法之一，尤其是指摩与掌摩二法应用最多，在临床应用中除去要求轻柔缓和、均匀协调之外，对摩动的方向要求还极为严格，并根据摩动的顺、逆时针方向决定其补泻作用。

摩法与揉法的操作形态相似，但两者之间的根本区别在于：在实施摩法的时候，并不会带动皮下组织，而只是附着于一定部位进行环形抚摩；揉法则会带动皮下组织，吸定于一定部位进行有节律的揉动。

3. 擦法

用手掌掌面或大、小鱼际部分着力于一定部位，进行直线往返摩擦的一种手法被称为擦法。

（1）擦法的动作要领

1）取弓箭步或者是马步。

2）沉肩，屈肘，腕伸平，指掌伸直。

3）通过上臂发力，以肩关节活动为主，带动肘关节做屈伸活动，使前臂与腕、手部保持一致，做上、下或者是左、右往返摩擦。

（2）擦法的操作要求

1）操作时姿势要正确，气沉丹田，呼吸自然，不要屏气。

2）着力部分要紧贴皮肤，但不能用力进行按压。

3）用力要稳定、均匀、连续。

4）擦的距离要尽量拉长，擦动时呈直线往返直擦、横擦、斜擦，不可同时交叉并用，亦不可歪斜或滑动。

5）擦时被擦局部要充分暴露出来，擦的速度要先慢，以后逐渐加快，以局部深层得热为度。

（3）擦法的应用

擦法为按摩的常用手法之一，这种方法温热柔和，可用于全身各部位的按摩。具有温通经络、祛风散寒、温中止痛、调理脾胃、行气活血、消肿散结等作用。临床应用时可分为：

1）掌擦法：用全掌为着力部，多用于面、胸腹部及腰骶部。

2）大鱼际擦法：以大鱼际为着力部，多用于胸腹、面部及上肢部。

3）小鱼际擦法：以小鱼际为着力部，多用于肩背、腰骶、臀部及四肢部。

擦法是自我保健按摩的常用手法之一。在使用擦法时需要借用传导油、红花油等介质。其他如茶油、麻油、菜油、蛤蜊油及凡士林等也可以借用。一般情况下，在使用完擦法之后便不再使用其他手法，所以擦法常被用来作为治疗的最后手法。

4. 抹法

抹法指的是用双手或单手拇指指面为着力部，紧贴于一定部位，做上下或者是左右轻轻往返移动的一种手法。

（1）抹法的动作要领

1）沉肩，垂肘，腕部伸平。

2）拇指指面着力，紧贴于皮肤，其余四指固定于肢体的一定部位。

3）前臂发力，腕部与掌指关节活动。

（2）抹法的分类

1）双手抹法：又称为分抹法。以两手拇指指面着力，从中间向上下或者是左右同时分抹。多用于面部、脊柱部及胸腹部的按摩。

2）单指抹法：以拇指和中指指面着力，多用于胸腹部与面部。

3）三指抹法：以示指、中指、环指三指指面着力，多用于胸腹部。

（3）抹法的操作要求

在使用抹法进行按摩的时候，需注意用力要均匀、稳定、轻柔，不可忽轻忽重，更不能重滞或者是飘浮。

（4）抹法的应用

本法在临床上经常被用来作为治疗的开始或者是结束手法而使用。常用于头面颈项、胸腹与腰背及腰骶等部位。具有清醒头目、疏肝理气、消食导滞、活血通络、解除痉挛等作用。

抹法、擦法与推法在操作形态上较为相似，但三者之间的区别在于：抹法是做轻快的分抹，或单方向的往返抹动；擦法是做直线往返的摩擦，同时借助于介质；而推法则是做直线、单方向的推动。抹法又是自我保健按摩的常用手法之一。

5. 搓法

搓法指的是用双手掌面或小鱼际部分对称地挟住肢体的一定部位，相对用力，自上而下做快速搓揉的一种手法。

（1）搓法的动作要领

1）取马步，沉肩，垂肘，腕部微背伸，手指自然伸直。

2）以掌面或指掌面对称地挟住一定部位。

3）前臂发力，使腕部做快速盘旋搓揉。

（2）搓法的操作要求

1）挟住部位松紧要适宜。双手用力要对称，搓动时要轻快、柔和、均匀、不间断，移动要缓慢，并顺其势自然而下。

2）操作过程中一定要气沉丹田、呼吸自然，不可屏气发力。

（3）搓法的应用

这种方法轻快柔和，常用于四肢、胁肋及腰部以上肢部与胁肋部最为常见，具有舒筋活络，调和气血，温通经脉，疏肝理气，放松肌肉等作用。临床上多作为治疗的结束手法，与抖法、捻法同时使用。

叩击类手法

叩击类手法是指用手指、手掌、空拳或按摩器械直接叩击、拍打受术者的一定部位，如穴位或反射区，达到治疗或保健作用的方法。

1. 敲法

用指端垂直方向着力于施治部位，如敲打戳击，并略有弹响的方法称为敲法。

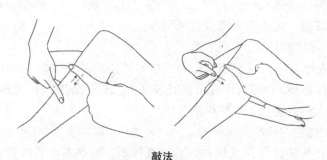

敲法

（1）敲法的动作要领

手指自然弯曲，以腕部一起一落的自然屈伸摆动带动指端垂直着力于施治部位，均匀持续，反复敲打，使敲之有声、声有节奏、轻松自如。

（2）敲法的分类

敲法分为指敲法和指侧敲法。

（3）敲法的应用

敲法能够调和气血、引血归经、营养脉络、祛风散寒，主要适用于头部、背部的按摩。

2. 拍法

用虚掌或拍子，拍打体表的一种手法，称为拍法，又称拍打法。

（1）拍法的动作要领

1）上肢放松，肘关节微屈，腕部背伸。

2）手指自然并拢，掌指关节微屈呈虚掌。

3）以肩关节活动为主，带动肘关节屈曲与腕关节悬屈、背伸的活动。

（2）拍法的分类

1）掌拍法：以虚掌拍之，常用于肩背部、腰骶部及臀部。

2）拍打法：以特制的拍子拍打之，可用于头部、四肢部及脊柱部。

（3）拍法的操作要求

1）拍打时要平稳而有节奏，拍打的部位要准确。

2）拍打之后要将手掌或者拍子迅速提起，不要在拍打部位停顿，用力宜先轻后重。

（4）拍法的应用

拍打法在临床上较为常用，多作为治疗的辅助手法。可用于全身各部，但是胸腹部却极少应用，常用于肩背、腰骶、臀部及大腿部，具有舒经活络、调和气血、缓解痉挛、消除疲乏等作用。

在具体运用拍打法的时候，一定要分清症之虚实，一般虚证宜轻，实证宜重；操作时，可单手操作，也可以双手交替同时操作。作为自我保健按摩的常用手法，拍法多用于腰骶、大腿、上臂等部位。

3. 击法

击法指的是用拳背、掌根、鱼际、指端或棒，叩击体表的一种方法。

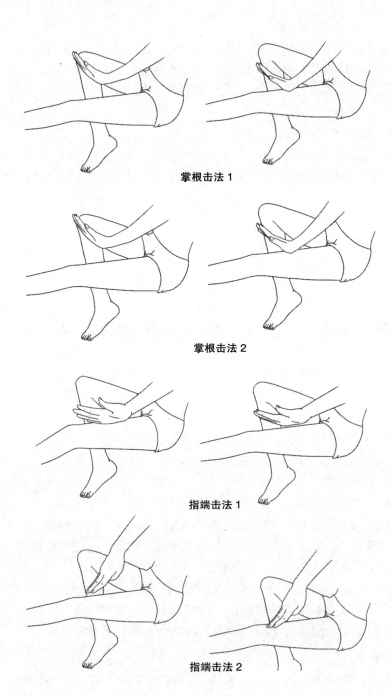

掌根击法 1

掌根击法 2

指端击法 1

指端击法 2

（1）击法的动作要领

1）沉肩，垂肘，肘关节屈曲，腕关节自然伸平或背伸。

2）上臂或前臂发力，以肩关节或肘关节活动为主，带动腕关节做轻快、灵活的屈曲或内收、外展的活动。

（2）击法的分类

1）拳击法：手握空拳，用拳背为着力部，常用于大椎穴及腰骶部。

2）掌根击法：用掌根为着力部，常用于臀部及大腿部。

3）侧击法：以小鱼际尺侧缘为着力部，又称小鱼际击法，常用于头部、肩背部及四肢部，可单手操作，也可以双手交替操作。

4）指端击法：用中指指端或三指，或五指指端为着力部，用于全身各部。

5）棒击法：用桑枝棒或其他特制的棒进行叩击，常用于背部、腰骶部、臀部及四肢部。

本法在应用时，一定要根据病情和病人的体质、耐受力等具体情况审慎使用。尤其要注意用力稳定，轻重得当。对久病体虚、年老体弱者慎用。

（3）击法的操作要求

1）叩击的部位要准确、一致，不得偏歪和移动。

2）叩击时用力要平稳、有节律。其力量的大小和次数的多少应该根据治疗的需要，一般应由轻到重。

（4）击法的应用

击法是一种刺激较强的手法，临床应用较广，在全身各部均可应用，具有宣通气血、通络止痛、缓解痉挛、兴奋元阳等作用。

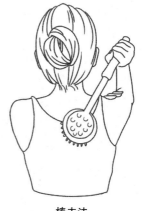

复合类手法

复合类手法是指两种或两种以上的手法复合在一起操作，以达到节约时间、提高疗效的目的。

棒击法

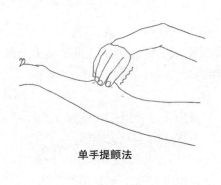

单手提颤法

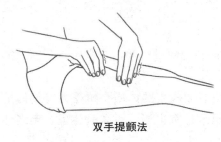

双手提颤法

1. 提颤法

提颤法指的是用拇指与其余四指相对，将需要按摩的部位拿住提起，进行有节律地颤动的方法。

（1）提颤法的动作要领

在进行操作的时候，手法要均匀柔和、力量适中、颤动频率要快，切忌滑动或挤伤皮肤。

（2）提颤法的种类

1）单手提颤法。

2）双手提颤法。

（3）提颤法的应用

具有散风祛寒、调理脏腑、开胸顺气的作用。适用于腹、腰背及四肢部的按摩。

2. 弹拨法

弹拨法指的是用拇指或中指置于患病部位的肌腱上，与肌纤维走行方向呈直角弹起并快速拨动的方法。

（1）弹拨法动作要领

在进行操作的时候，手法准确，发力迅速，敏感部位不宜反复施术。动作幅度不可过大。

（2）弹拨法的种类

1）拇指弹拨法。

2）中指弹拨法。

（3）弹拨法的应用

具有松解粘连、疏通经络、活血止痛的作用。常用于腹、腰背以及四肢部的肌腱、神经干的按摩。

3. 提拿法

提拿法指的是用拇指或其余四指，或用双手分置于患部肌肉或肌腱上，用力向上提起并进行节律性拿提的方法。

（1）提拿法操作要领

在进行操作的时候，要通过手指掌面来着力，按摩手法宜柔和、

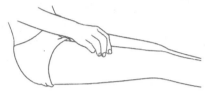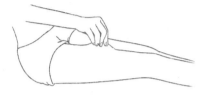

提拿法

均匀、频率适中。

（2）提拿法的种类

1）单手提拿法。

2）双手提拿法。

（3）提拿法的应用

提拿法能够通经活络，增强肌力，解除疲劳。适应于腹腰背以及四肢部的按摩。

4.滚揉法

滚揉法指的是用肢体某部位置于患病部位上，进行边滚边揉的方法。

（1）滚揉法的动作要领

在操作的时候，按摩频率要适中，切忌擦伤皮肤。

（2）滚揉法的种类

1）大鱼际滚揉法。

2）小鱼际滚揉法。

3）前臂滚揉法。

（3）滚揉法的应用

这种按摩方法能够疏通经络，散风祛寒，松解肌筋。适用于全身各个部位的按摩。

5.按揉法

按揉法指的是用指腹和掌根置于一定的部位上进行短时间的按压，再做旋转揉动或边按边揉的方法。

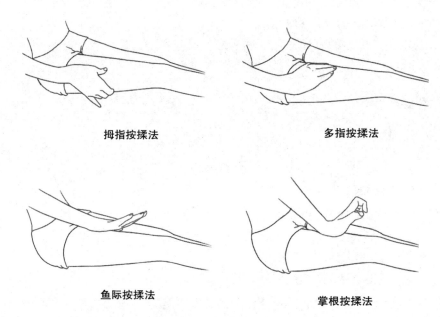

拇指按揉法　　　　　　　　　多指按揉法

鱼际按揉法　　　　　　　　　掌根按揉法

（1）按揉法操作要领

在使用按揉法进行操作的时候，要注意用手指指腹或者是掌根紧贴于受术部位，先轻后重，匀力匀速，动作连贯，力量深透。

（2）按揉法的种类

1）拇指按揉法。

2）多指按揉法。

3）鱼际按揉法。

4）掌根按揉法。

（3）按揉法的应用

按揉法能够开窍提神，调和气血，散寒止痛。适用于全身各个部位的按摩。

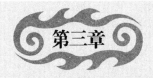

自我按摩的注意事项

看一看，你是否适合自我按摩

按摩疗法能够活血祛瘀、疏通经络、调整脏腑，在按摩的过程当中可以直接按压机体的某一部位和腧穴，这样便可以消除肌肉痉挛，增强肌束伸缩力，调节神经中枢反射，促进机体血液循环，从而增强机体的新陈代谢与抗病能力，实现治疗疾病的目的。

自我按摩适应证指的便是目前能够通过自我按摩疗法进行治疗的病症。这种适应证具有很广的范围，包括骨伤科、内科、妇科、外科、五官科中的多种病症，并且随着中国传统医学按摩事业的不断发展，以前属于按摩疗法的慎用证和禁忌证也逐渐地转为了适应证，如冠心病，以前被认为是按摩治疗的禁忌证，现在也成了适应证。一般来说。自我按摩疗法主要适用于慢性疾病，但是对于腰椎间盘突出症、急性腰扭伤、急性乳腺炎、小儿消化不良等疾病的急性期也具有良好的疗效。

目前比较常见的使用自我按摩疗法进行治疗的疾病包括：

（1）骨伤类疾病：颈椎病、落枕、腰椎间盘突出症、漏肩风、关节软组织扭伤、挫伤、关节脱位、半脱位、关节非感染性炎症及股骨头无菌性坏死等。

（2）内科疾病：冠心病、高血压病、阵发性心动过速、卒中后遗症、面神经瘫痪、三叉神经痛、神经衰弱、老年性痴呆症、更年期综合征、上呼吸道感染、慢性支气管炎、肺气肿、慢性胃炎、消化性溃疡、慢性腹泻、便秘、胃下垂、慢性肝炎、慢性胆囊炎、遗尿、阳痿、慢性肾炎、贫血、白细胞减少症、甲状腺功能亢进、糖尿病、类风湿性关节炎等。

（3）妇科疾病：月经不调、痛经、闭经、急性乳腺炎、慢性盆腔炎、产后耻骨联合分离症等。

（4）外科疾病：腹部手术肠粘连、慢性前列腺炎、慢性阑尾炎、下肢静脉曲张等。

（5）五官科疾病：鼻炎、咽喉炎、声门闭合不全、近视、斜视、耳聋、耳鸣、牙痛等。

（6）儿科疾病：小儿发热、小儿腹泻、疳积、惊风、麻疹、百日咳、夏季热、肌性斜颈、小儿麻痹后遗症、呕吐、腹痛、便秘、脱肛、咳嗽、哮喘、遗尿、佝偻病、夜啼等。

自我按摩要认真遵循的准则

自我按摩可调理身体，防治疾病，但在按摩的时候，要注意一些事项，只有正确按摩，才能起到健身养身的效果。下面介绍一下自我按摩应注意的事项：

1. 取穴准确

这种按摩方法主要是通过刺激经穴来达到治病的目的，所以，准确选择穴位便显得较为重要。在进行自我按摩的时候可以参考穴位图，进行仔细而又准确的取穴。

2. 用力恰当

在进行自我按摩的时候，用力要适宜，如果用力过小的话，便不能够起到应有的刺激作用。如果用力过大的话，则会容易疲劳，并且还容易擦伤皮肤。正确的做法是保证用力恰当，只要被按摩的部位出现酸、麻、胀的感觉就可以了。

3. 自由选择

自我按摩的频率可以根据自己的身体情况和生活习惯自由选择采用，按摩的次数不必拘于书中的规定，可以进行灵活的掌握。

4. 时间适当，早晚尤佳

自我按摩具有简便、有效的特点，如能选择适当的时间，将会收到更好的效果。按摩一般均宜安排在早晚进行，效果尤佳。一是因为历代养生家认为，早晨是阳气生发之时，此时实施自我按摩可以外引阳气，振奋精神。晚上按摩则有利于消除疲劳，促进睡眠，提高睡眠的质量。二是一般白天要工作。

5. 因人而异，适度进行

在按摩的时候，要按照轻、缓为补的总原则，并根据自身的体质等情况，确定按摩的手法、力度和持续时间。如对年老体弱、久病体质较差者，按摩时手法要轻，同时用增加按摩次数和延长按摩时间的方法以达到预期的效果。对于身材高大、肥胖者，手法则要重，用适当加重手法的办法，以防力度过小收不到效果。

6. 集中注意力，调匀呼吸

集中注意力、调匀呼吸是按摩必须注意做到的关键点。在自我按摩时，只有在注意力集中、呼吸均匀的情况下才能细心体会到机体在实行了自我按摩后的反应、变化，从而及时调整按摩手法、力度、频率等，以收到预期的效果。不可边按摩边聊天说笑，也不可按按停停，或随意中断治疗，去干别的事，而要精力集中，连续完成预定的全部程序，以确保按摩补益的效果。

7. 使用介质，防止损伤

对一般人而言，自我按摩时，由于手法较轻，不会引起局部皮肤损伤。但对于皮肤干燥的人、老年人和皮肤娇嫩的婴幼儿，则要使用麻油、按摩膏等介质，以防损伤局部皮肤。

8. 避风保暖

自我按摩要注意选择温暖无风的舒适环境，夏天按摩，不可将电扇、空调的风直对身体；如果在冬天按摩，更要注意先将双手搓热再进行按摩。

9. 辨证施补

自我按摩的方法很多，但目的都是为了调整阴阳，调和气血及调补脏腑的功能。在进行按摩的时候，要辨证施补，分清阴虚还是阳虚，气虚还是血虚，要辨清病在哪个脏腑。肾虚者则采用益肾固本的方法，脾胃虚弱则采用健脾和胃之法。

此外，在不同的季节按摩也要有所侧重。春天的按摩要采用疏肝利胆、养血柔肝之法；秋天的按摩则要用补益肺气、滋阴润燥之法。

在辨证施补时，要把各方面的因素综合起来考虑，有选择性的进行。

时间较紧，而早晚，尤其是晚上时间相对宽裕，有利于集中精力静下心来实施按摩。

10. 循序渐进，坚持不懈

在自我按摩的时候，开始可以少选一些穴位，按摩次数也是要由少到多的，不要一下子过猛。

无论是运动养生，还是饮食养生，持之以恒是非常重要的。按摩也是如此，需要循序渐进，持之以恒。如果三天打鱼，两天晒网，是不可能收到好的效果的。例如摩腹，如果从来没有做过按摩的人，一开始要认真地摩一二百遍还是很累的。因此，开始时用力可小一些，摩的次数少一些，以后再逐渐增加。另外，按摩一段时间后，效果可能不明显，或开始效果明显，以后并不十分明显，因此有的人就丧失信心，这是不可取的。其实按摩与饮食养生等其他补益方法一样，有的能立竿见影，有的则需要相当长的时间。按摩健身则更需长期坚持，持之以恒，有的甚至要终生坚持，才能达到健康长寿的目的。

注意穴位的选择与按压

按压穴位疗法非常适宜作为家庭疗法，但大多数人并不知道寻找穴道的诀窍，自然会找穴道困难。为了便于掌握经穴位置，正确取穴，可按照下列的几个标准和某些穴位的特点取穴。

一般而言，正确的经穴很少在骨上或血管中，而多在骨的上下左右两旁，或两骨相接的关节部位罅陷中，或骨肌的中间，或两肌的中间。在骨旁侧部位的经穴（腹部无骨除外），取穴正确时，用左手拇指甲掐之，必有酸麻如触电般的感觉，如不感觉酸麻胀，当用指甲偏左右上下试掐之，感到酸麻胀处才是正穴（神经衰弱者除外）。按上酸麻胀感处，按压正确了，必然感觉酸麻胀沉如触电般通上达下，如果没有这种感觉，只觉麻痛（也有数分钟后才有感觉到酸麻等反应的），应当加深或偏左偏右试之。按压对了正确经穴，效果很快就会出现，有的是缓慢见效，有的压后较长时间才能见效，有的虽未有见效反应，但也有治疗效果。

找准穴位以后，还要掌握好按压的方向、力度与时间，这样才能对穴位产生有效的刺激，达到治疗的目的。

按压穴位时，无论身体处于何种姿势，按压的方向都是垂直于人体中心，垂直于皮肤表面的，不要在皮肤表面斜向推按。施力时，要垂直于皮肤增加按压力，按压的力度以人体能承受，并且不感觉有严重不适感为宜。对于妇女、幼儿、体弱者及年老久病的人，用力要小。身体健壮者、肥胖者，人体肌肉丰厚处按压的力度要大，反之，力度要小。一般来说，每个穴位每次按压 5 ~ 10 秒钟就可达到治疗的目的，但实际治疗中要根据实际情况掌握，还可采用持续式按压或间歇式按压法。

使用持续式按压时，每穴要按压 30 ~ 60 秒钟，操作时力度逐渐加大，抵患部深处，要求动作平稳和缓。间歇式按压多用于患处和身体浅表处的穴位，每次每穴按压 2 ~ 3 秒钟，间歇 2 ~ 3 秒钟，共用时 20 ~ 30 秒钟。

按压治疗的次数要根据具体病情来决定，对于急症，每次 5 分钟即可驱除病症，可以每天治疗一次，连续几天按压经穴治疗以巩固疗效；对于久病体虚的人及患慢性病的人，可以每天治疗一次，每天治疗时间在 10 ~ 20 分钟之间，手法要采用轻手法，用力宜轻；对于软组织损伤，可以每天治疗一次，每次治疗几分钟。当然，还要考虑身体的感觉，如采用重手法则要考虑时间间隔，使身体有一个恢复过程。

按摩时必须要做到的事情

在养生知识日益普及的今天，穴位按摩早已经融入了人们的生活当中。使用经络穴位，是一项技术活，也可以说是一把双刃剑，如果找对了穴位，再加上适当的手法，便可以益寿延年，如果在一窍不通或是一知半解的情况下胡乱摆弄，则往往会弄巧成拙。所以，当进行自我按摩之前，一定要了解一些经穴治疗的注意事项。

首先，要学会如何找准穴位。

在进行自我按摩的时候，找穴位最重要的，就是找对地方。在这里，我们介绍一些任何人都能够使用的最简单的穴道诀窍。

1. 找反应

身体有异常，穴位上便会出现各种反应，这些反应包括：

压痛：用手一压，会有痛感。

硬结：用手指触摸，有硬结。

感觉敏感：稍微一刺激，皮肤便会很痒。

色素沉淀：出现黑痣、斑点。

温度变化：和周围皮肤有温度差，比如发凉或者发烫。

在找穴位之前，先压压、捏捏皮肤看看，如果有以上反映，那就说明找对地方了。

2. 记分寸

大拇指的指间宽度是一寸,把四指并拢,第二关节的宽度就是三寸。比如，"足三里"这个穴位，找的时候只要从外膝眼处往下四横指，然后再往外一横拇指就找到了。

3. 要学会利用身边的器物

可以把五六支牙签用橡皮条绑好，以尖端部分连续扎刺等方式刺激穴道。刺激过强时，则用圆头部分，这种方法具有与针灸疗法相同的效果。

以手指按压的时候，想省劲一些的话，可以用圆珠笔替代，方法是用圆珠笔头压住穴道，此法压住穴道部分的面积广，刺激较缓和。

脊椎骨的两侧有许多重要的穴道，可惜的是，自己无法好好地刺激它们。如果有软式棒球，即可轻易地达成目的。仰卧、将球放在背部穴道的位置，借助身体的重量和软式棒球适度的弹性，使穴道获得充分的刺激。

另外，在刺激穴位时还有一些事项需要注意：

（1）刺激穴位要在呼气时。呼气时刺激经络和穴位，可以令力道传达得更快更佳，效果也更好。

（2）最好不要吸烟。香烟中含有 40 ～ 200 种致癌物质，如果在穴位治疗前抽烟的话，尼古丁一旦进入体内，就会造成交感神经紧张，血管收缩，血液循环不畅通，会影响自我按摩的疗效。

一些细节不要忘记了

在进行自我按摩的时候有一些注意事项是需要注意的：

（1）在进行按摩之前，先要用温水将手部洗净。这样才能够保证在进行自我按摩的时候，双手是清洁的，以免过凉刺激，令疼痛加剧。还要注意保持室内空气的新鲜，温度也要合适，以防止受凉感冒。按摩之前指甲也要修剪光滑，保持适中的长短，边缘修理整齐，不要戴戒指，防止在操作时损伤皮肤而引起疼痛。

（2）舒适的体位也是非常重要的。进行自我按摩的时间和力度要视个人的具体情况而定，因此舒适的体位显得尤其重要。通常以坐位、卧位最为多用。也可以边做治疗，边听音乐，来舒缓紧张的情绪，减轻疲劳感，这样会取得更好的疗效。

（3）在按压穴位的时候，按压手法操作要熟练，力度要适中，先轻后重，由浅入深，严禁使用暴力或者蛮劲损伤皮肤筋骨，手法应该协调柔和，切忌生硬粗暴，手法不熟练的时候用力要宁轻勿重。

（4）在治疗前要明确诊断。自我按摩一定要在明确诊断的基础上进行，禁止不明病情，不分穴位，不通手法即对经穴进行按压。

（5）根据自身病情、体质、年龄、性别的不同，按压的强度也要有所不同。老人、小孩、体质虚弱的患者在自我按摩时用力要相对较轻；身体健壮、肌肉结实的患者在按摩时用力可以稍大。对肌肉丰厚处的穴位按压力度可稍大，但要注意自身的感觉，以自己能够承受为限度。

（6）在进行按压穴位治疗之后，如果局部留有痛感的话，便可以对疼痛的部位进行几下轻揉，疼痛即可消失。

（7）除去对颈部周围施行按压的时间不要超过 3 秒钟，在按压身体其他部位的时候，每一按压点施压的持续时间应该是 5 ~ 7 秒。

不适合穴位按摩的人群

按摩主要用于舒筋通络、活血散瘀、消肿止痛，所以最常用于伤科疾病和各种痛症。但也有一些情况不能采用此法，否则会影响病人的身体康复，贻误治疗时机。本节中介绍几种不能按摩的病人：

（1）流感、乙脑、脑膜炎、白喉、痢疾以及其他急性传染病的病人。

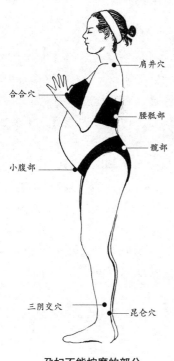

肩井穴

合合穴

腰骶部

髋部

小腹部

三阴交穴

昆仑穴

孕妇不能按摩的部分

（2）急性炎症的病人，如急性化脓性扁桃体炎、肺炎、急性阑尾炎、蜂窝组织炎等。

（3）某些慢性炎症如四肢关节结核、脊椎结核、骨髓炎。

（4）有严重心脏病、肝脏病、肾脏病及肺病的人。

（5）恶性肿瘤、恶性贫血、久病体弱而极度消瘦虚弱的人。

（6）血小板减少性紫癜或过敏性紫癜的病人。

（7）大面积的皮肤病人或患溃疡性皮炎的病人。

（8）有脑血管意外先兆者。

（9）情绪不稳定的人。

（10）截瘫初期脚部骨折患者。

（11）骨质疏松和严重缺钙的患者。

（12）妊娠期及一些妇科疾病的人不要按摩，月经期间的人不要按摩足部。

（13）有脚癣的患者要先涂脚癣药膏后再做按摩。

（14）按摩耳穴时，耳朵上患有湿疹、溃疡、冻疮的患者要等到痊愈之后再进行按摩。

（15）皮肤破损、感染、烫伤或有严重皮肤病的患者，其病损局部禁止按摩。

（16）出血性疾病或有出血倾向者，如外伤出血、胃肠溃疡性便血、呕血、尿血、子宫出血、恶性贫血、白血病等禁止按摩。

（17）病情不明的患者。

不宜按摩的情形

在上面我们说到有一些人不适合按摩，其他人在出现如下情况时，同样不适合进行按摩治疗。

空腹、饱食、醉酒及剧烈运动后不宜过于用力按摩。

严禁在骨折和关节脱位处、皮肤破损处进行按摩。

女性月经期及妊娠期不宜按摩。

孕妇不能按摩肩井穴、合谷穴、三阴交穴、昆仑穴、小腹部、腰骶部和髋部；女性经期不应做腰骶部与双髓部的按摩。

对高血压、贫血以及体质虚弱的人也不宜进行按摩。

酒后神志不清时不要按摩。

撞伤、扭伤时不要按摩。

发生煤气、药物、食物等中毒及被蛇、狗等动物咬伤后也不要按摩脚上的穴位。

化妆后不要立即进行面部按摩，面部按摩一般要在卸妆半小时后进行。

遇到中风、急性心肌梗死、严重的感染、严重的中毒等疾病时要及时与医院联系，不要随便以掐人中的方式来抢救。

按摩时若出现不良反应，如头晕、恶心、脸色苍白、四肢麻木、四肢发凉等现象时要尽快停止，及时去看医生，而一定程度的发热、发冷、困倦则属正常现象。

自我按摩前后注意事项

对一般老百姓而言，自我按摩简单易行，只要参考几本书籍、训练几种典型的手法，便可以在工作间隙或家庭生活中实施。但是在操作时，一定要先把按摩的注意事项搞清楚。

按摩手法有补法、泻法之分，如人们在澡堂中常见的敲背、松骨等，手法较重多为泻法。"快按轻起"为补、"轻按快起"为泻；九阳数为补、六阴数为泻；顺气道为补、迎气道为泻；拿法多为泻；抖法无补泻之分等等，不一而论。该补则补、该泻则泻，如果反方向操作，后果便可想而知。

因为所谓的痛感背后，是调集全身元气来攻克痛点或痛点所对应的脏腑器官不适的，后备资源有限，妄调资源不利于整个身体的维护修理；专家指出，身体太虚条件下，靠药补往往是补不起来，因为身体的消化系统没有能力消化黏滞性的补品，相反，会增加消化系统、肝、脾、肾的负担。由此可以看出科学养生的重要性。比如，已经感到身体不适了，又去洗桑拿，身体近乎虚脱，再画蛇添足地敲打一番，这是无知的举动，慎戒为宜。方法不得当，往往事与愿违。

慢性疾病的保健，总是从恢复脾胃功能和强肾按摩入手，是"保先天、养后天、通气血"思路出发的必然选择。所谓的"保先天"是指压脐和擦涌泉，适合 35 岁以前；所谓的"养后天"是指按摩足三里，适合 35 岁以后；所谓的"通气血"是指捏脊，老少皆宜。按摩保健需要对身体有整体观念和辨证施治，有中医的点拨启发，是最好不过的选择。

专家告诫人们：养生并不复杂，但要每天去做，日积月累才行。保持情绪稳定、不生气；好好吃饭；好好睡觉；每天锻炼身体。身体健康是目标，我们要做的是把自我保健养成习惯，持之以恒坚持下去。

按摩前要注意的事项主要有：

（1）明确认识。保健按摩是强身健体的方法之一，还要配合适当的体育锻炼、饮食平衡、心理调节等，才能达到健康的目的。

（2）持之以恒。按摩与体育锻炼一样，贵在坚持，如果心血来潮，三天打鱼，两天晒网则不能得到健身之效果。

（3）保持清洁。保健按摩时首先要清洁被按摩部位，其次要清洁自己的双手，否则，易引起细菌感染等疾病。

（4）注意时间。保健按摩一般须维持一定时间，时间太短达不到要求，但也不是时间越久越好。一般 10 分钟左右的按摩即可达到疏通局部经络气血的作用，如局部皮肤微微发红、发热即可。

自我保健按摩效果的好与差直接与手法的选择、熟练程度、选取部位和穴位的准确性以及手法用力的大小及技巧密切相关。所以，人们在自我按摩时要注意以下几点：

第一，明确诊断，选用穴位，确定手法，做到心中有数，考虑全面，有中心有重点。

根据自己的实际情况和需要，选用适宜的按摩方法，并按规定的手法、经络、穴位依次进行。面积狭小的部位，可用手指指腹按摩；面积较大的部位，可用大鱼际或手掌部进行按摩。

第二，根据不同疾病与按摩部位的不同，采用合适的按摩体位。

按摩的体位要使病人舒适，方便治疗，有利于各种手法的操作。不论是自我按摩或由别人按摩，都要注意。

在按摩手法上，应先轻后重，由浅入深，循序渐进，使体表有个适应的过程；切勿用力过大，以免擦伤皮肤；同时要注意双手清洁，勤剪指甲，讲究手部卫生，并且要保持双手有一定的温度。

第三，按摩的操作程序、强度、时间，需根据治疗中病人的全身与局部反应及治疗后的变化随时调整。并应掌握急则治"标"，缓则治"本"的原则。

在按摩时，应全身肌肉放松，呼吸自然，宽衣松带；做四肢、躯干、胸腹按摩时，最好直接在皮肤上进行或隔着薄衣，以提高效果。做腰背和下腹部的按摩，应先排空大小便。病人在过饥、过饱以及醉酒后均不适宜按摩，一般在餐后 2 小时按摩较妥。

第四，操作时最好在空气流通、温度适宜的室内进行，每日可做 1 ~ 2 次，每次 20 ~ 30 分钟。

第五，妇女怀孕期间，最好不要按摩自己的肩井、合谷、三阴交、昆仑等穴位以及小腹、腰骶部（月经期亦如此），以防早产、流产、月经紊乱等不良反应发生。

第六，患有各种疾病，特别是严重的心、肝、肾等疾病，应慎用或禁用，必要时在医生指导下使用。

第七，患有以下传染病的，如肝炎、肺结核、流感、流脑、性病等，最好忌用。癌症患者不宜使用。

第八，在按摩结束之后，被按摩者应感到全身轻松舒适，原有症状改变。有时会有不同程度的疲劳感，这是常见反应。按摩后要注意适当休息，避免寒凉刺激，更不要再度损伤。应配合治疗，保持治疗效果。

按摩常用的检查诊断方法

视诊与触诊是按摩常用的检查诊断方法，所以在此只介绍视诊与触诊的内容，其他检查诊断方法则不予论述。

一、头面部

1. 视诊

额骨及颞骨双侧凸出，顶部扁平，呈方形，俗称方头，多见于佝

偻病患儿。不自主的头部震颤，见于震颤麻痹患者或老年人。头轻度
前倾位，姿势牵强，多为落枕、颈椎病。小儿头倾向患侧，颜面转向
健侧，呈倾斜状态，大多见于小儿肌性斜颈。一侧不能闭眼，额部皱
纹消失，做露齿动作时，口角斜向健侧，鼻唇沟消失，多为面神经麻
痹（中枢性的面瘫主要表现为面下半部瘫痪，口角歪向健侧）。下颌
关节强直，如发于单侧，则额部偏斜于患侧，面部不对称，患侧丰满，
健侧扁平。如病发于双侧，自幼得病者，则整个下颌骨发育不良，颏
部后缩，形成下颏畸形。成年得病者，则畸形不显著，但张口困难。

2. 触诊

头面部触治主要有：

（1）婴儿囟门检查：两手掌分别放在左右颞部，拇指按在额部，
用中指和示指检查囟门。正常的前囟门可触及与脉搏一般的跳动，囟
门与颅骨平齐，稍有紧张感，一般闭合是在出生后 12 ~ 18 个月。当
前囟隆起（排除小儿哭闹），多见于高热、颅内出血及颅内压增高的
疾病。前囟门凹陷，多见于吐泻后津液大伤的患儿。

（2）张口度测定：张口时，正常者上下颌牙齿之间的距离，相当
于自己中、示、无名指三指并拢时末节的宽度。如下颌强直，则宽度
减少或牙关紧闭。

（3）落枕、颈椎病患者，常可在颈项部触摸到肌肉强硬痉挛。

二、胸腹部

1. 视诊

胸部皮肤发红、肿胀多为炎症。乳房红肿变硬有明显压痛，并伴
有发热者，多为乳腺炎所致。扁平胸（其胸廓前后径比左右径小得多，
呈扁平形）见于体格消瘦者，或慢性消耗性疾病如肺结核等。桶状胸（其
胸廓的前后径增大，以致与左右径几乎相等；外形像桶状）见于肺气肿、
支气管哮喘发作、老年及肥胖体型的人。

鸡胸（又称佝偻病胸炎，其胸骨特别是下部显著前突，胸廓前后
径增大，横径缩小，左右两侧塌陷，形状似鸡胸）见于佝偻病。胸廓
单侧或局限性凹陷见于肺不张、肺萎缩、肺纤维化、广泛肺结核及胸
膜粘连等。

胸廓单侧隆起见于一侧大量积液、气胸及胸腔内肿瘤。脊柱畸形可引起胸廓变化。如脊柱结核或老年驼背造成脊柱后凸，使胸廓变短，肋骨互相接近或重叠，胸廓牵向脊柱。如发育畸形，脊柱的某些疾患或者脊柱旁一侧肌肉麻痹，使脊柱侧凸，脊柱突起的一侧胸廓膨隆，肋间隙加宽，而另一侧胸廓下陷，肋骨互相接近或重叠，两肩不等高。

弥漫性腹部膨隆，多见于肠梗阻、中毒性肠麻痹所引起的胃肠胀气，也可见于肝硬化晚期、巨大的卵巢囊肿等。

局限性腹部膨隆，多见于肝肿瘤、肝大、尿潴留等。全腹凹陷见于显著消瘦、恶病质及严重失水病人。

腹部呼吸运动减弱或消失，见于腹膜炎、膈肌麻痹或大量腹水。正常人腹部看不到蠕动波（极度消瘦的病人和腹壁松弛且菲薄的产妇除外），但幽门梗阻或肠梗阻时，则出现明显的胃与肠的蠕动波，并伴有胃型和肠型。站立时，如见上腹凹陷，而脐部及下腹部隆起，多见于胃下垂。

2. 触诊

胸腹部触诊要注意压痛点。一般来说，按照某一脏器的解剖位置，其病变在相应的体表上会有疼痛反应及压痛。胸壁有皮下气肿，多因胸部外伤后，使肺或气管破裂，气体逸至皮下所致。此时手按压可有握雪或捻发感。胸部的压胸试验，目的是检查肋骨是否骨折。方法是：患者坐位或站立位，检查者将一手掌按住其背部正中，另一手掌按住胸骨，然后两手轻轻对压，如有肋骨骨折，则骨折部位出现疼痛，有的可伴有骨擦音。上腹部压痛，多源于胃、十二指肠、肝、胆、胰及横结肠等上腹部脏器的病变。此外，胸膜炎、心肌炎、心肌梗死及肋间神经痛等胸部疾病，亦可产生上腹部压痛。脐部压痛，主要见于小肠病变，如肠梗阻、急性肠炎等。下腹部压痛，常见于膀胱疾病、盆腔炎、阑尾炎或女性生殖器病变。

胃溃疡压痛区在上腹部正中和偏左，范围较广。十二指肠溃疡压痛区在上腹部偏右，常有明显的局限压痛点。

胆囊点，位于右侧腹直肌外缘与肋弓交界处。在胆囊病变时，此点常有触痛。

阑尾点，位于右髂前上棘至脐部所引直线的外 1/3 与内 2/3 交界处。

阑尾炎患者此点常有压痛。

胃肠穿孔等急性腹膜炎患者，腹壁紧张，有压痛及反跳痛，为腹膜刺激征。触治时，腹壁强硬如板，称为板状腹。

腹部的神经反射检查法是患者仰卧，下肢屈曲，腹肌放松。按摩者用钝尖物轻快地划其两侧季肋部、脐平面和髂部腹壁皮肤。划的方向是由外向内，正常者可见腹肌收缩。上腹部的反射中心在胸椎第7~8神经节，中腹部的反射中心在胸椎第9~10神经节，下腹部的反射中心在胸椎第11~12神经节。

一侧反射消失为锥体束损害。某一水平反射消失提示周围相应的神经和脊髓损害。

三、脊柱部

1. 视诊

首先要注意脊柱的生理曲线是否改变，有无畸形。正常人脊柱有四个弯曲部位，称为生理弯曲。即颈椎稍向前凸，腰椎有较明显的前凸，胸椎稍向后凸，骶椎有较大的后凸。在直立位时正常脊柱无侧突。检查脊柱时，一般取站位和坐位。坐位检查可排除下肢畸形对脊柱曲线的影响。

脊柱前凸，多由于姿势不良，小儿麻痹症，髋关节结核以及先天性髋关节脱位等原因所致。脊柱后凸，若小儿脊柱后凸，多为佝偻病引起。

青少年脊柱后凸（表现为成角畸形），多为胸椎结核引起。青少年胸椎下部及腰椎过度后凸，多为发育期姿势不良或患脊软骨炎所致。

成年胸椎呈弧形（或弓形）后凸，脊柱强直固定，仰卧时脊柱亦不能伸平，见于类风湿性脊柱炎。老年人脊柱后凸，多发生在胸椎上半部，为骨质退行性病变，胸椎椎体被压缩而成。

脊柱侧弯，根据发生的部位不同可分为胸部侧弯、腰部侧弯和胸腰部联合侧弯。根据病变性质可分为姿势性侧弯和器质性侧弯两种。姿势性侧弯见于儿童发育期坐位姿势不良，一侧下肢较短，椎间盘脱出症，脊髓灰质炎后遗症等病变。姿势性侧弯早期，脊柱曲度不固定，改变体位可使侧弯消失。器质性侧弯，见于佝偻病、胸膜肥厚及粘连、肩部畸形等病变，改变体位不能使侧弯得到纠正。

脊柱部视诊时，还要注意皮肤颜色，汗毛和局部软组织肿胀情况。如背腰部有不同形状的咖啡色斑点，反映了神经纤维瘤或纤维异样增殖综合征的存在。先天性骶椎裂，可见腰骶部肤色深，汗毛过长。硬脊膜膨出，可见腰部中线软组织肿胀。一侧腰三角区肿胀，多为流注脓肿。

2. 触诊

检查时取站位或卧位，沿棘突、棘间、椎旁寻找压痛点。首先要了解脊柱的正常生理位置。肩胛骨内上角相当第二胸椎平面，肩胛骨下角相当第七胸椎平面，第十二肋与胸椎交角相当第十二胸椎，髂嵴最高点的连线相当第四腰椎棘突，髂后上棘连线相当腰骶关节。骶髂关节在髂后上棘下方，相当第二骶椎平面。检查脊柱部压痛点，要分别运用浅压痛、深压痛和间接压痛检查法。浅压痛表示棘上、棘间韧带等浅层组织发生病变，深压痛和间接压痛表示椎体、小关节和椎间盘等深层组织发生病变。腰背部的软组织损伤，大多能在病变部位找到肌肉痉挛和压痛，如棘间韧带劳损在棘突之间有压痛，棘上韧带劳损在棘上有压痛。腰筋膜劳损多在第三腰椎横突旁有压痛和肥厚感，或见肌痉挛，或见索状结节。腰背肌劳损该肌可有痉挛，在该部肌肉的附着区有压痛。颈、腰椎间盘纤维环破裂症，在病变椎间盘的棘突间及两旁有深压痛和放射痛。如果腰部只有酸痛，压痛点不明确，或者根本没有压痛点，用拳叩击腰背反觉舒适，往往是子宫后倾、肾下垂、神经衰弱等症状性腰痛。心脏疾患可在右侧心俞处有压痛。肝、胆病患者也可在右侧肝、胆俞处有压痛。因此，腰背部的压痛点就应注意区别是否为内脏疾病在腰背部的反射性疼痛点。

3. 活动检查

正常脊柱有前屈、后伸、左右侧屈及旋转的功能。如果发生病变，在其做主动或被动前屈、后伸、侧屈、旋转时，可因疼痛等原因而使运动受限，检查时做好记录。

四、肩部

1. 视诊

肩部的视诊必须两侧对比检查。检查时，两肩都要裸出，对比两肩外形是否对称，高低是否一致，有无畸形、肿胀、窦道、肿块及静脉怒张，有无肌肉萎缩等情况。另外，在肩部视诊时不仅要视其静态，也要视其动态，即借助肩关节主动活动或被动活动来观察其肌肉及关节的形态和功能状况。肩关节的肿胀较轻时不易看出，正常锁骨的外下方凹陷，肿胀时则该处平满或膨隆。若肩胛骨高耸，多为先天性肩胛骨高耸症。若肩胛骨内缘向后突起，尤在用手抵墙时更为明显，称为翼状肩，见于前锯肌瘫痪的病人。斜方肌瘫痪表现平肩。

对于急性损伤患者，如果在肩后部有明显肿胀，则提示可能有肩关节脱位或肩胛骨骨折。三角肌膨隆消失，肩峰突出而形成"方肩"，多提示肩关节脱位。对比两肩，看锁骨外端是否高突。患肩是否向下、前、内移位，前者说明肩锁关节脱位或锁骨外端骨折，后者则为胸锁关节脱位或锁骨骨折。

2. 触诊

首先要了解肩部的正常解剖结构、活动幅度及其骨性标志。肩峰在肩外侧最高点骨性突出处；其下方的骨性高突处为肱骨大结节，肩峰前方为锁骨外端，锁骨外、中 1/3（交界处的下方一横指）、肱骨头内上方为喙突。肩部触诊，不仅要注意局部皮肤温度，有无肿胀，硬度如何，而且更要详细地按压检查，寻找压痛点，并注意关节结构是否正常，活动时有无异常状态及摩擦音等，并应注意排除骨折。对肩部压痛点，须和肩关节功能检查结合，来判断病变部位。如压痛点在肩峰前下方，一般是肱骨小结节附近的病变。压痛点在肩峰外侧，则可能是肱骨大结节附近的病变。在视诊时如发现两侧上肢不等长，肌肉萎缩，需进行测量。上肢的长度一般测量从肩峰至肱骨外髁或尺骨茎突的距离，两侧对比。测量上肢周径时一般选择两臂相应的部位，并标明该部位距肩峰或尺骨鹰嘴突的长度。

3. 活动检查

病人站立位或坐位，先做主动运动。检查时要注意其运动方式、幅度，有无疼痛、受限，尤其注意其肩胛骨的动态。必要时应固定肩胛骨下角，避免肩胛骨一起参与活动造成假象。因为上臂上举动作不仅仅是肩关节的运动，而是肩关节屈曲或外旋到最大幅度的基础上，再加上肩胛骨旋转的结果。肩关节被动检查的方式、幅度、病人体位等与检查其主动运动相同，仅是病人自己不用力，由检查者扶其上臂做肩部的各项活动，检查时应固定其肩胛骨。

五、肘部

1. 视诊

需两肘裸出两侧对比检查。不仅要观察肘关节的轮廓有无肿胀和变形，也要测其携带角。轻度肿胀时，仅见鹰嘴侧窝鼓起。严重肿胀时，整个肘部粗大，甚至肘横纹消失。棱形肿胀，多属慢性关节炎症。一侧肿胀常因肱骨内上髁或外上髁骨折所致。神经麻痹时，可引起广泛的肌萎缩。

肘关节的形态如有改变，应注意是否为骨折或脱位。如患肢处于半屈肘位时，则提示肘关节脱位或髁上骨折。鹰嘴后突明显时，则提示肱骨髁上伸直型骨折或肘关节后方脱位。小儿桡骨小头半脱位者，以前臂旋前畸形多见。

2. 触诊

首先要掌握肘关节的骨性标志。肱骨内髁、外髁和尺骨鹰嘴是肘关节重要的骨性标志。此三点所构成的"肘直线"和"肘三角"有无改变，对鉴别肘关节脱位和骨折非常重要。触诊时要注意压痛点位置。肱骨外上髁压痛明显时，多为肱骨外上髁炎（网球肘）。鹰嘴部有压痛或肥厚感多为骨折或滑囊炎。桡骨头可于肘后桡侧窝处触及，同时旋转前臂，可触到桡骨头转动的感觉，骨折时此窝鼓起并有压痛。尺骨喙突在肘前不易摸到，需要以拇指在肘前深压，骨折时该处可有压痛。尺神经位于肘后尺侧，如局部有肥厚感，并且该部位有压痛和串麻等现象，则提示尺神经病变。肱骨外上髁、内上髁、桡骨小头和鹰嘴部位如有压痛并触到摩擦感和异常活动时，则提示该部位骨折。肘关节如有异常的外展和内收活动，则有可能是脱位或骨折病变。

3. 活动检查

肘关节活动以屈伸为主，活动的关节主要在肱尺关节。前臂的旋转则依赖于尺桡上、下关节和骨间膜的相互活动。肱桡关节虽参与屈伸和旋转活动，但处于次要位置。对肘关节的屈伸和旋转动作的检查。

如果检查神经麻痹或肌腱疾病时，需做主动运动。如果检查骨关节疾病时，只做被动运动即可。检查疼痛时，需做主动运动和被动运动的结合检查。检查旋转运动时，肘关节必须紧贴胸壁并与对侧对比检查，否则肩的活动可以部分代偿，这一点应值得注意。屈伸活动障碍，主要为肱尺关节的病变。旋转障碍，主要为桡尺关节的病变。肘伸直位无侧方活动，但当侧副韧带损伤时，会出现异常的侧方活动。

六、腕掌指部

1. 视诊

手的自然体位（休息位）是自然半握拳状态，犹如握茶杯姿势，手部各组拮抗肌张力相互平衡。拇指处于对掌位，轻度外展，指腹接近或触及示指远侧指间关节的桡侧缘。其他各指的掌指关节和指间关节均呈半屈位，示指轻度向尺侧倾斜，小指轻度向桡侧倾斜。当手部受伤时，由于肌力不平衡，即可出现手部功能异常。腕掌指部视诊，要注意两侧对比检查，观察有无畸形、肿胀、异常动作等，并做具体记录。

畸形，桡骨远端骨折可见到银文状或枪刺状畸形。尺桡远侧关节脱位，则尺骨茎突向背侧或尺侧凸出。非急性损伤的常见畸形为神经、血管损伤所致。桡神经损伤后，出现腕下垂。正中神经损伤后，拇指不能做对掌动作，拇指和示指不能弯曲，大鱼际萎缩，呈猿手畸形。尺神经损伤后，拇指不能内收，其余四指不能做内收和外展运动，第四、五手指指掌关节不能屈曲，远端关节不能伸直，骨间肌、鱼际肌萎缩，呈爪形手。此外，前壁屈肌群缺血坏死，疤痕挛缩所引起的缺血性挛缩患者也可有爪形手畸形。

肿胀：注意软组织肿胀和肿块的部位与范围。鼻烟窝处饱满多为舟状骨骨折。两侧腕及近侧指间关节呈对称性梭形肿胀，多为类风湿性关节炎。

腱鞘炎或肌腱周围炎，多表现为沿肌腱的肿块。腕部局限性肿块，稍能顺肌腱的垂直方向移动，但不能与其平行移动，通常为腱鞘囊肿。远端指节呈杵状膨大称为杵状指，常见于支气管扩张、发泄型先天性心脏病、亚急性细菌性心内膜炎等疾患。异常动作：手足抽搐多因缺钙引起，手指震颤多见于甲状腺功能亢进、震颤麻痹、慢性酒精中毒等疾病。

2. 触诊

应注意压痛点、肿块和叩击痛。鼻烟窝处压痛和肿胀，见于腕舟骨骨折。桡骨茎突处压痛，多为拇短伸肌、拇长展肌腱鞘炎。掌指关节掌侧处压痛，多见于第 1、2、3、4 指腱鞘炎。掌侧腕横纹中央区压痛且伴有手指放射痛和麻木感，为腕管综合征，提示正中神经受压。下尺桡关节处压痛，尺骨茎突高凸且有松弛感，为下尺桡关节分离。远侧和近侧指间关节侧方压痛或伴有侧向活动，为侧副韧带损伤。腕掌部的骨折多在骨折断端有明显肿胀、压痛、畸形和骨擦音、轴心叩击痛，临床上应仔细检查。

3. 活动检查

腕关节有内收、外展、背伸和掌屈的功能。腕及手部的活动功能检查，多数需做主动运动和被动运动两种检查。掌筋膜挛缩，可引起手指（多见于 4、5 指）进行性无痛性屈曲畸形，屈腕时，手指不能伸直，触摸其挛缩的掌筋膜如紧带状。"扳机指"是屈指肌腱狭窄性腱鞘炎的特征，掌指关节掌侧有压痛及硬结，弯曲和伸直时，患指突然停留在半弯曲状态，不能再屈曲和伸直，需用力或用另一手帮助扳动患指，直到"格嗒"一声，并感到疼痛才能完全屈曲或伸直。

七、髋部

1. 视诊

需让患者脱去外裤行走。首先从前面观察，要注意两侧髂前上棘是否在同一水平线上，两侧髂部是否对称。然后观察下肢有无过度内收、外展和短缩等畸形。侧面要注意大腿有无屈曲畸形，特别是有无腰椎过度前凸。如不注意腰椎过度前凸，就很容易忽视髋关节轻度前屈畸形。视后面时，可先嘱患者健侧下肢负重，另一侧下肢屈曲抬起。正常情况下，由于负重侧的髋关节外展肌群的收缩，使另一侧骨盆向上倾斜高于负重侧。臀中肌麻痹或髋关节脱位（陈旧性）患者，当患侧下肢负重，健侧下肢屈曲抬起时，不但不能使健侧骨盆向上倾斜，反而低于负重侧，称站立屈髋。

髋部视诊还应注意肿胀和肿块。如腹股沟饱满，则说明髋关节肿胀。

臀部异常丰满，常是髂骨本身的病变。髋关节外上方突起，多因先天性脱位或半脱位引起。髋关节外下方肿胀多属大转子病变或因腰骶部感染脓液流注所致。大腿内上方肿胀，除耻骨或小转子病变外，也应考虑流注脓肿。婴幼儿双侧臀纹皱囊不对称，常提示先天性髋脱位。

2. 触诊

病人仰卧位，检查者用两拇指以同样的力量触压两腹股沟韧带中点下，或用拳击大转子或足跟，观察病人的反应。若引起髋关节痛，则提示大转子滑囊炎。对髋关节活动痛要仔细检查，判断其疼痛的确切位置。其检查方法，一种是髋关节伸直旋转试验，另一种是髋关节屈曲旋转试验。前者用以检查关节面摩擦痛，后者用以检查关节面摩擦痛以及髂腰肌等软组织的病变。当髋关节屈曲位时，髂腰肌松弛，如有轻微旋转即出现疼痛，则为关节面摩擦痛，可以排除髂腰肌的牵扯痛；如小幅度旋转无疼痛，幅度增大可出现疼痛，提示髂腰肌等软组织的病变：下肢长度测量方法，长度测量应从髂前上棘至股骨内髁或内踝的距离；周径的测量应取两肢相应的部位，写明该部位距髌骨上缘或下缘的长度，并做两侧对比。如发现下肢不等长，肌肉萎缩，则须进行测量。

3. 活动检查

髋关节有屈曲、后伸、内收、外展、内旋和外旋的活动功能。

八、膝部

1. 视诊

观察膝部有无畸形。其次应观察膝关节是否肿胀。轻度肿胀表现为两侧膝眼饱满，严重肿胀时髌上滑囊及整个膝周均隆起肿大。髌上滑囊区的肿块可能是滑囊炎、关节积液。胫骨和股骨髁部及干骺端的肿大可能是骨肿瘤。腘窝肿块一般为腘窝囊肿。观察肌肉有无萎缩及张力状态，特别是股四头肌内侧头。由于股四头肌内侧头力量最强，是完成伸膝动作的主要肌肉，任何膝关节疾患，只要引起膝关节运动障碍，股四头肌内侧头便很快萎缩。因此，此肌萎缩与否对判断膝关节有无病变有较大意义。此外，还需注意小腿有无静脉曲张和水肿。

2. 触诊

（1）内侧副韧带损伤的压痛点。

（2）外侧副韧带损伤的压痛点。

（3）半月板损伤的压痛点。

（4）髌下脂肪垫损伤的压痛点。

（5）髌韧带损伤的压痛点。

（6）髌上囊的压痛点。

一般来说，膝关节伸直痛是关节面的病变，屈曲痛是膝关节水肿或滑囊炎的表现。膝关节向内翻时，外侧疼痛是外侧副韧带的疼痛；膝关节向外翻时，内侧疼痛是内侧副韧带的疼痛。当膝关节处于向外翻的压力下，并做膝的伸屈动作时，若产生外侧疼痛，则证明股骨外髁或外侧半月板有摩擦痛。反之，内翻同时有屈伸痛者，则病变在股骨内髁或内侧半月板。

膝关节表面软组织较少，压痛点的位置往往就是病灶的位置。因此，检查压痛点对定位诊断有很大意义。髌骨下缘的平面正是关节间隙，关节间隙的压痛点可以考虑是半月板的损伤处或有骨赘之处；内侧副韧带的压痛点在股骨内髁结节处；外侧副韧带的压痛点在腓骨小头上方的索条上；髌韧带的压痛点在胫骨粗隆上方；髌下脂肪垫的病变，压痛点在髌韧带两侧；髌骨上方的压痛点提示为髌上囊的病变。此外，检查肿块也是触诊的一个重要内容。检查时应进一步鉴别其性质，压痛有无波动感等。骨折时局部压痛明显，可触及断端，异常活动有骨擦音。

3. 活动检查

检查膝关节时应先查自动运动，后查被动运动，并对比两侧幅度。如有疼痛，应注意疼痛出现的角度和部位。

九、踝部

1. 视诊

观察有无足下垂（马蹄足）、跟足（仰趾足）、内翻足、外翻足、扁平足和高弓足等畸形。有无肿胀、皮下瘀血等。如内、外踝处肿胀、背屈剧痛可能为踝骨骨折。如踝下凹陷消失、跟骨增宽、跟腱止点处疼痛，可能为跟骨骨折。如内、外踝下方及跟腱两侧的正常凹陷消失，兼有波动感，可能为关节内积液或者血肿。肿胀局限于一侧，多见于侧副韧带损伤。足后部肿胀多属跟腱炎、滑囊炎、骨质增生等。

踝部软组织较薄，往往压痛点就是病灶的位置，根据压痛点的位置可推断疼痛在某一组织，然后再做自动和被动运动检查，结合运动检查所引起的疼痛，就可基本确定疼痛发生的部位。如压痛点在外踝，踝内翻时外踝部疼痛，而外翻时不痛，则病变在外踝的韧带上；如果压痛点在跟腱上，可能是腱本身或腱旁膜的病变；压痛点在跟腱的止点处，可能是跟腱后滑囊炎；跟骨的足面正中偏后处有压痛，可能是跟骨棘或脂肪垫的病症，靠前部可能是跖腱膜的病症；压痛点在跟骨的内外侧，可能是跟骨本身的病变；压痛点在跟骨两侧靠内、外踝的直下方，则可能是距下关节病变。肿胀一般多有压痛，检查时应注意有无波动感和实质感。软性肿块常属滑膜、腱鞘病变；硬性肿块常为骨病变。此外，足背和胫后动脉的触诊对了解血液循环情况有重要的临床意义。

2. 活动检查

踝关节有背伸和跖屈的功能。跖屈时尚有内翻和外翻活动。

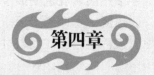

自我按摩的操作和技巧

怎样检验经络是否畅通

穴位在各个经脉上面都有分布，并且分布得密密麻麻的，而这些经脉中的大多数都归属于五脏六腑，所以说穴位与五脏六腑的健康是密不可分的。按摩穴位之所以可以治疗疾病，是因为穴位能够将邪气的侵害抵御住，能够对人体的疾病进行防御，并且还能够接受按摩时的刺激治疗。

《黄帝内经》里曾经说过："经络不通；病生于不仁，治之以按摩。"这就说明，在很早的时候，古人就明白了按摩具有疏通经络的作用，比如说按揉足三里，推脾经可以增强消化液的分泌功能等。明代养生家罗洪在《万寿仙书》里说："按摩法能疏通毛窍，能运旋荣卫。"这里的"运旋荣卫"指的就是气血的，其中说的也是按摩穴位能调和经络气血。

那么，我们应该怎样来测试经络是不是畅通呢？

1. 身上的肉捏着是否觉得疼

这是检验经络是否畅通最简便的方法，捏一下自己身上的肉，感觉一下是否疼痛。如果捏的力度适中还感觉痛的话，便是经络不通的表现。在捏的时候要特别注意位于胳膊外侧的三焦经和小肠经的位置，或者是大腿上的肉，如果有痛感的话，这两个部位能够很方便、很明显地感觉出来。

2. 是否具有明显的过血现象

可能有些人并不明白什么是过血现象。很多人可能会有过这样的感受，用一只手紧攥住另一只手的手腕，过了一分钟左右的时候，你会看到被攥住手腕的手掌逐渐从红色变成了白色，而当突然松开手的时候，你会感觉到一股热流一直冲到了手指尖，同时手掌也会从白色变成红色，这种现象就被称为过血。如果过血现象明显，便说明你的经络是通的。

手掌过血与否，是很容易了解的，但是如果是下肢的话就不太好做了。那么应该怎样知道下肢是否过血呢？这就得让别人帮忙了，压住股动脉，过大约一分钟的时间，猛地松开手，看看血是否能够冲到脚趾尖，如果能够冲到脚趾尖，而且过血的感觉是呈圆桶状，前后腿一起过的话，便说明经络是通的。

3. 搓八髎看脚是否会发热

压股动脉，主要是测试你的足三阴经和三阳经的情况，看是否会有明显的过血感觉。如果想要重点测试一下督脉及膀胱经的情况，那么就要使用搓八髎的方法了。所谓八髎，就是八个穴位的统称，即上中下髎，分布在左右两条膀胱经上面。

在那些从来没有做过按摩的人中，经络不通的占大多数，这不仅表现在压股动脉，没有过血的感觉，甚至在搓八髎时也没有脚热的感觉，大部分人都只有屁股热，好一些的能到膝盖。搓八髎的方法是用手掌快速在八髎处进行摩擦，对膀胱经和督脉进行刺激，如果在这个过程当中，脚热了，便说明经络是畅通的。

4. 平躺下肚子塌陷

肚子上集中着人体的很多经络，因此，这个位置的经络能够通畅是非常重要的。那么腹部经络畅通的表现是什么呢？首先是用手捏而不痛，其次是肚子要塌。

所谓的塌，也就是指平躺在床上，能够显出肋骨来，肚子上面所形成的凹陷能够存住水。这样的肚子才是经络畅通的好肚子。

经常按摩这五穴能增强体魄

人体有五个重要的穴位，即气海穴、命门穴、肾俞穴、足三里穴和涌泉穴，这五个穴位对人体健康具有十分重要的作用，经常按摩这五穴有利于增强体魄。下面分别介绍这五个穴位的按摩方法：

1. 按摩"气海穴"

"气海穴"也就是道家所称的丹田部分，为全身的重心，本能的中枢。古代医家对气海穴的作用十分重视，认为丹田之气由精产生，气又生神，神又统摄精与气。精是本源，气是动力，神是主宰，丹田（气海）内气的强弱，决定了人的盛衰存亡。

气海穴在我们的下腹部，身体前正中线上，脐下 1.5 寸处。取穴的时候，将中指和示指并拢，放在肚脐下缘，往直下量取两横指，该处就是气海穴。

有一句俗语叫"气海一穴暖全身"，很形象地说明了气海穴的保健养生作用。中国传统养生经验认为，按摩"气海穴"能使百体皆温，脏腑皆润，关系全身性命。西方研究也认为，按摩此穴可促使肠胃蠕动，气血顺畅，强化肝脏及消化道功能。按摩气海穴的时候，先以右掌心紧贴于气海的位置，照顺时针方向分小圈、中圈、大圈，按摩 100 ~ 200 次。再以左掌心，用逆时针方向，如前法按摩 100 ~ 200 次，按摩至有热感，即有效果。

2. 按摩"命门"和"肾俞"

命门穴，为人体的长寿大穴。命，人之根本也，以便也。门，出入的门户也。命门的功能包括肾阴和肾阳两个方面的作用。现代医学研究表明，命门之火就是人体阳气，从临床看，命门火衰的病与肾阳不足证多属一致。补命门的药物又多具有补肾阳的作用。肾俞穴为肾脏之气输注之处，是治肾疾之重要腧穴，经常按摩有利于身体健康。

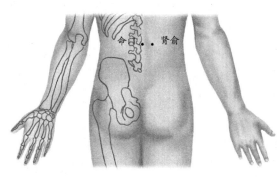

命门穴、肾俞穴

命门穴位于后背两肾之间，第二腰椎棘突下，与肚脐相平对的区域。肾俞穴位于腰部，当第 2 腰椎棘突下，旁开 1.5 寸。经常按摩"命门"及"肾俞"二穴，可以增强肾上腺，有刺激脊椎中枢神经反射的作用，对心、肝、肺、脾、胃、肾和生殖功能，以及循环系统与血压等均有极大益处。并能治疗阳痿、遗精、腰痛、肾寒阳衰、行走无力、四肢困乏、腿部水肿、耳部疾病等症。

按摩命门穴和肾俞穴的时候，将两掌心相对搓至发热，贴着后背第二及第四腰椎两旁 3 ～ 4 寸部位，用力上下摩擦。每做 50 下，再将两手心搓热继续摩擦。并做 4 次，共计 200 下，则周身发热，并有微汗，有极大益处。

3. 按摩 "足三里穴"

足三里是足阳明胃经的主要穴位之一，自古以来，一直被历代医家视为强身保健、延年益寿的重要穴位。传统中医认为，按摩足三里有调节机体免疫力、增强抗病能力、调理脾胃、补中益气、通经活络、疏风化湿、扶正祛邪的作用。

针灸或按摩足三里穴，能提高多种消化酶的活力，并可调节胃肠蠕动，增进食欲，帮助消化；提高淋巴细胞转化率，调节铜锌失调等，预防多种疾病，如头痛、头晕、肥厚性鼻炎、腹痛、腹泻、呕吐、气胀及过敏性疾病等，还能舒筋通络，治疗下肢酸痛，麻木及瘫痪等，能提高人体系统免疫功能，抗癌防衰，延缓老化。

足三里穴位于髌骨下缘 3 寸（可将示指、中指、环指和小指并拢，以中指中节横纹处为准，四指宽度即为 3 寸），胫骨前嵴外一横指（拇指指关节横度）处。

传统灸法中，有"若要安，三里常不干"的说法。可以每天用大拇指或中指按压足三里穴一次，每次按压 5 ～ 10 分钟，每分钟按压 15 ～ 20 次，注意每次按压要使足三里穴有针刺一样的酸胀、发热的感觉。

4. 按摩 "涌泉穴"

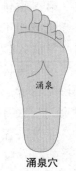

涌泉穴

涌泉穴，为全身腧穴的最下部，乃是肾经的首穴。我国现存最早的医学著作《黄帝内经》中说："肾出于涌泉，涌泉者足心也。"意思是说：肾经之气犹如源泉之水，来源于足下，涌出灌溉周身四肢各处。所以，涌泉穴在人体养生、防病、治病、保健等各个方面显示出它的重要作用。

按摩"涌泉穴"，对大脑皮质神经是一种良好的刺激，能够通过神经反射，使人感到轻松舒适，防治神经衰弱和失眠。同时，能使脚底毛细血管扩张，血液下流，血液循环加快，减轻脑部充血状态，防止脑涨、头晕及脑出血等症。另外，涌泉穴是肾经的起点，具有益精补肾、滋养五脏六腑的作用，经常按摩此穴位，能活跃肾经内气，固本培元，收到延年益寿的功效。

寻找涌泉穴时，可采用正坐或仰卧、跷足的姿势，涌泉穴位于足前部凹陷处第二、三趾趾缝纹头端与足跟连线的前1/3处。按摩涌泉穴俗称"搓脚心"，它是我国流传已久的自我养生保健按摩疗法之一。按摩时，端坐，先将右脚架在左腿上，以右手握着脚趾，再用左手掌摩擦右脚心之涌泉穴位，不计数，以脚心发热为止。再将左脚架在右腿上，以右手掌摩擦右脚心涌泉穴位，也是以脚心发热为止。

同五种脏器相配的五大神穴

随着现代生活节奏加快，人们的精神及体力的压力变得越来越大，经常做保健按摩对身体健康大有益处。自我按摩可调理五脏，但按摩不是按揉那么简单，五个脏器配合五种穴位，在按摩时要讲究"三心二意"，才能取得很好的疗效。

所谓"三心"，是指在按摩润肺、健胃、补肾三个穴位时要用心，以穴位微微出现酸麻胀的感觉最宜，否则会起到反作用。所谓"二意"，是指在按摩护心、养肝的穴位时要自己想象一些美好的画面，如果心烦意乱，会导致心火、肝火上升，影响按摩效果。

下面介绍一下这关系五个脏器的特效穴：

1. 内关穴——护心

内关穴：位于前臂正中，腕横纹上2寸。取穴时，伸开手臂，掌心向上，握拳并抬起手腕，可以看到手臂中间有两条筋，心包经上的内关穴就在离手腕第一横纹上两寸的两条筋之间。内关穴有宁心安神的作用，是中医治疗心脏疾病的首选穴，对调节心律失常有良好作用。按揉此穴不必大力，微有酸胀感即可。

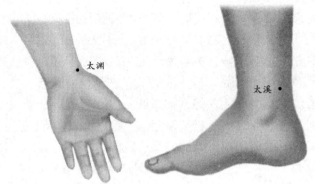

太渊穴、太溪穴

2. 太溪穴、太渊穴——润肺

太溪位于足内侧内踝后方，是内踝尖与跟腱之间的凹陷处。太渊在腕掌侧横纹桡侧，桡动脉搏动处。按摩时，以拇指指腹或示指、中指指腹放在穴位上，其余四指放松，顺时针、逆时针揉动各2～3分钟，可间隔5分钟后再进行按摩。太渊穴能止咳化痰。与太溪穴相配可补肺之阴。

3. 天枢穴——健胃

天枢穴位于肚脐旁2寸，与肚脐处于一条水平线上，左右各有一穴。天枢是胃经上的一大要穴，正好对应肠道，按揉此穴，会促进肠道的良性蠕动，增强胃动力。可用大拇指按揉，力度稍大，以产生酸胀感为佳。

4. 肾俞穴——补肾

肾俞穴在腰部第二腰椎棘突下，旁开1.5寸处。按摩肾俞穴补益肝肾、填精益髓，能缓解遗精、腰膝酸软等。按摩时，手握成拳，以示指第一指节背面为着力点，或手自然展

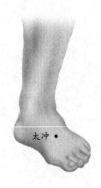
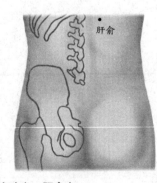

太冲穴、肝俞穴

开，以拇指指腹作为着力点，在穴位上绕圈按揉。每个穴位按摩 3 ~ 5 分钟。

5. 肝俞穴、太冲穴——养肝

肝俞穴在第九胸椎棘突下，督脉旁开 1.5 寸处。肝俞穴听名字就知道是管理肝脏的穴位，如果按压此穴位出现疼痛等不适感觉，就应去医院查查肝脏。刺激此穴利于肝脏疾病的防治。

太冲穴在脚背大脚趾缝第一、第二跖骨结合部凹陷中。此穴是肝经的火穴，能把肝气肝火消散掉，仔细找到最痛的点推揉，助于肝火泄发。

这些穴位是经常会用到的

穴位保健按摩是中医传统治疗方法之一，也是最实用、简便、有效的自然疗法，不受时间、地点、环境的限制，安全有效、无任何副作用，男女老少皆宜，很适合人们自我保健的需求。下面介绍一下自我按摩常用的穴位：

1. 合谷穴

就是虎口，位置在手背示指和大拇指的根骨到二手指跨的中间，偏示指一侧，双手都有。凡是头部疾病，如牙痛、头晕、感冒、口嘴歪斜等均可按摩此穴位。如果牙痛、流鼻血、感冒头痛时，掐掐此穴可缓痛止血。按摩时可用右手拇指按压此穴，直至有酸胀感，拇指亦可以按压转圈，效果好，早晚 2 次，每次 2 分钟。

2. 委中穴

位置在双膝盖后面，凹陷横纹正中一点。此穴的主治疾病为：坐骨神经痛、小腿疲劳、肚子疼痛、脖子酸痛、腰部疼痛或疲劳、臀部疼痛、膝盖疼痛，如有腰和背有不舒服或酸痛等均可找此穴。按摩时，人取坐姿，

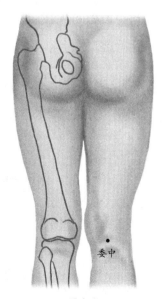

委中穴

157

双脚略往前伸，双手握拳，用示指根骨对准委中穴敲打 2 分钟，早晚 2 次。

3. 内关穴

位置在手掌横纹上 2 寸（即三手指）正中，于两筋的中间，有酸胀感。内关穴的真正妙用，在于能打开人体内在机关，有补益气血、安神养颜之功，对心痛、胸闷、心动过速及过缓、心律不齐、冠心病、心绞痛都有很好效果，还可防止晕车晕船。按摩方法是用拇指顶压下去有酸胀感，可一压一松 2 分钟，早晚各 2 次。

4. 足三里

位于双膝，外膝眼下 3 寸（四手指）劲骨外旁开一手指。此穴不仅对胃肠不适，如胃痛、呕吐、腹泻、便秘有治疗作用，而且还是人体保健强身一大要穴。按摩时用大拇指揿压或转动 2 分钟，早晚各 2 次。

5. 关元穴

位于肚脐下 3 寸（即四横指）。关元穴具有培元固本、补益下焦之功，凡元气亏损均可使用。临床上多用于泌尿、生殖系统疾患，如遗尿、尿频、尿道痛、尿潴留、腹泻等疾病。按摩时可用手中指揿压或先逆时针后顺时针转圈按摩。

6. 劳宫穴

位于双手手心的中间，偏大拇指侧，手握拳时，中指尖顶到的地方就是此穴。劳宫穴五行属火，具有清心火、安心神的作用，用于治疗失眠、神经衰弱等症，对男性遗精、阳痿、早泄，女性月经不调、痛经也有很好的效果。按摩方法是用大拇指对准劳宫穴，按压 2 分钟。

7. 三阴交

穴位在小腿内侧，脚踝骨的最高点往上 3 寸处。三阴交穴位是脾、肝、肾三条经络相交汇的穴位。其中，脾化生气血，统摄血液，肝藏血，肾精生气血。此穴是女性的保健穴，治疗妇科的月经不调，还能调治脾胃虚弱，消化不良，腹胀腹泻，白带过多，子宫下垂，眼袋水肿，小便不利，脚气，失眠等症。每天晚上用力按揉每条腿的三阴交穴各 15 分钟左右，能保养子宫和卵巢。

8. 神阙穴

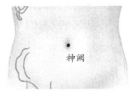

神阙穴

即肚脐，是人体任脉上的要穴，位于肚脐正中。此穴是人体生命最隐秘最关键的要害穴窍，是人体的长寿大穴，能补元气，增强免疫能力。经常对神阙穴进行按摩，可使人体真气充盈、精神饱满、体力充沛、面色红润、耳聪目明。并对腹痛肠鸣、水肿膨胀、泻痢脱肛、中风脱症等有独特的疗效。按摩方法是用大拇指根骨按压肚脐眼，双手重叠按压或转圈 2 分钟，早晚 2 次。

9. 百会穴

位置在头顶正中线与两耳尖连线的交点处。百会穴有健脑，防痴呆及防治头痛、高血压等的治疗功能，刺激此穴有集中精力、增强记忆力之功效。当在办公室感到困倦、难以集中注意力时，不妨用拇指指腹点按此穴片刻，会令人神清气爽。按摩方法是用大拇指端顶住百会穴，揿压或转动 2 分钟。

10. 极泉穴

位于腋窝顶点，腋动脉搏动处。按摩此穴能增强肺活量，提高消化系统的消化能力，并且具有调节循环系统的功效。按摩方法是右手大拇指顶住左手腋窝正中点，左手助右手臂用力顶压，每次 2 分钟，早晚各 1 次。

11. 太阳穴

位于头部眉毛和外眼角之间，向旁 1 寸凹陷处，主要治疗头痛、偏头痛和眼疾。按摩时用大拇指按压头部两边穴位，同时按压或转圈。

12. 风池穴

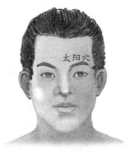

太阳穴

在头额后面大筋的两旁与耳垂平行处。主要治疗头痛、头重脚轻、眼睛疲劳、颈部酸痛、落枕、失眠、宿醉等。按摩时用双手大拇指按压或转圈 2 分钟。

自我按摩保健要长期进行，许多小病、大

病，尤其是各种常见慢性病，通过自我按摩都可以得到防治。按摩的效果因年龄、体质不同会因人而异，但只要长期坚持按摩，对身体有益无害。

任脉上的重要穴位

任脉是奇经八脉之一，与督、冲二脉皆起于胞中，同出"会阴"，称为"一源三岐"。任脉起于小腹内胞宫，下出会阴毛部，经阴阜，沿腹部正中线向上经过关元等穴，到达咽喉部（天突穴），再上行到达下唇内，左右分行，环绕口唇，交会于督脉之龈交穴，再分别通过鼻翼两旁，上至眼眶下（承泣穴），交于足阳明经。

任脉行于胸腹正中，腹为阴，说明任脉对一身阴经脉气具有总揽、总任的作用。另外，足三阴经在小腹与任脉相交，手三阴经借足三阴经与任脉相通，因此称为"阴脉之海"，具有调节全身诸阴经经气的作用。

任脉中的重要穴位非常多，主要有膻中、紫宫、华盖、天突、巨阙等几个穴位，下面分别详细介绍这五个穴位：

1. 膻中穴

膻中穴在胸部，当前正中线上，平第四肋间，两乳头连线的中点。膻中穴是心包募穴（心包经经气聚集之处），是气会穴（宗气聚会之处），又是任脉、足太阴、足少阴、手太阳、手少阳经的交会穴，能理气活血通络，宽胸理气，止咳平喘。现代医学研究也证实，刺激该穴可通过调节神经功能，松弛平滑肌，扩张冠状血管及消化道内腔径等作用，能有效治疗各类"气"病，包括呼吸系统、循环系统、消化系统病证，如哮喘、胸闷、心悸、心烦、心绞痛等。《黄帝内经》有谓"膻中，喜乐出焉"，就是喜悦的心情从膻中迸发出来，它是引发人体悲伤的一个要穴。如果心里难受而哭不出来，就可以自己揉膻中穴，再想想不愉快的事情，就可以大哭一场，把心中的郁结之气排遣干净，整个人也会为之轻松不少。

2. 紫宫穴

紫宫穴在胸部，当前正中线上，平第二肋间。宽胸止咳，清肺利咽。紫宫意即它是心脏的一个宫殿，因而可以调治、养护心脏。主治病症为：咳嗽气喘、胸胁支满、胸膺疼痛、心烦、喉痹咽塞、吐血、呕吐痰涎、饮食不下、支气管炎、胸膜炎、肺结核等。

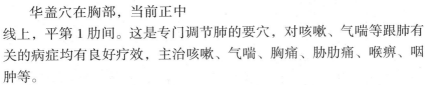

紫宫穴

3. 华盖穴

华盖穴在胸部，当前正中线上，平第 1 肋间。这是专门调节肺的要穴，对咳嗽、气喘等跟肺有关的病症均有良好疗效，主治咳嗽、气喘、胸痛、胁肋痛、喉痹、咽肿等。

4. 天突穴

天突穴位于颈部，当前正中线上，两锁骨中间，胸骨上窝中。人的呼吸靠的是肺，肺在胸腔，而天突穴是在胸腔最上面的喉头上，相当于肺与天气相通的通道，清气从这里进入肺，浊气又从这里呼出。经常觉得气阻、有梅核气的人可以多揉揉天突，这个穴对于慢性咽炎、咳嗽气喘都有不错的疗效。

5. 巨阙穴

巨阙穴位于上腹部，前正中线上，当脐中上 6 寸。此穴为任脉上的主要穴道之一，指压此穴，对于治疗胃肠疾病很有疗效。巨阙穴还有一个最大的作用就是治疗口腔溃疡。在临床上，口腔溃疡很多都是由于心火旺盛造成的。中医说舌为心之苗，当心火旺盛时，当然会在口腔内和舌头上有所反应。每天在巨阙上按摩 3 ~ 5 分钟，坚持两三天就可以将邪火驱逐出去，治愈口腔溃疡。

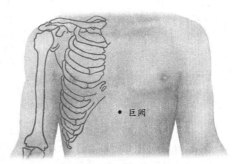

巨阙穴

顺时针按，还是逆时针按

按摩是中医治疗疾病的一种方法，也是很多人缓解身体疲劳的方法，经常见到人们动不动就揉两下。那么按摩究竟是要顺时针还是逆时针呢？

其实，穴位按摩方向不同，效果也不同。中医穴位按摩的原则是实证时应该顺时针按摩，是为了泻；虚证时应该逆时针方向按摩，是为补。

腹部按摩的保健养生原理是调整人体阴阳气血、改善脏腑功能。《黄帝内经》说："背为阳，腹为阴。"腹为五脏六腑所居之处，又是阳中之阴，有脾、胃、肝、胆、肾、膀胱、大肠、小肠等分布，又有足太阴、足厥阴、足少阴、任脉等经脉循环。腹部被喻为"五脏六腑之宫城，阴阳气血之发源"。腹部按摩可使胃肠及腹部肌肉强健，促进血液及淋巴液循环，使胃肠蠕动加强，消化液增多，淤积之处消失，人体得以健康、益寿，达到养生保健的目的。足三里穴是按摩腹部经常使用的一个穴位。当胃肠不舒服时，需要按摩足三里穴，但是要区分实证和虚证。

当实证时，患者表现为舌苔发黄、舌苔较厚、口臭便秘等，此时按摩右侧足三里穴时，要从左侧开始，顺时针按摩。按摩腹部能够治疗便秘就是这个道理，这是因为顺时针按摩是顺着结肠位置的走向，通过按摩刺激增加结肠蠕动，使粪便到达直肠部，刺激肠壁神经感受细胞传入大脑，产生便意。需要注意的是，不要在过分饥饿或饱餐的情况下进行，体弱者可采用平直仰卧位进行按摩。

当虚证时，患者表现为舌苔淡、舌苔较薄、容易腹泻，那么就要采取逆时针按摩。逆时针按摩是逆着结肠方向，这样是为了补，阻止腹泻。

自我按摩时需要注意以下三点：

（1）按摩时以中指和环指在皮肤上轻轻画圈，轻到再轻就无法触摸的程度，手指移动要有韵律感，切忌过分摩擦表皮。

（2）按摩方向应沿肌肉生长方向，轻缓地、有韵律地进行，皱纹同肌肉走向是呈直角的，手与皱纹呈直角运动，也就是顺着肌肉的走向。如果皱纹是纵向的，就横着按摩；如果皱纹是横向的，就竖着按摩。

（3）按摩的时间不宜过长，一般在5分钟左右即可。在毛孔张开时按摩效果最好，所以最好在洗澡或洁面后按摩。此外，用热毛巾敷一下也可以收到同样的效果。

自我按摩不可以随便用力

在通过自我按摩进行防病、治病的时候，首先要做的工作便是选穴，在选好穴位之后就要开始进行按摩了，不过对不同的穴位进行按摩的时候，力度也是各不相同的，大体上要遵循以下这几个原则：

1. 先轻后重

在对身体进行按摩的时候，一定要注意先轻后重，这样便能够让身体有一个适应的过程。人的承受能力是不同的，用这种方法来测试身体的忍耐力能很好地确定按摩力度的极限。

2. 宜慢不宜快

按摩穴位时，要注意保持一个柔和的速度，力度要均匀，太快就会显得生硬粗暴甚至还会产生不良反应。

3. 胖人用力要略重

胖人的脂肪层较厚，所以对于外来的压力会有一定的缓冲力，胖人在进行自我按摩的时候，只有用力略重才能够起到治疗的效果。

4. 不要对穴位用力太大，以免造成不良反应

开始按摩穴位的时候，注意用力要轻，然后再逐步加大力量。按摩不同的身体部位的时候，要使用不同的力度，如腰部、臀部、腿部力度可大；胸前、腹部力度适中；脑部的穴位要略微轻柔，但也不能太轻；肾部不能拍打、击打。另外，年轻人力度可加大，老人、小孩力度要减小。总之，以按摩时有适度的酸胀、麻木、舒适感为宜。

5. 按揉头部穴位时力量要分外轻

位于人的头部的肌肉都很薄弱，感觉也比较敏感，所以在对头部进行按摩的时候，注意用力一定要轻，但是太轻，以至于没有感觉的话也是起不到治疗效果的。而按摩那些肌肉丰厚的臀部、四肢部位时，则要进行深按、重按。

用身体的尺子定位穴位

可能很多人都会有这样的困惑：穴位的位置都是固定的，但是为什么我就取不准呢？下面就告诉大家定位的方法。其实很简单，这个尺子就在我们自己的身上，随身携带，随处可用。

首先我们要了解自己身上的一些标志，包括固定的和活动的。

固定的标志就是身上各部位由骨节和肌肉所形成的突起、凹陷、五官轮廓、发际、指甲、乳头、肚脐等。通过这些固定的标志便可以确定一些穴位。如在头部以五官、眉和发际为标志，两眉之间取印堂；背部以脊椎棘突和肋骨等为标志，第七颈椎和第一胸椎之间取大椎；胸腹部以乳头、胸骨剑突和脐孔等为标志，剑突与脐连线中点取中脘，两乳头之间是膻中；四肢以关节，骨踝为标志，阳陵泉在腓骨小头前下方，昆仑在外踝后凹陷处等。

活动的标志是指由于活动而在关节、肌肉、皮肤出现的凹陷、空隙、皱纹等。也就是要想找到这些位置可能需要特殊的活动姿势。比如说听宫这个穴位取穴时就需要张口，这样耳屏前就会出现凹陷，也就是听宫的位置。

再者就是以身体突起的骨节为标志。

不同骨节之间的距离都是固定的，不管男女老少，高矮胖瘦，对于同一个人来说，都可以用这个为标准来量自己的尺寸。这也就是中医常说的"骨度分寸"。常用的骨度分寸如下：

头部：前发际至后发际12寸；如前后发际不明，从眉心量至大椎穴为18寸；眉心至前发际3寸；大椎至后发际3寸；前额两发角之间为9寸；耳后两乳突之间为9寸。

胸腹部：两乳头之间8寸；胸骨上窝至胸剑联合中点9寸；胸剑联合至脐中8寸；脐中至趾骨联合上缘5寸；腋窝顶点至第11肋游离端为12寸。

背腰部：两肩胛内缘之间为6寸；两肩峰缘之间为16寸。

上肢部：腋前纹头至肘横纹9寸；肘横纹至腕横纹12寸。

下肢部：耻骨联合上缘至股骨内上髁上缘18寸；胫骨内侧髁下缘至内踝尖13寸；股骨大转子至腘横纹19寸；臀横纹至腘横纹为14寸；

腘横纹至外踝尖 16 寸。

还有一个方法就是用自己的手做尺子来量自身的尺寸，这叫"手指同身寸"。

我国古人很早就有"布手知尺，布指知寸"的说法。常用的有以下三种：

中指同身寸：将中指弯曲，指尖触及拇指，以中指节侧面两横纹尽处为 1 寸。

拇指同身寸：是以拇指指关节的横度作为 1 寸。

横指同身寸：又名"一夫法"，是将示指、中指、环指和小指并拢，以中指中节横纹处为准，四指的宽度为 3 寸。

拇指、中指屈曲成环形，中指第二指节两端纹头之间为 1 寸。

大拇指指间关节宽度，为 1 寸。

示指到小指，四指距离，为 3 寸。

最后还有一种取穴方法，那就是简便取穴法。

比如说立正姿势，双手下垂，这时中指指端所指的位置就是风市穴。这种方法很适合初学者。不过，并不是所有的穴位都有简便的取穴方法，而且这种方法只是一种辅助的方法，在使用的时候我们还需要结合前面提到的几种方法。

虽说每个人的高矮胖瘦各不同，但自己的身体，只有自己最了解，所以这些方法都是用自己的身体为标准来量身体取穴位。同时，还有一点要提醒大家注意，那就是这些方法在应用的时候要灵活使用，还要互相结合，否则可能会长短失度。比如说条口穴在外踝尖上 8 寸，这时我们如果用手指一寸一寸地量，很容易出现偏差，但是换一个角度想想，外踝尖和腘横纹之间是 16 寸，我们只要找到中点就可以了，这样问题就简单了。再举一个例子，比如说足三里，在犊鼻下 3 寸，犊鼻很容易就找到了，这个 3 寸我们直接用"一寸法"一量，很容易。但是如果还是要按腘横纹和外踝尖 16 寸，取 3/16 来找足三里的话，那可能很难找准确了。

按摩时的取穴原则

当人体生理功能正常的时候，穴位是人体气血的流注之所；当人体生理功能失调的时候，穴位又成了邪气聚集之地。所以说，当人生病的时候，可以通过对穴位进行按摩来将邪气祛除，从而使人体的经脉通畅、气血顺畅、脏腑平和、阴阳平衡。

对于特定的穴位进行按摩在治疗与这个穴位临近的病症的同时，也可以对远部的疾病起到治疗作用，既可以治疗局部病症，同时也可以改善全身的机体功能。

中医的治病之道是以阴阳、脏腑、经络和气血等学说为依据的，"经脉所通，主治所及"，所以按摩时要遵循"循经取穴"的原则，这基本上可以分为临近部取穴、远部取穴和随证取穴三个原则。

1. 临近部取穴

所谓临近部取穴，指的就是在病痛部位的周围取穴，人体上有着许多和人的病症相对应的穴位，如眼睛的疾病则可以按摩眼睛周围的睛明穴、球后穴、攒竹穴，胃病则可以按摩胃周围的中脘穴，鼻子上的病症可以按摩鼻子周围的迎香穴、巨髎穴，面部神经麻痹可以按摩面部颊车穴、地仓穴等。

2. 远部取穴

所谓远部取穴，指的就是按摩离病痛部位较远的穴位，还有一些穴位，不光能治它周围的病，而且能治疗此穴所在静脉上的远部部位疾病。例如，手掌上的合谷穴不但能治疗手部病症，而且能治疗头、颈等部位的疾病；咳嗽为肺系疾病，可以按摩手太阴肺经上的尺泽穴、鱼际穴、太渊穴和足太阴脾经上的太白穴；胃脘疼痛属胃部的病症，但可以按摩足阳明胃经上的足三里穴和足太阴脾经上的公孙穴；面部疾病可以按摩手上的合谷穴；目赤肿痛可按摩脚上的行间穴；久痢脱肛可按摩头顶的百会穴；急性腰扭伤可按摩鼻子下的水沟穴等。

3. 随证取穴

所谓随证取穴也可以被称为对证取穴，指的是根据身体的症状或者是病因病机而取穴，这时候的取穴是根据经络理论和穴位的主治功能来进行的。如通过按摩来治疗发热、失眠、多梦、自汗、盗汗、虚脱、抽风和昏迷等病症的时候，有时是非常难以选取穴位的，这就需要对病症进行辨证分析，看看病症能够归属于哪些脏腑和经脉，然后再根据一定的选穴原则进行选穴治疗。比如说由于心肾不交而造成的失眠可以选用神门穴和太溪穴；身体发热可以选用大椎穴和曲池穴；痰多的患者可以选用丰隆穴。还有一些穴位是具有双向调节作用的，比如说天枢穴既可以改善腹泻，又能够改善便秘；内关穴既可以缓和心率过慢，同时也可以缓解心率过快的症状；另外，足三里穴和关元穴等则可以被按摩来增强身体的免疫力。

配穴要注意的事项

选取两个或者两个以上，具有相同或者是相近的主治功能，同时还具有协同作用的穴位进行配伍应用的方法被称为配穴。在进行按摩的时候，穴位配伍得是否得当，将会直接影响到对疾病的治疗效果。

在进行配穴的过程当中，一般都会将主穴和配穴进行区分，穴位之间的配合也尽量做到少而精，这都是穴位按摩中要注意的。在穴位的搭配中常用的原则有本经原则、同名原则、表里原则、上下原则、前后原则、左右原则，以下便对这些原则进行简单的介绍。

1. 本经原则

将两个或者是几个位于同一个经脉之上的穴位挑选出来，共同进行按摩的方法便是本经配穴的原则，这种按摩的方法很适合某脏腑或经脉发生了病变但未涉及其他脏腑的情况。例如有肺部疾病时就可以采用位于同一条经脉上的中府穴和尺泽穴、太渊穴一起按摩。

2. 同名原则

同名配穴原则中所说的"同名"指的是如手阳明经和足阳明经这样的经脉名称相同的经络。在中医理论中，同名经有"同气相通"之说，所以它们也适合配合在一起用来治病。

比如说，当牙痛的时候就可以采用将手阳明经上的合谷穴和足阳明经上的内庭穴一起按摩方法进行治疗；头痛时则可以采用手太阳经上的后溪穴和足太阳经上的昆仑穴一起按摩等。

3. 表里原则

表里配穴按摩的原则就相当于是中医里面所讲究的阴阳，即某个脏腑有病变时采用其表里经上的穴位一起进行按摩。例如，因为肝经与胆经相表里，肝发生病变的时候，可以把肝经上的太冲穴和胆经上的昆仑穴一起选出进行按摩。

4. 上下原则

以腰部为分界线，将上半身和下半身的穴位相结合进行按摩的方法被称为上下配穴原则，这个原则也可以解释为将腰部以上或者是上肢部位的穴位与腰部以下或者是下肢部位的穴位配合起来进行应用的方法。上下配穴法在临床上应用广泛，例如胃病就采用胳膊上的内关穴和小腿上的足三里穴；牙痛则采用胳膊上的合谷穴和脚上的内庭穴；脱肛则采用头上的百会穴和臀上的长强穴等。

5. 前后原则

将胸腹和背腰上的穴位配合按摩的原则被称为是前后配穴原则，又被称为"腹背阴阳配穴法"。在治疗脏腑类的病症时，大多采用这种方法进行选穴。比如，若是胃痛则可取胸腹上的中脘穴、梁门穴和腰背上的胃俞穴和胃仓穴；再如，哮喘病患者可以用胸腹上的天突穴和膻中穴配合腰背上的肺俞穴和定喘穴一起按摩。

6. 左右原则

以身体左右两侧的穴位相结合来按摩治疗的原则便是左右配穴的原则。比如说，在胃痛的时候，可以选取身体两侧的胃俞穴以及足三里穴共同进行按摩；心脏不舒服的时候可以把两侧的心俞穴和内关穴共同选出来，一起进行按摩。还有一种情况，如果左边的脸出现了面瘫，就可以取左侧的颊车穴和地仓穴，同右侧的合谷穴相配合来进行按摩治疗；如果左侧头痛则可以选取左边的头维穴和曲鬓穴，同右侧的阳陵泉穴相配合，共同按摩进行治疗。

这种反应，是按摩见效的表现

在按摩后，人体除得到相应的治疗保健作用外，还会出现一些特殊反应，疲劳和兴奋可能会反复交替出现，快者一次，慢者要好几次，这种现象与个人的体质和性格有关。个性强、固执、常喝酒、习惯吃西药的患者反应较慢。临床经验证实，这些反应大都属正常的良性反应，常见按摩后的正常反应有以下几种：

（1）身体感觉非常轻松，充满活力，睡眠质量高，体力增强，这是最佳的按摩反应。

（2）按摩后人很兴奋，睡不着，但精神还好。这是因为按摩使新陈代谢功能加强，一些衰老细胞代谢燃烧所产生多余的能源，使人振奋而睡得少。

（3）感觉疲倦，很想睡觉，多梦，好像生了重病。此反应表示机体的生理功能正在进行自我调整，处于"保护性抑制"状态中，这是正常反应。

（4）胃口大开、食欲增加，这是新陈代谢增强，身体需要更多能源、营养素来修补损伤康复中的细胞组织，但注意不可过量进食，以免给消化系统增添负担。

（5）想找人沟通，舒解心结，这是最好的现象，因为许多病都是压力、心结所引起，能排出心中的毒素，恢复的速度会比较快。

（6）身体某些部位有发凉、冒寒气的感觉，这是身体在往外排寒气。

（7）鼻黏膜、眼、气管等的分泌物增多，蓄脓者带有臭味，这是净化作用的可喜现象。

（8）由于人体循环的改善，排尿量增加，尿的颜色会加重，可能出现黄、棕色，个别人甚至会出现绿色，而且气味加重，尿质变得浑浊，如果将尿液放置后将出现明显的沉淀物，这些都是毒素、代谢废物排出的良好现象。

（9）大便次数增多，呈黑色，甚至有恶臭、便稀或者易放屁等现象，这是机体在进行自我环保，将垃圾排除，过段时间就没事了。患有子宫颈糜烂的妇女，按摩后白带会大量分泌，如果掺杂红、绿、黑等颜色分泌物，应该找妇产科医师做进一步检查。秽物的排出具有正面效果，不必担心。

（10）脚部的痛觉更加敏感，这也是自我警报系统慢慢恢复正常的好现象，说明机体功能在自行调整，也可以说是按摩的一种效果。继续按摩5~6次后，痛感就会逐渐减轻。

（11）轻微发热，这是体内免疫系统和细菌作战产生的毒素，刺激脑神经所引起的反应，表示免疫系统已恢复作用，一两天后即可恢复正常。尤其是淋巴反射区，如若刺激过度，便会引起发热，甚至会导致脸水肿，按摩时要注意力度的把握。

（12）有的人按摩后会旧病复发，这是把以前还没完全康复，或被药物控制、潜伏着的疾病逼出来，是正在复原中的现象，而不是副作用，不必恐慌。

按摩后，如果出现上述反应，应该了解原因后再继续按摩，以免引起疑虑、恐慌或不信任感，慢慢症状就会好转或消失。一般不需要特殊处理，多喝开水，增加营养，并坚持按摩治疗。

找对方法，处理异常反应

按摩作为一种常用的治疗手段，对很多疾病有着良好的效果。按摩简便、安全、舒适，易被人接受。但如果对按摩方法、部位等不加以注意，在按压经穴，进行按摩治疗的过程中，有时候会出现不良反应，如晕厥，疼痛加重等，也会受到不应有的痛苦。因此，在按摩前一定要做好一切准备工作，然后根据需要制订正确的按摩方案，认真细致地操作。一旦发生异常情况，要及时采取相应的措施进行处理。

常见的按摩异常反应有以下几种：

1. 晕厥

在按摩的过程中，有的人由于精神紧张或体质特别虚弱或过度劳累、饥饿，或手法过重过强，可能会突然出现头晕目胀，心慌气短，胸闷泛呕，严重者四肢厥冷，出冷汗，甚至晕倒等现象。这时候，应该立即停止按摩，患者取头稍低位，轻者静卧片刻或服温开水或糖水后即可恢复，重者可配合掐人中、老龙、十宣或送医院就诊。

为了防止昏厥的发生，体质虚弱的患者和神经衰弱的患者，在进行自我按摩治疗时应该采用轻柔的手法，精神紧张的患者应该在按摩之前消除思想顾虑，饥饿的患者应该先进食或喝些糖水再进行自我按摩治疗。

2. 皮肤破损

有的人在接受按摩的过程中，局部出现皮肤发红、疼痛、破裂等现象。这时应该立即停止手法治疗，同时做好皮肤的消毒和保护，防止感染的发生。

3. 皮下出血

由于按摩手法过重，或时间过长，或本身有血小板减少症，或老年性毛细血管脆性增加，在按摩部位可出现皮下出血。这种现象如果在局部出现，一般不必处理，若局部青紫严重者，待出血停止后可用缓摩法消肿散瘀。

4. 疼痛加重

对腰痛、腿痛、背痛等症状，如果按压手法过重，或第一次按压，有可能疼痛反而加重，一般情况下，痛感会在一两天后消失，原来的病症也有可能一起消失。当然，手法应轻柔和缓，以自己感觉不是非常痛苦为宜，特别是腰的肾脏解剖部位，切忌用蛮力进行按压。

5. 岔气与肌肉损伤

体位不舒适，按压用力过猛，患者肌肉紧张也都可能造成肌肉损伤或者是岔气，当出现岔气时，要请人配合自己的呼吸对上肢进行牵拉，或者是推压后背以减轻痛感。对于肌肉皮肤损伤，可用红花油轻涂血瘀处一两次即可。

6. 疲乏

有的人在按摩治疗后会产生疲倦，其实这是人疲倦的自我调节，也说明按摩是作为一种外力介入的泻法。做完手法后要多喝水，休息片刻后即可恢复，亦可配合头面部手法操作，如推抹前额，抹眼眶，按揉太阳穴、风池、肩井等。

7. 烫伤

由于湿热敷不当，局部出现水疱而发生局部烫伤。这时应该立即停止湿热敷，轻者涂抹油剂，重者用无菌注射器抽出水疱内的液体（不必剪去表皮）。

8. 骨折

由于手法过重或过于粗暴导致骨折，应该立即停止按摩，按骨折处理原则及时整复固定。

按摩治疗时，用力要先轻后重，不要用蛮力、暴力随意重压猛拍，应按照规范动作的要求，这样才能避免不良反应的出现。

取穴时的常见问题释疑

在按摩之前进行取穴的时候，可能大家心里都会有一些疑问，只有将这些问题弄清楚了，才能够顺利地找到穴位，令按摩得以顺利进行。

首先，穴位的位置是否就像图上所画的那样，就是一个小点。

对于大多数不了解中医和按摩的人来说，他们可能会觉得人体的穴位只是一个很小的点，而且位置必须要跟图谱上的分毫不差，其实这种观点是不对的。事实上，你可以把穴位想象成一个很小的区域，而不是一个点，这样你就不觉得找穴位很困难了。按摩的时候只要对这个小区域施力，就会取得治疗和保健的效果。当然，如果你能找到穴位的准确位置，治疗的效果就更有保障了。

其次，如何知道自己找对了穴位。

当你在按压穴位的时候，如果能够感觉到紧张、酸胀、麻木和疼痛，再加上感到疼痛得到缓解或者疲劳得以消除，就说明你的穴位找对了。这种感觉在中医上称为"得气"，是按压到穴位时才会有的特殊感觉。

再次，每个人身上的穴位位置是否都相同。

我们每个人的体形以及体格都不是完全一样的，所以每个人穴位的具体位置也不是完全一样的。仔细看看穴位图谱就会知道，穴位是以人体正中线来划分的，是左右对称的。所以除了正中央的穴位外，其他穴位都是左右各有一个。即便是这样，同一个人的人体左右两侧的穴位也并不完全对称。比如说，如果一个人的身体的左半侧出现了病症的话，那么这个人身体左边的穴位在按压的刺激下便能够呈现出疼痛的反应，但是与此同时右边的穴位却没有任何反应。所以，在寻找穴位的时候一定要切记：不仅每个人身上的穴位位置是不一样的，即便是同一个人的身体左右两侧的穴位也并不是完全对称的。

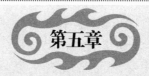

自我按摩的常用工具及姿势

自我按摩常用的介质

自我按摩也称"自我按摩""保健按摩",指应用各种按摩手法在自己身体的一定部位上进行按摩,以放松肌肉或防治疾病,如预防近视眼的"眼保健操"。按摩时,为了减少对皮肤的摩擦损害,或者为了借助某些药物的辅助作用,可在按摩部位的皮肤上涂些按摩介质,如液体、膏剂或洒些粉末等,也称按摩递质。

按摩时应用介质在我国有悠久的历史,早在《黄帝内经》中就有"按止以手,摩或兼以药"的说法,《圣济总录》说:"若疗伤寒以白膏摩体,手当千遍,药力乃行,则摩之用药,又不可不知也。"以药物为介质在人体体表的一定部位或穴位施以手法,药物助手法以提高治疗疾病的效果的一种按摩方法称为膏摩。由于介质按摩对皮肤的刺激性较小,而且毒副作用较小,所以,在小儿按摩中应用尤为广泛。

目前,按摩临床中运用的介质种类颇多,如冬青膏、葱姜汁、薄荷水等,下面介绍一下常见介质的种类与作用:

(1)滑石粉:即医用滑石粉,是临床上最常用的一种介质,能够润滑皮肤,一般在夏季常用,适用于各种病症,在小儿按摩中运用最多。

(2)红花油:由冬青油、红花、薄荷脑配制而成,有消肿止痛等作用,常用于急性或慢性软组织损伤。

(3)冬青膏:由冬青油、薄荷脑、凡士林和少许麝香配制而成,具有温经散寒和润滑作用,常用于软组织损伤及治疗小儿虚寒性腹泻。

(4)葱姜汁:由葱白和生姜捣碎取汁使用,也可将葱白和生姜切片,浸泡于75%乙醇中使用,能加强温热散寒作用,常用于冬春季及小儿虚寒证。

（5）爽身粉：即市售爽身粉，质量较好的爽身粉可代替滑石粉应用，有润滑皮肤、吸水的作用。

（6）薄荷水：取5%的薄荷脑5克，浸入75%乙醇100毫升内配制而成，具有温经散寒、清凉解表、清利头目和润滑作用，常用于治疗小儿虚寒性腹泻以及软组织损伤，用于擦法、按揉法，可加强透热效果。

（7）白酒：即食用白酒，有活血祛风、散寒除湿、通经活络的作用，适用于成人按摩，对发热病人尚有降温作用，一般用于急性扭挫伤。

（8）麻油：即食用麻油。运用擦法时涂上少许麻油，可加强手法透热的效果，提高疗效，常用于刮痧疗法中。

（9）木香水：取少许木香，用开水浸泡放凉去渣后使用，有行气、活血、止痛作用。常用于急性扭挫伤及肝气郁结所致的两肋疼痛等症。

（10）传导油：由玉树油、甘油、松节油、酒精、蒸馏水等量配制而成。用时摇匀，有消肿止痛、祛风散寒的作用，适用于软组织慢性劳损和痹症。

（11）蛋清：将鸡蛋穿一小孔，取蛋清使用，有清凉去热、祛积消食作用。适用于小儿外感发热、消化不良等症。

（12）凉水：即食用洁净凉水。有清凉肌肤和退热作用，一般用于外感热证。

按摩的时候要根据中医学理论进行辨证，根据证型的不同选择不同的介质。但总的来说可分为两大类，即辨寒热和辨虚实。寒证一般用有温热散寒作用的介质，如葱姜水、冬青膏等；热证用具有清凉退热作用的介质，如凉水、医用乙醇等；虚证用具有滋补作用的介质，如药酒、冬青膏等；实证用具有清、泻作用的介质，如蛋清、红花油、传导油等。其他证型可用一些中性介质，如滑石粉、爽身粉等，取其润滑皮肤的作用。

另外，还要根据病情的不同，选择不同的介质。软组织损伤，如关节扭伤、腱鞘炎等选用活血化瘀、消肿止痛、透热性强的介质，如红花油、传导油、冬青膏等；小儿肌性斜颈选用润滑性能较强的滑石粉、爽身粉等；小儿发热选用清热性能较强的凉水、酒精等。

介质的使用也要区分年龄，一般而言，成年人不论水剂、油剂、粉剂均可应用，老年人常用的介质有油剂和酒剂，儿童常用的介质主要选择滑石粉、爽身粉、凉水、酒精、薄荷水、葱姜汁、蛋清等。

自制家用简易按摩工具

按摩穴位能够防病治病，深受普通百姓的喜爱，但是，由于按摩器材价格昂贵，往往让人们望而却步。其实，在平时生活中，我们身边有很多随手可得的按摩器，方便省事，且效果不错。下面介绍几种生活中的"按摩器"：

1. 核桃

核桃是手掌、脚底的"按摩器"，闲暇的时候，可以手握一个或两个核桃按摩手掌，也可以坐凳子上，光脚踩 4 ~ 5 个核桃按摩脚底，先脚趾、后脚掌、再脚跟，前后左右滚揉核桃，踩揉核桃的强度，即轻重缓急，以自己可耐受的感觉为度，时间不限。

手掌上有很多人体器官的反射区，单单一只手就有 70 多个病理反射区和治疗穴位。手握核桃，通过挤压、摩擦，充分调动所有手部骨骼、关节，就可以刺激按摩手部穴位相关的病理反射点。

同样，双脚附着人体器官、组织结构的全面信息，刺激足部的穴位，每一区域都会通过经络反射传导至五脏六腑上，从而打通人体经络、调理器官组织功能、和谐气血，养生而延缓衰老。这样的按摩可使内脏不断受到良性刺激，逐渐强化其功能，还可增强末梢血管的舒缩能力，对常常感到手脚冰凉、麻木者或老人都非常适宜。

2. 米粒

人体许多器官都在耳朵上有反应点，我们称之为耳穴。通过刺激相应的位置就可以治疗相应的疾病。米粒可用作耳朵按摩。按摩时，用米粒对耳朵上的穴位按压 2 ~ 3 分钟，再用胶布贴敷固定。次日上班前重复按摩后取下即可。时常感到眼睛酸困不适的人，可用一小片胶布将米粒贴在耳垂中央的"眼"穴，每日三餐饭前半小时以拇指按压 10 次，每贴 5 天休息一天，再更换新的，有健脑、聪耳、明目、补肾等保健作用，20 天后效果明显。

3. 木梳

头是手三阳经和足三阳经会聚的部位，同时也是人体其他经脉、几十个穴位和十余个特定刺激区集合的地方，有"诸阳之会"的美称。

用木梳梳理头发，可以疏通气血、醒目怡神。如头痛、偏头痛、三叉神经痛或神经衰弱的人，清晨用木梳背由前额经头顶至后颈、自中间向两边轻轻叩打头皮 3 ~ 5 分钟，继而用梳齿以适当的力度、同样的顺序反复梳头，每次 5 ~ 10 分钟，对病症有缓解作用。

4. 擀面杖

中医里有一种穴位叫"阿是穴"，这类穴位一般都随病而定，多位于病变的附近，也可在与其距离较远的部位，没有固定的位置，穴位的具体位置就是疼痛点。点、压"阿是穴"是最简单、快捷的止痛方法。

擀面杖可用作酸痛点的按摩，按摩时，手持一根小擀面杖的一端，用另一端对着不舒服的地方进行点、按、压，然后对着局部肌肉轻轻叩击。使用时，力度应适中，否则旧痛未除，新痛又起。劳累了一天，用擀面杖这样一点、一压，酸痛就会慢慢缓解。

5. 圆珠笔

足三里穴是一个强壮身心的大穴，传统中医认为，按摩足三里有调节机体免疫力、增强抗病能力、调理脾胃、补中益气、通经活络、疏风化湿、扶正祛邪的作用。足三里穴位于外膝眼下四横指、胫骨边缘，腿屈曲时，膝关节外侧有一块高出皮肤的小骨头，从这里直下四横指就是足三里穴。圆珠笔可以用来点按足三里穴，每天抽空用圆珠笔笔杆的钝头按压足三里穴 2 ~ 3 分钟，能够起到强身健体、延缓衰老的作用。

6. 牙签

牙签可以用来刺激穴位，使用单个牙签，或者是将牙签绑成一束，都可以进行穴位按摩，增强按摩效果。在刺激不同部位的时候，可以将牙签尖的和圆的部分分开使用。

7. 冰块

当因扭伤或者擦伤而导致发热，或是出现了严重的肩膀疼痛时，比较适合进行冷敷，这时候，可以使用冰袋对患处进行贴敷。

8. 夹子、软毛刷

使用夹子将疼痛的部位夹住，可达到同捏法一样的治疗效果；用软毛刷沿着经络的循行线进行梳理或刷擦，可以取得同摩法或者擦法相同的效果。不过在使用夹子和软毛刷进行按摩的时候，一定要注意把握力度的大小，不要划伤皮肤。

9. 电吹风

电吹风所吹出的温风能够代替热敷的效果或是艾灸的效果。在吹的时候要对准穴位或者是不适的地方，而且一定要注意将吹风机同皮肤保持15厘米左右的距离，当皮肤感觉到灼热的时候要将吹风机移开，待灼热感消失之后再继续进行，以免烫伤皮肤，还要记得一定要沿着经脉吹。

增强刺激的按摩工具

在使用按摩工具进行按摩的时候，除去一些常用的工具之外，有时候还需要采用一些特殊的工具，这种类型的工具能够增强刺激，令按摩事半功倍。

1. 颈部按摩器

把颈部按摩器的球状部位抵住疼痛部位，双手握住按摩器的两头进行按摩。

2. 腰部按摩器

将按摩器的凸起抵住疼痛部位，双手握住按摩器两边进行按摩。

3. 按摩滚轮

通过滚轮，可以进行揉法、击打法按摩。

4. 击打棒

用击打棒对身体进行击打，可以消除肌肉的酸痛和疲劳。由于击打棒比较温和，因此不必担心使用击打棒会对身体造成伤害。

手部按摩的辅助工具

手部具有丰富的经络穴位，在人体的十二经脉当中，有六条经络直达手指端，通过经络的表里络属、循行交接，人体气血在经络中循环无端，这就使手部通过"内属于脏腑，外络于肢节"的经络系统同人体的四肢百骸以及脏腑器官有机地联为了一体。不仅通过手部的皮肤纹理、色泽、形态可以辨病，指压按摩手部的穴位同样也可以使疾病得以康复。

手部按摩是一种自然疗法，主要是通过对手部穴位进行按摩以达到治病、防病的目的。手部的生理特点决定在对手部进行按摩的时候，可以使用一些特定的工具来进行。这样，轻轻松松便可以对手部穴位进行刺激，起到防病、治病的作用了。

1. 按摩戒指

将手指穿过戒指圈，以此来按压手指穴位。

2. 网球、高尔夫球

用手掌夹住网球，来回在掌心做运动，可以达到刺激穴位的目的。除此之外，网球还可以被用来按摩脊椎骨两侧的穴位。在仰卧的时候，将网球放到背部穴道的位置，借助网球的弹性和身体的重量，可以令穴位获得充分的刺激。如果想要加大力度，也可以使用高尔夫球。

脚部按摩的辅助工具

人体的各个器官在足部都具有相应的反射区，足部共有60多个穴位，因此足又被称为人体的"第二心脏"。有目的地刺激足部的相应反射区能够调节神经反射、改善血液循环、调节内分泌，改善人体各个部位器官组织的运转，增强免疫功能，提高人体对疾病的抵抗力和自我康复能力，具有防病治病、养生保健的功效。

一些专为足部打造的按摩工具，能够有效地辅助足部按摩的进行，完成人手无法完成的细致按摩。

1. 夹趾器

用脚趾夹住按摩器进行穴位按摩。

2. 脚底按摩器

将按摩器放在脚下，脚踩在上面，其凸起的部分可以对脚底进行按摩。

3. 按摩踏板

脚踩在踏板上面用力的时候，可以利用其高低不平的凸起来刺激穴位。

科学使用按摩椅

作为新兴保健用品的按摩椅，对消除人体疲劳有一定的作用。一天的劳累工作后，来几下力道适当的揉捏，就会神清气爽。因此，很多人都开始购买按摩椅。一感到累了，往按摩椅上一坐就是一个多小时，其实这是不科学的。

　　人工按摩能够疏通经络，使气血循环，保持机体的阴阳平衡，所以按摩后可感到肌肉放松、关节灵活，使人精神振奋、消除疲劳，对保证身体健康有重要作用。对正常人来说，人工按摩能增强人体的自然抗病能力，取得保健效果。但按摩椅的机械按摩与人工按摩是不同的，按摩椅的原理是利用机械的滚动力作用和机械力挤压来进行按摩，它虽有几个触点，但不能选穴、点穴和进行类似人工的动作，只是模仿人"揉""捏"的动作。因此，它只能消除疲劳、减轻不适，起到放松作用，不会有治疗作用，而且它的力道不易控制，力道小时，作用不大，力道大时则会使肌肉疼痛。人工按摩可以达到治病的效果，但机械按摩只可以起到放松效果。

　　当然，有一部分人并不适合使用按摩椅，如心脏病、高血压患者及骨质疏松患者。因为按摩可使人体的血液循环速度加快，容易导致心脏病和高血压患者发病；而骨质疏松者则由于缺钙等原因，易导致骨质变脆，按摩力道大了，特别容易引发骨折，因此不要刻意追求更大按摩力度。再就是局部皮肤破损、溃疡、出血及结核、肿瘤患者也不适合使用按摩椅。另外，在过饥、过饱、酗酒或过度疲劳状态下的人也不适合使用按摩椅。

　　在购买按摩椅的时候要选择一个与自己体型相称的按摩椅。如果太大或太小就不能使按摩椅按摩到相应的身体部位。因为按摩椅主要是用来放松和保健的，所以选购时应考虑它的功能是否全面，注意其按摩身体部位的调整、速度调节、强度调节功能；背椅、腿托自动升降调节，腿托伸缩功能；坐姿、腿姿和按摩体位调整；按摩宽窄度的调整等。

　　此外，在使用按摩椅的时候还要注意以下事项：

　　（1）使用按摩椅的时候，身心要放松，按摩时除思想应集中外，尤其要心平气和，全身不要紧张。

　　（2）使用按摩椅之前，要调整椅子按摩的力度，因为用力过小起不到应有的刺激作用，过大易产生疲劳，且损伤皮肤，按摩力量和次数要由少到多，由轻渐重。

　　（3）要掌握好按摩的时间，每次以20分钟为宜，最好早晚各一次，如清晨起床后和临睡前。按摩时间不宜过长。

自我按摩的常用姿势

在进行自我按摩的时候，一定要注意根据不同部位的穴位而采用不同的姿势，这样才能够令自我按摩变得方便、简单、易行。像坐在椅子上或者是床上、跪坐在地板上、仰卧在床上等都是一些比较常见的自我按摩姿势。

一般情况下，在进行头面部、颈部、胸腹部和上下肢的穴位按摩时比较容易进行，只要根据具体需要用双手的手指指腹或者是指尖对相应的穴位进行按摩即可。但是在进行腰背部按摩的时候，操作难度便会变得较大，所以便需要采取一定的特殊姿势才能令按摩得以进行。

常见的腰背部自我按摩姿势如下：

（1）仰卧在床上或者是坐在有椅背的椅子上，将双手握成拳，用拳头突出的关节对准腰背部的穴位，利用自身的体重向下或者是向后施加压力。

（2）跪坐在床上或者是地板上，双手叉腰，拇指在后，其余的四指在前，用拇指的指腹对腰部穴位进行按摩。

（3）取跪坐位，头颈尽量向后仰，将双手握成拳状，用拳头上突出的关节来对腰背部的穴位进行按压。

除了以上这些特殊的姿势之外，对于那些不太方便操作的穴位进行按摩时，还可以利用一些小道具来协助进行，像电吹风、按摩棒等，都可以助你一臂之力的。

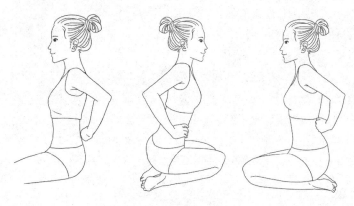

自我按摩的常用姿势

第三篇

对症按摩，简单易做保健康

第一章

日常多发病的按摩疗法

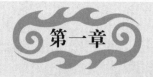 糖尿病

糖尿病是由遗传因素、免疫功能紊乱、微生物感染及其毒素、自由基毒素、精神因素等各种致病因子作用于机体导致胰岛功能减退、胰岛素抵抗而引发的糖、蛋白质、脂肪、水和电解质等一系列代谢紊乱综合征。

◎ 主要症状

糖尿病分为两种类型，也就是通常说的Ⅰ型糖尿病和Ⅱ型糖尿病。主要症状列明于下，其中Ⅰ型糖尿病的病情发展得较快，Ⅱ型糖尿病则更为普遍。

· 口干舌燥。
· 多尿。
· 瞌睡。
· 视力模糊不清。
· 睡眠质量差。

◎ 危险因素

· 遗传。
· 病毒感染。
· 肥胖。
· 体力活动过少。
· 糖刺激、紧张、外伤。
· 过多地使用升高血糖的激素。

◎ 所属科别

内分泌科

◎ 多发人群

中老年人。

◎ 防治原理

糖尿病除了用药物控制病症外，还可利用按摩疗法来增加胰岛素的分泌，加强机体的代谢功能，改善微循环，预防糖尿病并发症的发生。糖尿病初期患者通过按摩可以控制病情；对已经服药 3 ~ 6 个月的患者，配合按摩也可以起到辅助治疗的作用；另外，针对糖尿病的并发症，通过按摩也会有所改善。

◎ 按摩疗法

预防糖尿病的一般按摩方法。

1. 抱腹颤动法

双手抱成球状，两个小拇指向下，两个大拇指向上，两掌根向里放在大横穴上（位于肚脐两侧一横掌处）；小拇指放在关元穴上（位于肚脐下 4 指宽处）；大拇指放在中脘穴上（位于肚脐上方一横掌处）。手掌微微往下压，然后上下快速地颤动，每分钟至少做 150 次。此手法应在饭后 30 分钟，或者睡前 30 分钟做，一般做 3 ~ 5 分钟。这种方法不仅能够降糖、降血压，还可以治疗便秘。

2. 叩击左侧肋部法

轻轻地叩击肋骨和上腹部左侧这一部位，约为 2 分钟，右侧不做。

3. 按摩三阴交法

三阴交穴位于脚腕内踝上 3 寸处，用拇指按揉，左右侧分别做 2 ~ 3 分钟。

以上疗法每天做 1 ~ 2 次。

糖尿病人的自我按摩

已患糖尿病的人也可以通过自我按摩来达到调整阴阳、调和气血、疏通经络、益肾补虚、清泄三焦燥热、滋阴健脾等作用。

糖尿病患者的自我按摩以胸腹部、腰背部、上下肢等部位的经络、穴位为主。一般采用先顺时针按摩 30 ~ 40 次，再逆时针按摩 30 ~ 40 次的方法进行。左右手交换进行或同时按摩。

1. 按摩肾区

清晨起床后及临睡前，取坐位，两足下垂，宽衣松带，腰部挺直，以两手掌置于腰部肾俞穴（第二腰椎棘突下离开 1 寸半），上下加压摩擦肾区各 40 次，再采用顺旋转、逆旋转摩擦各 40 次。以局部感到有温热感为佳。

2. 按摩腹部

清晨起床后及临睡前，取卧位或坐位，双手叠掌，将掌心置于下腹部，以脐为中心，手掌绕脐顺时针按摩 40 圈，再逆时针按摩 40 圈。按摩的范围由小到大，由内向外可上至肋骨，下至耻骨联合。按摩的力量，由轻到重，以患者能耐受、自我感觉舒适为宜。

3. 按摩上肢

按摩部位以大肠经、心经为主，手法以直线做上下或来回擦法为主，可在手三里（肘部横纹中点下 2 寸处）、外关（腕背横纹上 2 寸，桡骨与尺骨之间）、内关（腕横纹上 2 寸，掌长肌腱与桡侧腕屈肌腹之间）、合谷（手背，第一、二掌骨之间，约平第二掌骨中点处）等穴位上各按压、揉动 3 分钟。

4. 按摩下肢

按摩部位以脾经、肾经为主，手法以直线做上下或来回擦法为主，可在足三里（外膝眼下 3 寸，胫骨前嵴外 1 横指处）、阳陵泉（腓骨小头前下方凹陷中）、阴陵泉（胫骨内侧踝下缘凹陷中）、三阴交（内踝高点上 3 寸，胫骨内侧面后缘）等穴位上各按压、揉动 3 分钟。

5. 按摩劳宫穴

该穴定位于第二、三掌骨之间，握拳，中指尖下。按摩手法采用按压、揉擦等方法，左右手交叉进行，每穴各操作 10 分钟，每天 2 ~ 3 次，不受时间、地点限制。也可借助小木棒、笔套等钝性的物体进行按摩。

6. 按摩涌泉穴

该穴定位于足底（去趾）前 1/3 处，足趾跖屈时呈凹陷处。按摩手法采用按压、揉擦等方法，左右手交叉进行，每穴各操作 10 分钟，每天早晚各 1 次。也可借助足按摩器或钝性的物体进行自我按摩。

糖尿病患者的推荐食谱

一、早餐

1. 主食：高纤维馒头或饼等高纤维主食。

2. 副食：

（1）煮鸡蛋或荷包蛋一个。

（2）淡豆浆、牛奶或小米粥可任选一种。

二、午餐

1. 主食：高纤维大米饭、高纤维馒头、高纤维面条或其他高纤维主食。

2.副食：

（1）瘦肉、鱼、鸡、鸭可根据情况选择。

（2）清炒蔬菜、凉拌蔬菜、豆制品等。

三、晚餐

1.主食：

（1）高纤维馒头、高纤维大米饭等高纤维主食。

（2）喜欢喝粥者可根据个人习惯选择小米粥、绿豆粥、红小豆粥等。

2.副食：

（1）蔬菜、豆制品等。

（2）鸡、鸭、肉、鱼等可根据个人喜爱情况选择。

（3）晚上睡觉前喝纯牛奶一杯，约300毫升。

四、说明

（1）每日主食必须吃够，不得少于300克（干品）。

（2）每日所食蔬菜必须依照"糖尿病饮食治疗规则"上指定的品种进行选择，必须吃够500克以上。

（3）每日所食蔬菜品种和副食要多样化，不要单调。

（4）食盐不超过6克，食用油用植物油，不超过18克为宜。

（5）每日主食做到大米、面粉混合食用才有益健康，即一天两顿大米主食、一顿面主食；或一顿大米主食、两顿面主食。

（6）中医养生学认为"汗要出透，水要喝够，便要排清，才能长寿"，所以说糖尿病患者在科学合理饮食的基础上，每天的水要喝够，不要等渴了才暴饮。

饮食注意

（1）不适宜吃精粮；动物内脏、蟹黄、鱼卵、鸡皮、猪皮、猪肠；花生、瓜子、核桃、松子、甘蔗、水果、土豆、芋头、甘薯、藕、淀粉、荸荠等。

（2）烹饪方式最好是清炖、水煮、凉拌等，不可太咸，食盐摄入量6克以下为宜。

（3）忌辛辣；戒烟限酒。

高血压

高血压病是指病人在静息状态下动脉收缩压和／或舒张压增高，即大于等于140/90mmHg，常伴有脂肪和糖代谢紊乱以及心、脑、肾和视网膜等器官功能性或器质性改变，以器官重塑为特征的全身性疾病。

◎ 主要症状

临床上有原发性和继发性之分。本病早期有头晕、头痛、心悸、失眠、耳鸣、心烦、乏力、记忆力减退、颜面潮红或肢体麻木等症状，晚期可发生脑、心、肾等器官的病变。

◎ 危险因素

高血压是家族遗传病，但是医生认为另一些因素也能够引发高血压，这些因素与患心脏病的因素非常相似。

· 年龄增长（当你的年龄增长时，动脉硬化，会诱发高血压）。

· 体重增加。

· 过量饮酒。

· 吸烟。

· 饮食过咸等。

◎所属科别

心血管内科

◎多发人群

本病多见于40岁以上人群，偶也可见于青年人。

◎中医辩理

中医学认为本病属"眩晕""头痛""肝阳""肝风"等病证范畴，并与"中风"有一定联系。多因情志抑郁、精神过度紧张，或饮酒过度，嗜食肥甘厚味等而致肝阳偏亢、痰湿壅盛，或肝肾阴虚、阴阳双虚。

◎按摩疗法

高血压患者在药物治疗的同时，也不妨采用自我按摩疗法来进行防治。通过按摩可以调节大脑皮层功能，改善脑内血液循环，使微血管扩张，血液增加，不仅能降低血压，还能防止动脉硬化。这有效地防止了药物的毒副反应，而且效果明显。

头部按摩法

中医称"头为诸阳之会"，人体十二经脉和奇经八脉都聚会于头部，而且头部有几十个穴位。正确的按摩和一些日常的良好习惯对高血压患者可以起到意想不到的保健作用。

梳头

梳头可以促进头部血液循环，起到疏通经脉、流畅气血、调节大脑神经等作用，对治疗眩晕、失眠、高血压、动脉粥样硬化等疾病也有较好的疗效。

每天早、中、晚各梳头一次，用力适中，头皮各部全部梳理一遍，每次2～3分钟。

推发

两手虎口相对分开放在耳上发际，示指在前，拇指在后，由耳上发际推向头顶，两虎口在头顶上会合时把发上提，反复推发10次，操作时稍用力。两掌自前额像梳头样向脑部按摩，至后颈时两掌手指交叉以掌根挤压后颈，有降压的作用。

叩头

双手五指分开成半屈状，用指端由前发际向后叩击，反复叩击12次，叩时要用力均匀并稍用力。

足部按摩法

足部与全身脏腑经络关系密切，承担身体全部重量，故有人称足是人类的"第二心脏"。有人观察到足与整体的关系类似于胎儿平卧在足掌面。头部向着足跟，臀部朝着足趾，脏腑即分布在跖面（脚掌）中部。根据以上原理和规律，刺激足穴可以调整人体全身功能，治疗脏腑病变。

中医经络学认为，脚心是肾经涌泉穴的部位，手心是心包经劳宫穴的部位，经常用手掌摩擦脚心，可健肾、理气、益智、交通心肾，使水火相济，心肾相交，能防治失眠、多梦等功效。对高血压病也有很好的疗效。

人体解剖学表明，脚上的血管和神经比其他部位多，无数的神经末梢与头、手、身体内部各组织器官有着特殊的联系。所以，通过对足部进行按摩，就能治疗许多疾病。其中治疗高血压病有很好的疗效。

治疗高血压的足部按摩法如下：

按摩涌泉穴

此法简单、实用，具体方法为取坐位于床上，用两手拇指指腹自涌泉穴推至足根，出现局部热感后再终止操作，每日 1～2 次。

根据按摩者的不同坐位可以分为不同的手法。

坐位：将一条腿放在另一条腿上，同侧手托住脚踝，对侧手用小鱼际部在涌泉穴做上下推擦，直到脚心发热为止，再换另一条腿。

坐床上：两脚心相对，用两手拇指指腹自脚跟往前推至涌泉穴，由上而下反复 36 次，推至脚心发热为止。

按摩涌泉穴动作要缓和、连贯，轻重要合适。刚开始速度要慢，时间要短，等适应后再逐渐加快按摩速度。在按摩脚心的同时，还要多动动脚趾。

拿捏大脚趾

大脚趾是血压反射区所在，用手上下左右旋转揉搓即可有效防病治病。在血压突然升高时，立即用手的指甲掐住在大脚趾与趾掌关节横纹正中央，血压便会下降。

进行足部按摩时应保持室内清静、整洁、通风，按摩前用温水洗净足部，全身放松。按摩结束后 30 分钟内患者应饮一杯温开水，这样有利于气血的运行，从而达到良好的按摩效果。

特效穴位及经络按摩法

特效穴位指的是：太阳、攒竹、内关、百会、天柱、风池、肩井、大椎、肝俞、心俞、肾俞、曲池、足三里穴等。

特效经络为：督脉、手阳明

大肠经、足少阳胆经、足太阳膀胱经、足阳明胃经等。

按摩疗法

（1）用双手拇指指腹按揉太阳、攒竹、百会穴，每穴每次各2分钟。

（2）用按摩棒按压、摩擦风池、曲池、内关穴，每穴每次各2分钟。

（3）将双手五指分开成爪形，由前发际向后发际抹动，如十指梳头状，反复30次，或用木梳代替手指。

（4）用拇指和示指捏住耳郭，从上向下按揉，左右各50次。

足浴疗法

中医学认为，人体五脏六腑在脚上都有相应的投影，脚部是足三阴经的起始点，又是足三阳经的终止点，踝关节以下就有六十多个穴位。如果经常用热水泡脚，能刺激足部穴位，促进血脉运行，调理脏腑，从而达到强身健体、祛除病邪、降压疗疾的目的。

足浴时，水的温度一般保持在40度左右，太高太低都不好；水量以能没过脚踝部为好，双脚放热水中浸泡5～10分钟，然后用手按摩脚心。

饮食注意

高血压病人的饮食治疗，是以减少钠盐、减少膳食脂肪并补充适量优质蛋白，注意补充钙和钾，多吃蔬菜和水果、戒烟戒酒、科学饮水为原则。

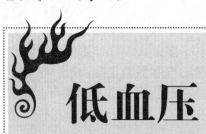

低血压

低血压指由于血压降低引起的一系列症状，如头晕和晕厥等。低血压可以分为急性低血压和慢性低血压。无论是由于生理或病理原因造成血压收缩压低于 100mmHg，那就会形成低血压。平时我们讨论的低血压大多为慢性低血压。慢性低血压据统计发病率为 4% 左右，老年人群中可高达 10%。

◎ 主要症状

· 疲乏、无力。
· 头痛、头晕。
· 心前区隐痛或不适。
· 蹲下起来后眼前发黑。
· 精神萎靡。
· 血压偏低。

◎ 危险因素

除了因遗传体质所导致的本态性低血压之外，以下五种因素则会影响体内循环和内分泌，引起继发性低血压：

· 心脏疾病。
· 末梢血管扩张。
· 暂时性大失血。
· 甲状腺机能低下。
· 艾狄逊氏症。

◎ 所属科别

心血管内科

◎ 多发人群

年轻女性是低血压的高发人群，尤其是一些比较瘦弱的女性。

◎ 按摩疗法

【按摩部位及取穴】

神门穴、太阳穴、大陵穴。

【按摩手法】

按、压、揉。

头部按摩法

治疗低血压应该在科学原则的指导下进行。具体方法如下：

患者床上仰卧，双臂自然放于体侧，闭目，全身放松，排除杂念，吸气时默念"安静"，呼气时默念"放松"，反复 2 ~ 5 分钟。然后按照以下步骤进行自我按摩：

（1）双手十指微屈稍分开，放在头顶，按摩整个头部2～3分钟。

（2）先用两手掌从前额中间向两鬓角按摩30秒钟，再以双手的中指各自在左右鬓角按摩6～8次。

（3）轻闭双眼，用手指从鼻梁根部经过上眼睑按摩到眼外角。重复4～5次。

（4）微抬起下巴，左手掌放在右侧颈部，由下颌角经颈部至锁骨推摩8～10次。右手按上法按摩左侧。

（5）拇指放在同侧颈动脉搏动处，轻轻按压5～6秒钟，休息10～15秒，重复做3～4次，然后做另一侧。

（6）两手指放在前额部，向两侧颈部推摩，然后用掌根揉按两侧颈部，重复8～10次。

（7）双手中指点压太阳穴，由轻到重，持续5～6秒，重复5～6次。

其他按摩法

（1）用大拇指用力按压两只手掌心的"心包区"3～5分钟，每日1～3次；

（2）用拇指按压双手上的神门穴（位于掌心手腕线下小指侧）、大陵穴（位于掌心手腕线下面中央），各5分钟，每天3次。

（3）吸气，同时两手掌用力按压胸廓下部（两胁），然后缓缓从半闭的嘴呼气。重复4～5次。

注意事项

平时养成运动的习惯，均衡饮食，培养开朗的个性，要有足够的睡眠。低血压患者，应过规律的生活。

低血压患者入浴时，要小心防范突然起立而晕倒，泡温泉也尽量缩短时间。对血管扩张剂、镇惊降压药等慎用。

有直立性低血压的人可以穿弹性袜。夜间起床小便或早晨起床之前先宜活动四肢，或伸一下懒腰，这样活动片刻之后再慢慢起床，千万不要一醒来就猛然起床，以预防短暂性大脑缺血。也可以在站立之前，先闭合双眼，颈前屈到最大限度，而后慢慢站立起来，持续10～15秒钟后再走动，即可达到预防直立性低血压的目的。

晚上睡觉将头部垫高可减轻低血压症状，常淋浴以加速血液循环或以冷水温水交替洗足，加强营养，多食易消化蛋白食物，如鸡蛋、鱼、乳酪、牛奶等，多喝汤多饮水增加盐分摄入。

低血压食疗法

1. 黑豆炖狗肉

用黑豆100克，狗肉500克，料酒、葱段、生姜、大葱、花椒、肉桂、精盐、味精、胡椒粉适量。将黑豆淘洗干净，泡发备用；将狗肉洗净，切块，下沸水锅，焯一下捞出。锅烧热，加油，油热，将生姜、葱段一起入锅煸炒一会，然后倒入黑豆共炒，加适量清水，入狗肉，沸后改小火炖至豆烂肉熟，再入胡椒粉、味精调味即成。用法是早晚佐餐。分4次，2日食完，连续食用1个月。此款的功效是安五脏、暖腰膝、壮肾阳、补胃气。适用于低血压、身体虚弱、阳痿早泄、腰酸腿软等病。

2. 莲子蒸红参

用莲子15枚，红参片6克，冰糖30克。将莲子洗净，用清水泡发后，放碗中，加入红参片和冰糖，加适量水，上笼蒸一个小时即可；用法是每日或隔日食1次；此款的功效是补气、壮阳、温中、散寒、益肺、养心。适用于血压偏低、久病气虚、年老体衰、头晕眼花、动则气喘、心悸失眠等症。

3. 莲子炖猪肚

用莲子50粒，猪肚1个。将莲子去心，猪肚洗净，莲子装入猪肚，缝合后置锅中，加水清炖，熟后放冷。食时切成肚丝，同莲子放入盘中，加芝麻油、精盐、蒜、姜丝、味精等调料即可。用法是佐餐，连续食用1个月。此款的功效是滋阴补肾、健脾和胃。适用于血压偏低、头晕目眩、病后体虚等症。

4. 葡萄酒浸桂圆肉

用红葡萄酒750毫升，桂圆肉120克。将桂圆肉加入葡萄酒中，浸泡半个月后饮用。会饮酒者加入优质低度白酒更好。用法是泡红葡萄酒者，每晚佐餐，饮25毫升。泡白酒者，每次饮15毫升。饮完后，桂圆渣可食。此款的功效是滋阴补脾，健骨强身，增进食欲，舒筋活血，益气安神。

5. 山参薏米大枣粥

用鲜山药200克，太子参20

克，薏米 50 克，大枣 15 枚。山药洗净，刮皮，切块；薏米淘洗干净，待用；太子参用水冲洗后，用适量清水泡胀；大枣洗净。然后一同入砂锅，加水 1000 毫升，沸后改小火煮至薏米烂熟即成。用法是佐餐，早晚各 1 次。此款的功效是补气养血，健脾生津，养肝益肾。适用于低血压，脾胃虚弱，食欲不振，肺虚咳嗽，贫血乏力，精神倦怠等症。

6. 阿胶糯米粥

用阿胶 30 克，紫糯米 100 克，红糖 30 克。将糯米淘洗干净，锅中加水 800 毫升，沸后，将糯米倒入，再沸几滚后，改小火煮粥，直至米烂，再将阿胶和红糖入粥中，继续煮至溶化拌匀即可。用法是每日 1 次，连服 1 月。此款的功效是补血，滋阴，益气，养肝，止血，润燥，调经。适用于妇女及老年低血压，虚弱贫血，头晕目眩，心悸失眠，食欲不振，各种出血、咽干津少等症。

饮食注意

宜：荤素搭配。桂圆、莲子、大枣、桑葚等，具有健神补脑之功，宜经常食用，增强体质；由失血及月经过多引起的低血压，应注意进食提供造血原料的食物，如富含蛋白质、铜、铁元素的食物——肝类、鱼类、奶类、蛋类、豆类以及含铁多的蔬菜水果等，有助于纠正贫血。

低血压病人宜选择高钠（食盐每日宜 12 ～ 15 克）、高胆固醇的饮食，如动物脑、肝、蛋黄、奶油、鱼子等，使血容量增加，心排血量也随之增加，动脉紧张度增强，血压将随之上升。

忌：忌食生冷及寒凉、破气食物，如菠菜、萝卜、芹菜、冷饮等。

忌吃玉米等降血压食物。

心律失常

正常成人的心率为每分钟 60～100 次，可有轻微的变化。两种主要的心律失常为心动过缓（静息心率低于每分钟 60 次）和心动过速（静息心率大于每分钟 100 次）。心律失常可轻可重，可持续存在，亦可间断发作。突然发作的严重心动过速或心动过缓可致脑血流减低，以致头晕或昏厥。

◎ 主要症状

心律失常的临床表现为过早搏动、窦性心动过速或过缓、阵发性室上性心动过速、房室传导阻滞等，常见症状有心悸、胸闷、头晕、乏力等。

◎ 危险因素

导致心律失常的危险因素包括：

· 心脏病。
· 充血性心力衰竭。
· 心脏瓣膜病。
· 甲状腺功能亢进和减退。
· 过量摄入咖啡因。
· 过劳、紧张、激动、暴饮暴食。
· 消化不良。
· 感冒发热。
· 摄入盐过多。
· 血钾、血镁低等。

◎ 所属科别

心血管内科

◎ 多发人群

心律失常的发病率很高，在心脏病及其并发症中，仅排在高血压、冠心病之后，位居第三。心律失常可发生在任何年龄段。

◎ 按摩疗法

手部按摩法

1. 穴位选择

揉按神门、大陵、劳宫、少府、虎口、中泉等穴位。

2. 反射区选配

按摩心、胸、肾上腺、大脑、胸腔呼吸器官、肾、膀胱、输尿管、甲状腺等反射区，尤其是心、胸、肾上腺反射区。

3. 注意事项

在用手部按摩治疗心律失常时，用力要轻，时间相对要短。严重心律失常者更要谨慎细心，注意患者病情变化。对器质性心律失常者，应查明原因，采取相应的治疗方法。

病人可以根据心律失常的不同临床表现来选择不同的按摩手法。

（1）期前收缩

用一手拇指和示指按掐住另一手的神门穴，用重掐法进行掐揉，约5分钟后再按掐另一手的神门穴5分钟；或用一手的拇指指腹按住另一手的内关穴，进行点按揉，约5分钟后再按另一手的内关穴约5分钟。

对神门、内关穴反复点掐按揉，直至心慌、胸闷等症状消失或明显减轻为止。

（2）阵发性心动过速

可在颈部喉头软骨旁，用右手触到颈动脉搏动时稳稳地将颈动脉压至后方的颈椎横突，使颈动脉搏动消失。10秒钟后再换左手拇指从外向内同样压左侧颈动脉搏动消失10秒钟。若此方法应用得当，常能使心

率减慢。需要注意的是不能同时按压双侧颈动脉，按压时间应小于15秒钟。

另外也可以通过按摩眼球，使迷走神经兴奋，反射性心率减慢。具体方法是，患者平卧闭目后用双手中指和无名指由内向外，以适当的压力、缓慢地压摩眼球3～5次，一次持续10～20秒。青光眼和高度近视者禁用此法。

（3）房室传导阻滞

取心俞、膈俞、至阳、灵台或神道等背部穴位，另加臂部内关穴。如果这些穴位不敏感，可以在其周围去找敏感反应点，然后采用点、揉、按等手法在上述穴位进行刺激，手法由轻到重，每日一次，每次15分钟，10次为1疗程。

预防保健

1. 预防诱发因素

常见诱因：吸烟、酗酒、过劳、紧张、激动、暴饮暴食，消化不良，感冒发热，摄入盐过多，血钾、血镁低等。病人可结合以往发病的实际情况，总结经验，避免可能的诱因，比单纯用药更简便、安全、有效。

2. 稳定的情绪

保持平和稳定的情绪，精神放松，不过度紧张。精神因素中尤其紧张的情绪易诱发心律失常。所以病人要以平和的心态去对待，避免过喜、过悲、过怒，不计较小事，遇事自己能宽慰自己，不看紧张刺激的电视、球赛等。

3. 自我监测

在心律失常不易被查出时，病人自己最能发现问题。有些心律失常常有先兆症状，若能及时发现及时采取措施，可减少甚至避免再发心律失常。心房纤颤的病人往往有先兆征象或称前驱症状，如心悸感，摸脉有"缺脉"增多，此时及早休息并口服一些药物可防患于未然。

有些病人对自己的心律失常治疗摸索出一套自行控制的方法，当发生时用以往的经验能控制心律失常。如阵发性室上性心动过速病人，发作后立即用刺激咽喉致恶心呕吐，或深呼吸动作，或压迫眼球可达到刺激迷走神经，减慢心率的目的，也能马上转复。

4. 合理用药

心律失常治疗中强调用药个体化，而有些病人往往接受病友的建议而自行改药、改量。这样做是危险的。病人必须按医生要求服药，并注意观察用药后的反应。有些抗心律失常药有时能导致心律失常，所以，应尽量少用药，做到合理配伍。

5. 定期检查身体

定期复查心电图、电解质、肝功、甲功等，因为抗心律失常药可影响电解质及脏器功能。用药后应定期复诊及观察用药效果和调整用药剂量。

6. 生活要规律

养成按时作息的习惯，保证睡眠。因为失眠可诱发心律失常。运动要适量，量力而行，不勉强运动或运动过量，不做剧烈及竞赛性活动，可做气功、打太极拳。

洗澡水不要太热，洗澡时间不宜过长。养成按时排便习惯，保持大便通畅。饮食要定时定量。节制性生活，不饮浓茶不吸烟。避免着凉，预防感冒。不从事紧张工作，不从事驾驶员工作。

心律失常食疗法

（1）西红柿2个，绿豆20克。将绿豆煮烂，用其汤送西红柿，一次吃完。每日2～3次，饭前空腹服用可防治心悸。

（2）大枣 30 克，粳米 100 克，冰糖适量。煮至烂熟成粥，加入冰糖，搅拌均匀即可食用，用于心悸症。

（3）莲子 30 克，粳米 50 克。加水 800 毫升，煮粥吃，每日 1～2 次，用于气短。

饮食注意

1. 多吃富含 B 族维生素、维生素 C 及钙、磷的食物和新鲜蔬菜及水果。

2. 多食含纤维多的蔬菜水果，如香蕉、甘薯、芹菜等。

心律失常最好不要吃哪些食物：

（1）限制热量供给。一般每日每千克体重 120～170 千焦，身体肥胖者可按下限供给。

（2）限制蛋白质供给，一般按每日每千克体重 1～1.5 克供给，出现心衰及血压高时，蛋白质应控制在每日每千克体重 1 克以内。

（3）限制高脂肪、高胆固醇食物，如动物内脏、动物油、鸡肉、蛋黄、螃蟹、鱼子等。

（4）禁用刺激心脏及血管的物质，如烟酒、浓茶、咖啡及辛辣调味品。慎食胀气的食物，如生萝卜、生黄瓜、圆白菜、韭菜、洋葱等，以免胃肠胀气，影响心脏活动。

（5）限制盐及水的摄入。尤其对有水肿的患者，更应严格控制。有水肿和心力衰竭者，饮食中不得加盐和酱油。

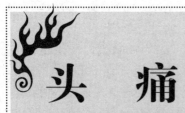

头 痛

头痛是临床上常见的症状之一，通常是指局限于头颅上半部，包括眉弓、耳轮上缘和枕外隆突连线以上部位的疼痛。头痛的原因很多，其中有些是严重的致命疾患，但病因诊断常比较困难。

◎主要症状

因头痛的原因不一，故临床表现各异。

外感风寒头痛：痛连项背，遇风尤剧，且有寒象。

风热头痛：头痛如裂，发热恶风，面红目赤。

风湿头痛：头痛如裹，肢体困重，胸闷纳呆。

内伤肝阳头痛：头痛而眩，心烦易怒。

肾虚头痛：头痛且空，腰膝酸软。

气血亏虚头痛：头痛头晕，遇劳加剧。

痰浊头痛：头痛昏蒙，脘闷泛恶。

瘀血头痛：经久不愈，痛如锥刺。

◎所属科别

神经内科

◎多发人群

所有人。

◎危险因素

头痛之因多端，但不外乎外感和内伤两大类。外感头痛多因起居不慎，感受风、寒、湿、热等外邪，而以风邪为主。内伤头痛与肝、脾、肾三脏关系密切。

◎按摩疗法

临床上治疗头痛的原则，大致上外感引起者，当以祛风为主，佐以散寒、清热、祛湿等；内伤引起者较复杂，有虚有实，或虚实夹杂，当根据头痛之短暂、性质、特点及部位之不同，辨别虚实，进行辨证施治。

不同头痛的按摩疗法

1. 风寒头痛

（1）取坐位，家人用拇指指腹端按揉其两侧太阳穴、风池穴各1分钟，按揉百会穴2分钟。

（2）取俯卧位，家人用手掌自上而下推擦两侧膀胱经，重复进行10次；再用拇指指腹端按揉两侧肺俞、风门穴各1分钟；最后用弹法弹其两下肢委中穴各30次。

2. 风热头痛

（1）取坐位，家人用拇指指腹从印堂穴开始向上沿前额发际至头维、太阳穴往返推揉10次；再用手掌横擦其后项部2分钟，以皮肤微热、微红为度；最后用拇指指端持续按压两手合谷穴2分钟。

（2）取俯卧位，家人用手掌拍两侧膀胱经，自上而下反复操作3分钟；再用拇指指腹端按揉两侧肺俞各1分钟，按揉大椎穴2分钟。

3. 风湿头痛

（1）取坐位，家人用拇指指腹端按揉大椎穴2分钟，按揉两侧太阳穴、曲池穴各1分钟；再用拇、示（食）指对拿两侧肩井穴各1分钟；最后用双手拇、示（食）指同时揉搓两侧耳郭1分钟。

（2）取仰卧位，家人用掌按法按中脘3分钟，以热传双下肢为度。

（3）取俯卧位，家人用拇指指端按压两下肢丰隆、三阴交、阳陵泉穴各2分钟。

4. 肝阳头痛

（1）取坐位，家人用拇指指腹端按揉百会穴2分钟。

（2）取仰卧位，家人用拇指指腹端按揉两下肢太冲、行间穴各1分钟。

（3）取俯卧位，家人用手小鱼际擦其两足底涌泉穴各2分钟。

5. 痰浊头痛

（1）取坐位，家人用拇指指腹端按揉百会穴2分钟。

（2）取仰卧位，家人用掌摩法顺时针、逆时针摩其上腹部各60次。

（3）取俯卧位，家人用拇指指腹端按揉其背部两侧脾俞、胃俞及两下肢足三里、丰隆穴各1分钟。

6. 血虚头痛

（1）取坐位，家人用拇、示（食）指捏拿其印堂处肌肉，一提一松，反复进行30次。

（2）取仰卧位，家人用掌摩法顺时针、逆时针摩其小腹各60次；再用拇指指腹端按揉其两下肢足三里、三阴交穴各2分钟。

（3）取俯卧位，家人用指擦法自上而下擦其背部督脉3分钟，以皮肤微红、微热为度。

7. 肾虚头痛

（1）取坐位，家人用拇指指腹端按揉百会穴2分钟。

（2）取仰卧位，家人用指摩法摩其小腹气海、关元穴各1分钟。

（3）取俯卧位，家人用拇指指腹端按揉其背部两侧肾俞、关元俞及两下肢足三里、三阴交穴各1分钟；再用手小鱼际擦其两足底涌泉穴各2分钟。

日常保健

（1）检查身体紧张状态。

（2）记头痛日记。

（3）保持心情愉快。

（4）定期锻炼。

（5）保持稳定的作息时间。

（6）先战胜恶心。

（7）少喝酒。

（8）戒烟。

（9）躺下休息。

（10）避免光照。

（11）冷敷。

（12）热敷。

头痛的食疗法

（1）风寒头痛症状：头痛时常发作，风吹遇寒辄发，痛连颈背，舌苔白润。同时伴有恶风寒，发热轻，口不渴等症。

治疗：用葱 30 克、淡豆豉 15 克、黄酒 50 克，将淡豆豉放入锅内加水 1 碗，煎煮 15 分钟；再把葱切段放入，煮 5 分钟；最后把酒冲入，立即起锅，趁热服下，出微汗即停服。

（2）风热头痛症状：头目胀痛，甚则如裂。兼有面红耳赤，口渴，发热或恶风，尿黄或便秘，舌苔薄黄。

治疗：用蔓荆子（研为粗末）90 克浸泡于 500 克酒中，7 天后使用，每天 3 次，每次服 10 ~ 20 毫升（温服为佳）。

（3）风湿头痛症状：头痛如裹，肢体困重。兼有胸闷，小便不利，大便稀，舌苔白腻。

治疗：用鲜藿香 10 克、鲜芦根（剪成段）25 克，煎水饮。

饮食注意

（1）因外感头痛应膳食清淡、慎用补虚之品。宜食有助于疏风散邪的食物，如葱、姜、豆豉、藿香、芹菜、菊花等。风热头痛者宜多食绿豆、白菜、萝卜、芹菜、藕、百合、生梨等具有清热作用的食物。

（2）因内伤头痛虚证者以补虚为主，同时应辨明具体病因和兼症等不同情况，选用性味适当的食疗方剂，配合富于营养的食物，如肉类、蛋类、海味类以及山药、龙眼、木耳、胡桃、芝麻、莲子等；肝肾亏虚及气血不足者，宜食大枣、黑豆、荔枝、龙眼肉、鸡肉、牛肉、龟肉、鳖肉等滋补肝肾、补益气血的食物。

（3）内伤头痛的实证，治以攻邪，属痰湿、瘀血者，宜食有健脾除湿或活血化瘀作用的食物，如山药、薏苡仁、橘子、山楂、红糖等。

头痛的病人，应禁食火腿、干奶酪、保存过久的野味等食物，少喝牛奶。还应禁烟、禁酒、禁喝浓茶，因为这些食物可导致心率加快、小动脉痉挛，而导致头痛加重。紧张性头痛的患者，多因与肝脾有关，饮食方面注意晚饭可早一些或适当减少晚餐的量。

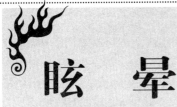

眩 晕

眩晕是指眼花头晕，眩是眼花，晕是头晕，二者常同时并见。现代医学认为，眩晕是人体对于空间的定向感觉障碍或平衡感觉障碍，是多种疾病的一种症状，最常见于梅尼埃病、贫血、高血压、动脉硬化、颈椎病、神经官能症等。

◎ 主要症状

眩晕的常见症状是头晕旋转，两目昏黑，泛泛欲吐，甚至昏眩欲仆，如处舟楫之中。

◎ 危险因素

眩晕一般由于疾病影响到内耳而引起，例如迷路炎或梅尼埃病。当头位改变时突然发生的眩晕，即为良性位置性眩晕，目前认为是由内耳道的钙离子水平异常引起。正常情况下，钙离子分布于三个耳道，当生病后钙离子聚集于一个耳道从而刺激神经诱发眩晕。引起眩晕的其他原因有酒精过量、复视、白内障手术、贫血、晕动病、恶心、脱水和精神紊乱。眩晕也是许多药物的一种副作用。

◎ 所属科别

内科

◎ 多发人群

眩晕症是最常见的临床综合征，随着人口老龄化，本症发病率日益增高。生活在家中的老人 50%~60% 有眩晕症。其中 65 岁以上老人眩晕发病率女性占 57%，男性占 39%。

◎ 中医辩理

中医认为，本病虚者居多，如阴虚则肝风内动，血少则脑失所养，气虚则清阳不升，精亏则髓海不足，均易导致眩晕。当然如肝阳上亢化风，痰浊壅遏，或化火上蒙亦可形成眩晕。

◎按摩疗法

眩晕的治疗，临床上较为棘手，穴位按摩疗法则是取效甚捷的一种方法。

头部按摩

有效穴位

百会、风池、天柱、完骨等，及神门、交感、枕、心、太阳等耳穴。

按摩手法

（1）双手指按压头顶的百会穴30～50次，力度轻缓，此穴对眩晕所产生的不适症状很有效果。

（2）揉按天柱、风池、完骨穴各10～30次，力度以酸痛为宜，风池穴对眩晕很有疗效。

（3）棒推耳部的神门、交感、枕、太阳、心等各穴3分钟，频率每分钟75次，力度轻重兼施，以轻柔为宜。

手部按摩

有效穴位

曲池、手三里、合谷、劳宫等穴。

按摩手法

按揉以上穴位30～50次，力度稍重。

足部按摩

有效穴位

大敦、至阴、窍阴、足三里、丰隆等穴位。

按摩手法

（1）大敦、窍阴、至阴穴处各掐按5～10次，力度适中。

（2）足三里、丰隆穴处各按揉10～30次。

有效反射区：垂体、大脑、眼、肝、肾、肾上腺等。

按摩手法：大脑、小脑、垂体、眼、肝、肾、肾上腺反射区扣拳各推压30～50次，力度适中为宜。

除了按摩治疗外，患者应在生活上多加注意，要保持心情舒畅，避免劳累过度，注意饮食营养。

眩晕症食疗法

芝麻

性平，味甘，能补肝肾、润五脏。《本经》中说它："补五内，益气力，填脑髓。"《食疗本草》亦载："润五脏，填骨髓，补虚气。"现代《中药大辞典》记载："黑芝麻治肝肾不足，虚风眩晕。"对眩晕属虚者，无论是肝肾不足的眩晕，还是气血亏损的眩晕，皆宜食用芝麻。

桑葚

既能补肝肾，又能益气血，虚证眩晕者宜常食之。尤其是对用脑过度、神经衰弱的眩晕症患者，更为适宜。历代医家对桑葚补肝肾之功，颇多赞誉。《滇南本草》中说："桑葚益肾脏而固精，久服黑发明目。"《随息居饮食谱》亦云："桑葚滋肝肾，充血液，熄虚风，清虚火。"这里所说"熄虚风"，正是指肾精亏损和气血不足的眩晕症。

胡桃

对体质虚弱、气血不足、肝肾亏损的慢性眩晕症患者，宜常吃胡桃肉。《本草纲目》记载："胡桃补气养血。"《医林纂要》说它"补肾固精。"所以，肾虚眩晕者更为适宜。

淡菜

有补肝肾、益精血的功效，对虚证眩晕尤为适宜。老年头晕、阴虚阳亢者，民间常用淡菜300克，焙干研细末，再用陈皮150克，共研，蜂蜜拌和做成赤豆大小丸子，每次吃3~6克，1日2次。高血压耳鸣眩晕者，用淡菜15克，焙干研细末，松花蛋1个，蘸淡菜末，每晚1次吃完，连吃5~7天。

猪脑

虚证眩晕患者最宜食用。《别录》载："猪脑主风眩、脑鸣。"《四川中药志》认为猪脑"补骨髓，益虚劳，治神经衰弱，偏正头风及老人头眩。"其中还载有一方，"治老人头眩耳鸣：猪脑髓，明天麻，枸杞，共蒸汤服。"猪脑补虚，不单老人，凡男女小儿属虚弱眩晕者，均宜服食。民间常用猪脑1个，用冷开水洗去血，水煎30分钟，全部吃下，每日1个，连食7天为1疗程。

旱芹

俗称香芹、药芹。性凉，味甘苦，有平肝清热、祛风利湿的作用，对非旋转性眩晕，尤其是高血压眩晕者，最为适宜。如《本草推陈》载："治肝阳头昏，面红目赤，头重脚轻，步行飘摇等症。"也就是说，根据中医辨证，旱芹适宜肝阳上亢型眩晕者食用。

海蜇

有清热、化痰作用，适宜淡浊中阻所致的眩晕和肝阳上亢眩晕患者食用。对高血压头昏脑胀眩晕者，宜用海蜇60~90克，漂洗去咸味，同荸荠等量煮汤服食。

白菊花

性凉，味甘苦，能疏风、清热、平肝。《神农本草经》早有记载："主诸风头眩。"《药性论》中亦说："能治热头风旋倒地。"民间对高血压头昏，或肝阳上扰的眩晕症患者，常用白菊花三五朵，泡茶频饮。

松花粉

有祛风、益气的作用，可治疗头旋眩晕病。《元和纪用经》中有一松花酒方，是医治"风眩头晕"，就是单用松花粉适量，绢袋盛，酒浸7~10天，每次饭后饮服少量。

松子仁

有养液、熄风的功效，体虚眩晕者宜食。《药海本草》云：松仁"主诸风"。《开宝本草》亦载："主头眩。"虚弱眩晕者宜用松子仁同胡桃仁等量，捣研和匀后空腹食用。

枸杞子

性平，味甘，能补肝肾、明耳目，适宜肾精亏损眩晕者食用。《本草述》就有记载："枸杞子疗肝风血虚，治中风眩晕。"对血虚眩晕或肾虚眩晕，民间习惯选用枸杞子30克，羊脑1副，加清水适量，隔水炖熟，调味服食。也有用枸杞子30克，红枣10个，鸡蛋1个，同煮，鸡蛋熟后去壳再煮15分钟，吃蛋喝汤，对眩晕患者颇宜。

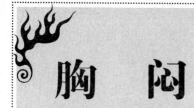

胸　闷

胸闷是一种主观感觉，即呼吸费力或气不够用。轻者若无其事，重者则觉得难受，似乎被石头压住胸膛，甚至发生呼吸困难。它可能是身体器官的功能性表现，也可能是人体发生疾病的最早症状之一。

◎危险因素

胸闷不仅可以是生理性的，也可以是由于身体内某些器官发生疾病而引起的，即病理性的胸闷。如：

（1）呼吸道受阻：气管支气管内长肿瘤、气管狭窄，气管受外压（甲状腺肿大、纵隔内长肿瘤）。

（2）肺部疾病：肺气肿、支气管炎、哮喘、肺不张、肺梗塞、气胸等。

（3）心脏疾病：某些先天性心脏病风湿性心脏瓣膜病、冠心病、心脏肿瘤等。

（4）膈肌病变：膈肌膨升症、膈肌麻痹症等。

（5）体液代谢和酸碱平衡失调等。

◎所属科别

心血管内科

◎多发人群

所有人。

◎主要症状

胸闷表现为，患者主观上感觉气不够用或者是呼吸比较费力，严重的患者觉得有重物压住胸膛。胸闷可能是疾病的早期症状之一，也可能是身体器官的功能性表现，如果出现了胸闷的症状，需要及时去医院检查，确定胸闷的原因。

◎按摩疗法

【按摩部位及取穴】

内关、攒竹、睛明、四白、太阳、膻中。

【按摩手法】

刮、按、揉等。

穴位按摩法

平时如果感到心慌胸闷，可

以试着按按内关穴。

内关穴是心脏的保健要穴，能够宁心安神，理气止痛，属手厥阴心包经。中医里面的心包位于心脏外面，形象的比喻为心的围墙。当有外界邪气侵犯心脏时，心包能替心受邪。尤其老年人是心血管病的高发人群，经常按一按内关穴能起到很好的保健作用。

1. 内关穴位置

手掌朝上，当握拳或手掌上抬时就能看到手掌中间有两条筋，内关穴就在这两条筋中间，腕横纹上两寸。

2. 按摩手法

按揉内关穴力道要适当，不可太强，以酸胀为佳；以左手拇指螺纹面按右手内关，以右手拇指螺纹面按左手内关，交替进行，平时可以边走边按，也可以在工作之余进行揉按，按揉2~3分钟就可以了。

3. 注意事项

按摩时要注意指甲不宜过长，否则会掐到穴位。如果时间比较充裕，场所也合适，最好再加按足三里，也可以揉前胸、后背，这些都能够起到疏通经络、预防保健的作用。

其他按摩方法

1. 眼部按摩法

（1）揉攒竹：以双手拇指指腹螺纹面，分别按压攒竹穴并轻揉之，以酸胀感为度。

（2）按睛明：以右手拇指和示指的指腹螺纹面。按在目内眦的上方1分凹陷处。先向下按，然后再向上挤，一按一挤，反复进行。以酸胀感为度。

（3）按揉四白：以双手示指指腹的螺纹面，分别按在目下四白穴，以酸胀感为度。

（4）刮眼眶：以双手示指屈成弓状。以第二指节的桡侧面紧贴上眼眶，自内向外，先刮上眼眶，后刮下眼眶。重复进行，酸胀为宜。

（5）揉按太阳：以中指指腹螺纹面按揉太阳穴。以上方法具有保护视力、缓解视力疲劳的作用。

2. 腰部按摩法

（1）揉腰眼（奇穴，第四腰椎棘突下旁开3~4分凹陷处）：双手握拳，用拇指指掌关节，紧按腰眼，做旋转用力按揉，以酸胀发热为度。

（2）擦腰：双手掌根紧按腰部，用力上下擦动，动作要快速有劲，直到里边发热为止。

（3）腰部活动：腰部前俯后仰，并作旋转运动。

（4）拔腰：双手十指交叉外翻，用力上举，拔伸腰部。以上方法具有壮腰健肾，利于腰身挺拔。

3. 宽胸理气按摩法

（1）按揉胸部：以一手中指指腹螺纹面，沿锁骨下，肋间间隙，由内向外，顺序由上而下，适当用力按揉，酸胀为度。

（2）拿胸肌：一手拇指紧贴胸前，示指和中指紧贴腋下相对用力提拿，一吸一呼，一提一拿，慢慢由里向外松之，约 10 次。

（3）拍胸：五指轻轻并拢，用虚掌拍击胸部（在拍击时勿屏气），约 10 次。

（4）擦胸：一手大鱼际紧贴胸部，往返用力擦，防止破皮，发热为度。

（5）擦胁：以双手的掌根小鱼际同时来回斜擦双侧胁肋部，以发热为度。

（6）点按膻中穴。

以上方法对于肝气郁结，气机不畅，胸痛、胸闷、胁痛，均都有效。

胸闷，用手掌顺着前胸肋骨方向，从里向外，两手交替进行按摩。同时应配合呼吸动作，用鼻缓缓深吸气，用嘴徐徐吐气。

预防

（1）预防感冒和及时防治各种呼吸系统疾病，如反复感冒，可定期注射丙种球蛋白，并适当备一些补养肺痛的中药，以提高机体的抗病能力。

（2）在风和日暖的天气，要外出晒太阳，散步和做一些力所能及的体育活动，可增强肺功能，最好每天能坚持 30 分钟的呼吸锻炼和深呼吸运动，既可促进支气管的通气功能，又可增强肺泡的弹性和血液供给。

（3）注意卫生，合理营养、戒烟、避免停留在尘埃多的地方，并避免接触对气管和支气管有刺激作用的烟气、毒气等。

胸闷的食疗法

鲜百合、鲜藕、枇杷（去核）各 30 克，淀粉、白糖各适量。将鲜藕洗净切片，与鲜百合、枇杷肉一起放入锅内共煮，待熟时放入适量淀粉调匀，服时加少许白糖即可。

百合能补中润肺、镇惊止咳；枇杷肉可润燥清肺、止咳降逆；莲藕则有补心生血、健脾养胃之功效。

此粥对肺气肿伴咳嗽、胸闷、气急、心累、食欲下降等症状，有一定缓解作用。

不同类型胸闷的症状表现

1. 功能性胸闷

该胸闷患者在门窗密闭、空气不流通的房间内逗留较长时间，或遇到某些不愉快的事情，甚至与别人发生口角、争执，或处于气压偏低的气候中，往往会产生胸闷、疲劳的感觉。

经过短时间的休息、开窗通风或到室外呼吸新鲜空气、思想放松、调节情绪，很快就能恢复正常。像这一类的胸闷可以说是功能性的胸闷，不必紧张、也不必治疗。

2. 病理性胸闷

病理性胸闷也称有器质性病变的胸闷。胸闷不仅可以是生理性的，也可以是由于身体内某些器官发生疾病而引起的，如呼吸道受阻，气管支气管内长肿瘤、气管狭窄等。

感　冒

感冒是一种自愈性疾病，总体上分为普通感冒和流行感冒。普通感冒在中医上又称为"伤风"，是由多种病毒引起的一种呼吸道常见病，其中30%～50%是由某种血清型的鼻病毒引起。

◎ 主要症状

- 流稀鼻涕。
- 打喷嚏。
- 咽喉发炎和咳嗽。
- 发烧和头疼。

很多人发现自己得了重感冒就怀疑是流感，流感的症状有鼻塞、咳嗽以及咽喉炎。但是，出现以下症状的可能性更大：

- 高热、出汗和寒战。
- 肌肉疼痛。
- 头疼。
- 严重的疲劳和虚弱。
- 食欲下降。

◎ 所属科别

呼吸内科

◎ 多发人群

所有人群。

◎ 危险因素

- 长期吸烟。
- 滥服药物。
- 久坐，运动较少。
- 病毒感染。
- 空气污染。
- 多愁善感，身体抵抗力弱。
- 细菌感染。
- 不良的饮食习惯。

◎ 按摩疗法

人们感冒后，喜欢打针吃药甚至静脉点滴。虽然治疗感冒的药物名目繁多，但仍没有特效药，难以"药到病除"。比较起来，针对感冒的按摩手法最为实用有效，简便易行，既可自己操作又可替他人治疗。针对感冒，患者可以通过按摩身体的不同部位进行治疗。

1. 搓手

用温水洗净双手，合掌对搓，上下交替，每次1～2分钟，直至发红、发热为止，注意力着眼于"大鱼际"部位，因手太阴肺经循行于此，常搓能宣肺解表，增强呼吸系统功能。

2. 掐头

先用单手拇指掐按两眉间（印堂穴），然后用拇指、示指按揉眉端（攒竹穴），再用双手拇指掐按两侧（太阳穴）各 2 ~ 3 分钟，最后按揉头顶部（百会穴）20 ~ 30 次，可减轻、消除头痛症状。

3. 揉鼻

以双手示指揉按鼻翼两侧凹陷处（迎香穴），并做旋转动作 20 ~ 30 次，有散风清热、通利肺窍的作用，并可消除鼻塞。如果蘸上葱姜汁揉按，对风寒鼻塞效果更佳，如果鼻塞症状严重，可辅以稀释的食醋（5%）滴鼻，每日 3 ~ 4 次，每次 2 ~ 3 滴，疗效显著。

4. 捏脊

用双手拇指和示指拿捏脊柱两旁（夹脊穴）部位，自下而上，3 ~ 5 遍。捏脊有退热补虚、祛风解表、宣肺利气等功效，可治咳嗽、气喘、胸闷、咽痛、发热及周身酸痛等症。

5. 摩脚

用一只脚脚底摩擦另一只脚脚背 30 ~ 50 次，直至有温热感，然后互换。摩脚有泄热降火、醒脑安神、通全身血脉的功效。若患风寒感冒，用热水持续烫脚直至周身出汗，对风寒头痛等症疗效十分显著。

穴位按摩法

（1）擦迎香：早晨起床或晚上睡觉前，用双手大鱼际（拇指掌侧肌肉丰厚处）在鼻翼两旁的迎香穴处反复擦动 200 次。

（2）浴面：取坐位或仰卧位，用掌根在面部上下擦动 100 次。

（3）摩百会：取坐位，用掌心盖在头顶中央的百会穴上，慢慢摩动 2 分钟左右。

（4）擦涌泉：取坐位，用小鱼际（小指掌侧肌肉丰厚处）在脚心的涌泉穴摩擦 1 分钟。

感冒的预防

（1）提高自身免疫力。

（2）合理搭配饮食。

（3）减少传染机会。

（4）接种流感疫苗。

影响感冒早愈的六大原因

（1）未及时治疗

不少人认为感冒是小毛病，扛扛就过去了，往往拖上两三天严重后才采取措施治疗，这样就不易早愈。实践证明，对付感冒，用药治疗越早则效果越高，好得就越快。

（2）未按规定服药

有的患感冒后也及时服药，但症状刚轻了一点就停服，实际上感冒还未除根，直到症状加重再去服药，会使感冒反复不愈，拖长病程。治疗感冒要连续用药，一鼓作气，斩草除根。

（3）用药不得法

感冒是病毒感染，早期使用抗菌药一般不起作用。如刚患上感冒，可用抗病毒剂或其他抗病毒的中西药物。另外，可根据病人症状，再给予对症药物治疗。如感冒4天仍未好，说明有继发细菌感染，这时应以抗菌治疗为主。

（4）不习惯局部用药

感冒拖延不愈，最多见的继发感染是化脓性鼻炎。这时感冒病人鼻涕变厚或流黄脓涕，最后的办法是局部使用抗菌剂滴鼻。如仍服药，而不加以局部治疗，效果就差。

（5）诱发其他疾病

有些病人原来就患有慢性气管炎、支气管扩张、肺气肿、咽喉炎、副鼻窦炎等，感冒后往往诱发原来的疾病，这样就要同时治疗原来的疾病，才能使感冒病程缩短，早日痊愈。

（6）不注意劳逸结合

有的不注意休息，削弱了身体的抵抗力，这也可导致感冒久治不愈。

感冒的食疗法

风寒感冒的食疗

宜多吃发汗散寒食品，如辣椒、葱、生姜、大蒜、豆腐、鲜生姜加红糖水等。

风热感冒的食疗

宜多吃有助于散风热、清热的食品，如绿豆、萝卜、白菜、白菜根、薄荷、茶叶等，可以用鲜梨汁与大米适量煮粥趁热食用。

表里两感型的食疗

饮食宜清淡不油腻，既满足营养的需要，又能增进食欲。如多吃小米粥、小豆粥等。

胃肠型感冒的食疗

菊花、龙井茶，绿豆加红糖代茶饮。同时多吃富含钙、锌元素及维生素的蔬菜、水果，如萝卜、梨、猕猴桃及各种蘑菇，均能缓解感冒症状。

饮食注意

风寒感冒：宜多吃发汗散寒食品，如辣椒、葱、生姜、大蒜、豆腐、鲜生姜加红糖水等。

风热感冒：宜多吃有助于散风热、清热的食品，如绿豆、萝卜、白菜、白菜根、薄荷、茶叶等，可以用鲜梨汁与大米适量煮粥趁热食用。感冒期间应尽量少吃或不吃高脂肪、高蛋白及辛辣刺激的食物，不要喝酒类饮料，否则容易导致病情加重。梨在中医上属于寒凉性质的食物，适用于风热感冒引起的咳嗽、胸痛、痰多等症状。

表里两感型：饮食宜清淡不油腻，既满足营养的需要，又能增进食欲。如多吃小米粥、小豆粥等。还要保证水分的供给，可多喝酸性果汁，如山楂汁、猕猴桃汁、红枣汁，增进食欲。醋、柠檬汁、乌梅干等酸味食品也有明显的增进食欲作用。

咳 嗽

咳嗽是人体清除呼吸道内的分泌物或异物的保护性呼吸反射动作，是肺系统疾病的主要症状之一。有声无痰为咳，有痰无声为嗽，因一般多以痰声并见，所以称为咳嗽。咳嗽虽然对人体有有利的一面，但长期剧烈咳嗽可导致呼吸道出血。

◎危险因素

咳嗽是呼吸系统疾病的主要症状，如咳嗽无痰或痰量很少为干咳，常见于急性咽喉炎、支气管炎的初期；急性骤然发生的咳嗽，多见于支气管内异物；长期慢性咳嗽，多见于慢性支气管炎、肺结核等。

咳嗽的形成和反复发病，常是许多复杂因素综合作用的结果。

（1）吸入物导致咳嗽。

（2）呼吸道感染。

（3）食物过敏所致，如鱼类、虾蟹、蛋类、牛奶等。

（4）气候改变导致咳嗽。

（5）精神因素。

（6）运动引起。

（7）某些药物引起，如普萘洛尔等。

◎所属科别

呼吸内科

◎多发人群

细胞免疫力较弱的人群如婴幼儿、老人、伤病者。

◎中医辩理

咳嗽是由于"皮毛先受邪气"所致，外邪犯肺或脏腑功能失调，病及于肺，均能导致咳嗽。咳嗽病分为外感、内伤两大类。

外感咳嗽：六淫外邪，侵袭肺系，多因肺的卫外功能减退或失调，或天气冷热失常，六淫外邪或从口鼻而入，或从皮毛而受，常以风先导，夹有寒、热、燥等邪，以风夹寒较为多见。

内伤咳嗽：因脏腑功能失调，内邪肝肺所致。如因情志刺激，肝失调达，气郁化火，气火循经上逆犯肺，或饮食不当，嗜烟好酒，熏灼肺胃，或过食肥厚辛辣。或脾失健运，痰浊内生，上干于

211

肺而咳，或肺脏自病，肺脏虚弱，阴伤气耗，肺的气功能失常，肃降无权而气逆为咳。

咳嗽的不同类型

1. 风寒袭肺

主证：咳嗽声重，气急，咽痒，咳痰稀薄色白，常伴鼻塞，流清涕，头痛，肢体酸痛，恶寒发热，无汗等表证。

分析：风寒袭肺。肺气壅塞不得宣通，故咳而声重，气急；风寒上受，肺窍不利，则鼻塞流涕，咽喉作痒；寒邪郁肺，气不布津，凝聚为痰，故咳痰稀薄色白；风寒外来肌腠，故伴有头痛身重，寒热无汗等表寒证。舌苔薄白，脉浮或浮紧，为风寒之表证。

2. 风热犯肺

主证：咳嗽频剧，气粗或咳声哑，喉燥咽痛，咳痰不爽，痰黏稠或稠黄，咳时汗出，常伴鼻流黄涕，口渴，头痛，身热等表证，舌苔薄黄，脉浮数或浮滑。

分析：风热犯肺，肺失清肃而咳嗽气粗，或咳声哑；肺热伤津则口渴，咽燥咽痛，肺热内郁，蒸液成痰，故痰吐不爽，稠黏色黄，鼻流黄涕；风热犯表，卫表不和而见出汗等表证热证。苔薄黄，脉浮数皆数风热在表之征。

3. 燥热咳嗽

由于燥邪伤肺，肺阳耗伤，症见咳嗽痰少，或干咳无痰，或痰黏咳不出来，有时咳吐的痰液里带有血丝，咳嗽厉害时胸部疼痛。面色发红，心里发烦，鼻孔和喉咙都觉得干燥，嘴唇发焦。大便秘结，小便少发黄。舌尖红，舌苔薄黄，脉数大。

4. 虚劳咳嗽

肺脾气虚的，咳嗽痰多而稀薄，吐白沫，呼吸气短，面黄，疲倦嗜睡，怕冷，消化不好，有时心跳速，舌淡白，脉沉缓。肺肾阴虚者，久咳不愈，声音发哑，吐痰胶黏，或脓痰带血，喉咙干痛，潮热，盗汗，睡眠不好。舌红没有苔，脉数细。

5. 痰湿咳嗽

由于脾阳不振，痰湿内盛，症见咳嗽痰多，咳痰白黏，咳声重浊，胸闷气滞，比较重的出现眼睑浮肿，呼吸不畅，饮食少，口里发黏，舌苔白腻，脉濡滑。

治疗咳嗽应区分咳嗽类型，西药、中药皆可，另外，通过对身体一些按摩可以较好辅助治疗咳嗽。

◎按摩疗法

对急、慢性的咳嗽采用自我

按摩的方法，可以缓解症状，增加人体抗病能力，促使病情愈合。

1. 点按腧穴

选肺俞、风门、太渊、尺泽，用拇指指腹置于风门穴，先叩点10 ~ 20次，然后按揉1 ~ 2分钟；肺俞穴用中指指尖叩击10 ~ 20次，然后按揉1 ~ 2分钟，太渊、尺泽用按揉的方法分别按1 ~ 2分钟，每日1次。

若外感风寒咳嗽加外关、列缺，按揉一分钟；外感风热咳嗽加曲池、合谷，按揉1分钟。内伤咳嗽，痰湿蕴肺者加脾俞、丰隆、足三里，分别按揉半分钟；内伤咳嗽肝火犯肺者加太冲、行间、经渠，分别按揉半分钟。

2. 捏天突

将示指、中指、无名指并拢与拇指相对应，捏于天突穴部位的皮肤及皮下组织，由天突向廉泉穴循序挤压，要均匀而有节律，一般10 ~ 20遍局部发红为度。

3. 推胸骨

用两手指尖放在胸骨上从下至上，从上至下竖立着做回旋形动作进行推摩10 ~ 20遍。然后，在胸骨上做顺时针方向由上而下揉按1 ~ 2分钟。

4. 揉搓胸胁

右手掌放在胸腔下部边缘，朝左臂方向做直线形揉搓，逐步向上移动抵达锁骨，重复3 ~ 5次。然后用右手掌根在同样部位揉捏并做圆圈形推摩，重复3~5遍。女性按摩时绕过乳房。另一侧用同样方法操作。

穴位按摩法

1. 配穴

孔最、膻中、大杼、风门、肺俞、肾俞、天突穴、膀胱经。

2. 治法

（1）拇指点按孔最、膻中穴3 ~ 5分钟。双拇指同时揉按大杼、风门、肺俞、肾俞穴各2分钟，点按天突穴2分钟。

（2）从大椎穴两侧沿膀胱经，用掌推法各10 ~ 15次。根据病情，可每日或隔日推拿1次。

预防

绝大部分咳嗽是由于呼吸道疾病引起的，因此预防呼吸道疾病是防止咳嗽的关键。预防措施有以下几项：

（1）加强锻炼，多进行户外活动，提高机体抗病能力。

（2）气候转变时及时增减衣服，防止过冷或过热。

（3）少带小儿去拥挤的公共场所，减少感染机会。

（4）经常开窗，流通新鲜空气。家人有感冒时，室内可用醋熏蒸消毒，防止病毒感染。

（5）及时接受预防注射，减少传染病发生。

（6）感冒流行期间可服中药预防。原料是：贯众 12 克，防风 12 克，荆芥 10 克，每日一帖，连服 2～3 天。

对经常易感冒的小儿，可每天以黄芪 15 克，红枣 7 只，煎汁代茶，长期服用可增加机体免疫力，减少感冒的发生。

注意事项

对于小儿咳嗽，家长可以观察孩子的舌苔。如果舌苔是白的，则是风寒咳嗽，说明孩子寒重，咳嗽的痰也较稀、白黏，并兼有鼻塞流涕，这时应吃一些温热、化痰止咳的食品；如果孩子的舌苔是黄、红，则是风热咳嗽，说明孩子内热较大，咳嗽的痰黄、稠、不易咳出，并有咽痛，这时应吃一些清肺、化痰止咳的食物；内伤咳嗽多为久咳、反复发作的咳嗽，这时家长应注意给孩子吃一些调理脾胃、补肾、补肺气的食物。

腹　泻

腹泻是一种常见症状，是指排便次数明显超过平日习惯的频率，粪质稀薄，水分增加，每日排便量超过200克，或含未消化食物或脓血、黏液。

腹泻主要分为急性腹泻和慢性腹泻，急性腹泻病发时期为1～2个星期，而慢性腹泻则在2个月以上，多是由于肛肠疾病所致。

◎ 主要症状

1. 大便次数明显增多。

2. 粪便变稀，形态、颜色、气味改变，含有脓血、黏液、不消化食物、脂肪，或变为黄色稀水，绿色稀糊，气味酸臭。

3. 大便时有腹痛、下坠、里急后重、肛门灼痛等症状。

◎ 危险因素

· 食物中毒。

· 病毒、细菌感染。

· 寄生虫感染。

· 相关药物。

· 肠道感染性疾病。

· 肠道非感染性炎症。

· 肿瘤。

· 小肠吸收不良。

◎ 所属科别

消化内科

◎ 多发人群

本病多见于40岁以上人群，偶也可见于青年人。

◎ 按摩疗法

由于腹泻病因复杂，所以治疗方法不能一概而论，但是自我按摩对慢性腹泻有比较好的疗效。

1. 按穴位

取中脘、章门、天枢、气海、关元、足三里、阴陵泉。将右手中指伸直，其余四指轻握拳，左手抓住右拳背，然后用右手中指分别点按上述穴位，由上而下逐个进行。急性泄泻加上巨虚、内庭、公孙；慢性泄泻加脾俞、肾俞、大肠俞。每穴点按1～2分钟。

2. 摩腹部

仰卧位，左右手重叠，右手掌心在下放置于中脘穴处，左掌心叩放在右手掌背，然后，两手均匀用力做顺时针旋转摩动，正中由中脘开始，向下到耻骨，再沿胃经向下推拿至耻骨，以腹部舒适为宜。

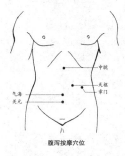
腹泻按摩穴位

3. 擦腰骶

患者取坐位，先两手掌面相对擦热，用两手掌根部，贴附在腰脊柱两侧，从肾俞至大肠俞，做自上而下、自下而上往返推擦，用力宜大，推擦要快，擦至局部出现湿热感为宜。

4. 揉尾端

取俯卧位或膝胸卧位，充分暴露尾骶部，右手中指指尖放于尾骨尖端下方长强穴位，做勾揉按摩动作，用力由轻渐重，一般2～3分钟为宜。

5. 推胁腹

用两手大鱼际及手掌掌面，贴附在两胁部，然后两手从胁至小腹往返推擦，推至小腹时，两手鱼际稍做用力，动作宜快，以胁及小腹出现热感为好。

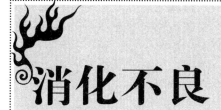

消化不良

消化不良是一种临床症候群，是由胃动力障碍所引起的疾病，也包括胃蠕动不好的胃轻瘫和食道反流病。

主要症状包括有上腹痛、早饱、腹胀、嗳气等。

◎ 主要症状

- 腹部不适。
- 腹胀。
- 恶心呕吐。
- 食欲不振。
- 腹泻。
- 便秘。
- 完谷不化。

◎ 危险因素

具体说来，消化不良的病因为：多因肝郁气滞，饮食不节所致。如暴饮暴食，时饥时饱，偏食辛辣肥甘或过冷、过热、过硬之食物，日久损伤脾胃；久病体虚，营养不良，脾胃消化功能减弱所致。

◎ 所属科别

消化内科

◎ 多发人群

所有人。

◎ 中医辩理

消化不良主要分为功能性消化不良和器质性消化不良。功能性消化不良属中医的脘痞、胃痛、嘈杂等范畴，其病在胃，涉及肝脾等脏器，宜辨证施治，予以健脾和胃，疏肝理气，消食导滞等法治疗。

◎ 按摩疗法

配穴方一：中脘、气海、关元、内关、足三里

1. 揉中脘

用双手重叠紧贴于中脘穴，先以顺时针方向旋转按揉 1 ～ 2 分钟，再逆时针方向旋转按揉 1 ～ 2 分钟，使局部有温热舒适感止。

2. 揉气海、关元穴

双手掌重叠贴于小腹的气海、关元穴，先以顺时针方向旋转按摩 1 ~ 2 分钟，再逆时针方向旋转按揉 1 ~ 2 分钟。

3. 推揉内关

用拇指指峰紧贴于内关穴上，推揉 1 ~ 2 分钟，左右两臂穴交替进行。频率不宜过快，指力逐步渗透。

4. 推揉足三里

取坐位，用右手拇指指峰贴于左侧足三里按揉 1 ~ 2 分钟，再用左手拇指指峰贴于右侧足三里，按揉 1 ~ 2 分钟。使局部有酸胀麻的感觉为止。

每日按摩1次，10次为1疗程。

配穴方二：上腹部、足三里、天枢、两肋

治法如下：

1. 摩上腹

上腹是指肚脐以上的腹部，即上腹部，患者取仰卧位，以中脘穴为圆心，用掌根在上腹部轻轻摩动，约3分钟，以腹内觉温热为宜。这种方法具有温健作用，多用于脾胃虚寒的病症。

2. 点按足三里

足三里是足阳明胃经的合穴，

五行属土，与脾胃相应；足三里又属胃络脾，根据"经脉所通，主治所及"的原理，用于脾胃病的治疗，故有"肚腹三里留"之称。

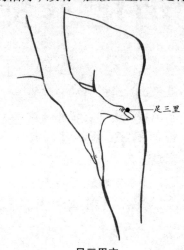

足三里穴

实践证明经常在足三里穴点按，可协调阴阳，保健和胃，增强体质，防治疾病。现代实验研究也证明足三里可增强肠蠕动，促进消化酶的分泌，还可增加人体的备解素，从而灭杀某些病毒，亦可增加白细胞的吞噬能力，加强免疫力。

患者取坐位或仰卧位，用拇指抵住双侧足三里穴，用力揉捻，以酸胀感向足背传导为宜，约3分钟。

3. 揉天枢

患者取坐位或仰卧位，双手示指分别抵住腹部的天枢穴，开始稍稍用力揉按，渐渐加力，以能忍受为度，约 3 分钟。

4. 举手抚肋

端坐伸腰，举左手仰掌，以右手抚按右肋，以鼻吸气，连续呼吸 7 次，再用右手仰掌，抚按左肋，同上法操作。

每日或隔日治疗 1 次，每次按摩 15 ～ 20 分钟。

8 种食物改善消化不良

1. 大麦及大麦芽

含有 B 族维生素、维生素 A、维生素 E 和淀粉酶、麦芽糖、葡萄糖、转化糖酶、尿囊素、蛋白质分解酶、脂肪和矿物质等。大麦中的尿囊素可促进胃肠道溃疡的愈合。

2. 酸奶

酸奶除含有牛奶的全部营养素外，突出的特点是含有丰富的乳酸，能将奶中的乳糖分解为乳酸。

对于胃肠道缺乏乳酸酶或喝鲜牛奶容易腹泻的人，可改喝酸奶。乳酸能抑制体内霉菌的生长，可预防使用抗生素类药物所导致的菌群失调。乳酸还可以防止腐败菌分解蛋白质产生的毒物堆积，因而有防癌作用。酸奶有轻度腹泻作用，可防止老年人便秘。

3. 苹果

苹果既能止泻，又能通便。其中含有的鞣酸、有机碱等物质具有收敛作用，所含果胶可吸收毒素。对单纯性的轻度腹泻，单吃苹果可止泻。苹果中含纤维素可刺激肠蠕动，加速排便，故又有通便作用。

4. 西红柿

含有丰富的有机酸如苹果酸、柠檬酸、甲酸，可保护维生素 C，使之在加工烹饪过程不被破坏，增加维生素的利用率。西红柿中还含有一种特殊成分——番茄红素，有助于消化、利尿，能协助胃液消化脂肪，番茄红素还能抑制细菌和真菌的生长，可治疗口角炎。

5. 橘皮

橘皮对消化的促进作用主要是其中含有的挥发油对消化道有刺激作用，可增加胃液的分泌，促进胃肠蠕动。

6. 鸡肫皮

又称鸡内金，为鸡胃的内壁。

鸡肫含有胃激素和消化酶，可增加胃液和胃酸的分泌量，促进胃蠕动。胃激素遇高热易受破坏，故以生食为佳。

7. 番木瓜

未成熟的番木瓜含有番木瓜

蛋白酶，可分解脂肪为脂肪酸，可促进食物的消化和吸收。

8. 白菜

含有大量的粗纤维，可促进胃肠道蠕动，帮助消化，防止大便干结。

消化不良食疗法

1. 白萝卜粥

将一个白萝卜切片，洗净，先煮 20 分钟，再加米同煮。煮熟后，加红糖适量即可服用。有健胃理气作用。适用于孩子消化不良，腹胀。

2. 玉米粥

将水烧开，徐徐加入玉米粉并搅拌成糊状，待熟后加入糖或盐温服。可调中开胃，健胃宽肠。

3. 山药小米粥

将山药切成小块，小米与山药煮成稀饭，加少量糖服用。有调补脾胃的作用。适用于孩子面黄肌瘦，食欲不振。

颈椎病

颈椎病是一种综合征，又称颈椎综合征，是由于人体颈椎间盘逐渐地发生退行性变、颈椎骨质增生，或颈椎正常生理曲线改变后刺激或引起的一组综合症状。患者轻则常常感到头、颈、肩及臂麻木，重则可导致肢体酸软无力，甚至出现大小便失禁及瘫痪等。

◎ 主要症状

主要表现为颈肩痛、头晕头痛、上肢麻木、肌肉萎缩、严重者双下肢痉挛、行走困难，甚至四肢麻痹，大小便障碍，出现瘫痪。多发在中老年人，男性发病率高于女性。

◎ 危险因素

· 颈椎退行性改变。
· 外伤因素。
· 不良姿势。
· 寒冷、潮湿。
· 慢性劳损。
· 遗传因素。

现在人们工作压力大，业余时间少，难以从事体育运动，也是造成颈椎病增多的原因之一。

◎ 所属科别

神经内科、骨科

◎ 多发人群

常见于 40 岁以上人群。随着信息时代的发展，办公自动化的普及，都市人长时间操作电脑，使颈椎病发病率越来越高，且发病年龄越来越年轻。据有关资料统计，该病的发病年龄提前到了 30 ~ 40 岁。

◎ 中医辩理

颈椎病的颈、肩、臂痛等症多包括在祖国医学痹证中，这些症状多因外伤或气血虚衰、感受风寒湿邪所致，而头昏、目眩、耳鸣等症则多与疾浊、肝风、虚损有关。

◎按摩疗法

针对颈椎病的快速按摩方法，可在症状加重时随时加以应用，但最好在早晨醒后进行。因为经过一夜的休息，颈背部的肌肉处于相对放松状态，有利于增强按摩的效果。

具体手法如下：

首先，进行脸部按摩。用两手手掌分别搓脸的正面、侧面及耳后各10次，然后五指分开如梳头状自前向后10次；

然后分别用左、右手揉擦对侧前颈各10次，揉拿对侧肩井穴各10次；

随后擦后颈部10次，并上下移动、抓拿后颈部，依次用拇指点揉左、右风池穴及天柱、天鼎穴，用拇指对颈背部痛点按揉；

最后一手托枕部，一手反掌托下颌，进行轻柔的头部上仰位旋转运动数次。

此外，头晕症状者，可将两手五指分开，用指尖轻叩头部；手臂麻木者，可沿上臂、前臂顺序揉搓，并配以曲池、合谷穴点按，以加强疗效。

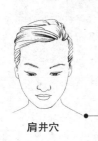

肩井穴

自我按摩可每日进行1次，每次5～10分钟，坚持1～2个月以上可有较好疗效。

（1）用健侧的拇指或手掌自上而下按揉患侧肩关节的前部及外侧，时间1～2分钟，在局部痛点处可以用拇指点按片刻。

（2）用健侧手的第2～4指的指腹按揉肩关节后部的各个部位，时间1～2分钟，按揉过程中发现有局部痛点亦可用手指点按片刻。

（3）用健侧拇指及其余手指的联合动作揉捏患侧上肢的上臂肌肉，由下至上揉捏至肩部，时间1～2分钟。

（4）还可在患肩外展等功能位置的情况下，用上述方法进行按摩，一边按摩一边进行肩关节各方向的活动。

（5）最后用手掌自上而下地掌揉1～2分钟，对于肩后部按摩不到的部位，可用前面介绍的拍打法进行治疗。

自我按摩可每日进行1次，坚持1～2个月，会有较好的效果。

颈椎病的食疗法

颈椎病治疗方法很多，包括锻炼、药枕、牵引、推拿、理疗、贴膏药、服药及手术等。此外，

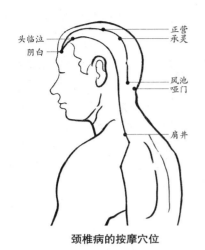

颈椎病的按摩穴位

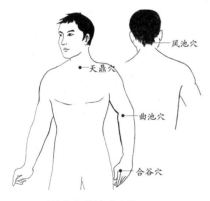

手臂麻木的按摩穴位

还可配合食疗。

颈椎病食疗除遵循一般饮食原则，如搭配合理、营养均衡、饮食有节、饥饱有度、清洁卫生外，还要辨证进食。如风寒湿痹阻者可食葛根、狗肝菜、干姜、樱桃；气滞血瘀者可食用蛇肉、黄鳝，适量饮酒；痰湿阻络者可食梨、扁豆、赤豆、薏米；肝肾不足者

可食黑豆、香菇、黑芝麻、枸杞子、狗肉、羊肉、鹿肉、鱼虾、韭菜；气血亏虚者可食红枣、黑枣、葡萄、桂圆肉、桑葚、阿胶等。下面是常用颈椎病食疗法。

1. 葛根五加粥

原料：葛根、薏米仁、粳米各 50 克，刺五加 15 克。

做法：原料洗净，葛根切碎，刺五加先煎取汁，与余料同放锅中，加水适量。武火煮沸，文火熬成粥。可加冰糖适量。

功效：祛风除湿止痛。

适应证：风寒湿痹阻型颈椎病，颈项强痛。

2. 清炖乌蛇

原料：乌蛇 1 条，葱、姜、黄酒、清水适量。

做法：将乌蛇去皮、内脏，洗净，切成长 5 厘米段块，入砂锅，加葱、姜、黄酒、清水，武火煮沸后，文火炖至熟透，再加盐即成。分次服食。

功效：祛风通络。

适应证：颈椎病肢体疼痛麻木者。

3. 山丹桃仁粥

原料：山楂 30 克，丹参 15 克，桃仁（去皮）6 克，粳米 50 克。

做法：原料洗净，丹参先煎，

去渣取汁,再放山楂、桃仁及粳米,加水适量,武火煮沸,文火熬成粥。

功效:活血化瘀,通络止痛。

适应证:气滞血瘀型颈椎病。

4. 薏米赤豆汤

原料:薏米、赤豆各 50 克,山药 15 克,梨(去皮)200 克。

做法:原料洗净,加水适量,武火煮沸后文火煎,加冰糖适量即可。

功效:化痰除湿。

适应证:痰湿阻络型颈椎病。

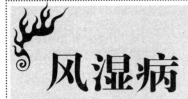

风湿病

风湿病，中医称之为痹病，因为由于受风、寒、湿、热等邪气，阻滞经脉，影响关节屈伸不利，筋脉拘急，局部或肿或胀，有时触之发冷觉寒，或潮湿有汗，或干燥皲裂，或者湿热火欣红。

◎ 主要症状

最常见的症状有：

- 肿胀、疼痛。
- 僵直（拘挛变形）。
- 麻木不仁。
- 屈伸不利。
- 风湿结节。
- 关节畸形。

◎ 危险因素

- 感受热邪或湿热之邪。
- 免疫异常。
- 感受风邪。
- 受到病毒感染。
- 内分泌因素，如雌激素和孕激素的失调。
- 一些药品引起，如普鲁卡因胺，一些口服避孕药亦可引发。

◎ 所属科别

内科

◎ 多发人群

中老年人。

◎ 中医辩理

在传统医学的诊断中，风湿被纳入"痹证"的诊断范畴。痹症是由于风、寒、湿等外邪侵袭人体，闭阻经络，气血运行不畅，导致肢体筋骨、关节、肌肉的疼痛、重着、酸楚、麻木，或关节屈伸不利、僵硬、肿大、变形等为主要症状表现的病症。

◎ 防治原理

风湿病的成因一般是风寒、湿热，另外还有痰、瘀、燥、毒。最常见的症状有肿胀、疼痛、僵直（拘挛变形）、麻木不仁、屈伸不利、风湿结节、关节畸形。

根据风湿病所发部位的不同，

可根据病情的轻重缓急，在局部选择穴位进行治疗，或循本经经脉走向点穴治之，亦可依病发部位所属脏腑的表里关系，选择其所属经脉的穴位点按之。

在治疗中，要注意扶正培本，以增强机体的抗病能力。酌情选择脾经、胃经、肾经、肝经、膀胱经的穴位，以培后天、充先天，提高机体防御功能。

◎ 按摩疗法

上肢部按摩

（1）患者仰卧势：两手臂自然伸直置于身体两旁。按摩者可先在右侧用接法掌背面向上沿腕背、前臂至肘关节，往返3～5遍，然后患者翻掌再以揉法施治，并配合肋、腕、掌。

（2）接上势，在肘、腕部以按揉法1～2分钟并配合肘关节的伸屈和腕关节的摇动。然后以捻法，捻每一手指关节与掌指关节并配合小关节的摇动，最后再摇肩关节，搓上肢3～5次。左右相同。

下肢部按摩

（1）患者俯卧势：按摩者先用揉法施于臀部再向下沿大腿后侧、小腿后侧，直至跟腱，往返2～3次。

（2）患者仰卧势：按摩者站于旁，用揉法施于大腿前部及内外侧，再沿膝关节向下到小腿前外侧、足背，直至趾关节。同时配合踝关节屈伸及内、外翻的被动运动。

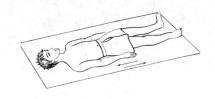

患者仰卧势

注意事项

按摩有循经按摩、点穴按摩之别。一般产后体质较弱，采取循经按摩为宜。且手法不宜过重，以防对产后骨质疏松者引起不良反应。

在循经按摩中，以太阳膀胱经为主，依经脉自上而下的循行方向及病发部位推、揉、搓、按。在疼痛明显的部位，手法可稍重，用力要均匀，让指力、掌力达到患部一定深度，方有治疗作用。

在四肢、脾胃经、三焦经、大肠经、肺经及肩背处，用力皆可稍重，但在胸背一定要力量适度，以防过重时伤及内脏。

风湿病的食疗法

下面介绍几种治湿、祛风、

清热、化瘀、消肿的药食两用之品，主副兼宜：

薏苡仁又称苡米，有清热祛湿、疏筋、缓解拘挛、除痹的功效。民间用于熬粥，食后清爽可口，既能清热，又能利湿通络，利关节，适用于关节肿痛，拘挛不利，长服久服，确有与用药有相辅相成的效果。每周服 2 ~ 3 次，治疗坐骨神经痛、骨膜炎等。

山药古名薯蓣，健脾胃、祛湿，可熬粥、制糕、做饼，既可清夏季热邪（热中夹湿），又能调理脾胃。《金匮要略》一书中有"薯蓣丸"一方，又名"大山药丸"，就是以山药为主药的一张方子，既可祛风除湿，又能扶正补虚，此方补中寓散，补而不腻，对于虚劳夹风诸症有较好效果，治疗"风气百疾，虚劳诸不足"。

百合润肺清心、养五脏、祛风湿，用于风湿病清其余邪，扶正安神，调整气血不足，属于平补，可制羹、糕粥、菜肴各种膳食。

地龙即蚯蚓，清热、通络、利湿、化瘀、消肿，可外用，可内服，化瘀消栓，促进血行，祛湿消肿。外用可捣成泥，外敷局部，可消肿、清热利湿，内服可制成菜肴。

白芥子就是芥菜子，可以制成芥末，菜蔬调味，善走散，长于豁痰利气、祛痰、兼消肿散结，治风湿肿癣，内服外用皆宜，为软化痰核、消肿胀食药两用之品。

风湿病预防

（1）争取早期诊断，早期治疗。

（2）加强锻炼，增强身体素质。经常参加体育锻炼或生产劳动，强健体魄，提高防病能力及防御风寒湿邪、侵袭的能力。

（3）劳动或运动后，不可乘热身汗出便入冷水洗浴，勿当风吹；垫褥、被盖应勤洗晒，以保持清洁干燥；内衣汗湿后应及时更换清洗。居住环境一定要阳光充足，空气流通。

（4）劳逸结合，饮食有节，起居有常。

（5）保持正常的心理状态。

（6）预防和控制感染。有些风湿病是在患了扁桃体炎、咽喉炎、鼻窦炎、慢性胆囊炎、龋齿等感染性疾病之后而发病的，人们认为这是由于人体对这些感染的病原体发生了免疫反应而引起本病的，所以，预防感染和控制体内的感染病灶也是重要的。

饮食注意

注意多吃高蛋白、高纤维、高维生素类食品，从而改善血管弹性和通透性，增加尿钠排出，降低血压，补充维生素，维持人体血糖稳定性；平时注意补充钙和锌。不宜多吃高脂肪类食物，如牛奶、肥肉等，炒菜、烧汤也宜少放油。尤须注意少摄入过酸、过咸类食品。

落　枕

落枕又称"失枕"，是一种常见病，好发于青壮年，以冬春季多见。落枕的常见发病经过是入睡前并无任何症状，晨起后却感到项背部明显酸痛，颈部活动受限。这说明病起于睡眠之后，与睡枕及睡眠姿势有密切关系。

◎危险因素

· 睡眠时头颈姿势不当。

· 颈部外伤。

· 颈部受风着凉。

· 夜间睡眠姿势不良，头颈长时间处于过度偏转的位置。

· 睡眠时枕头不合适，过高、过低或过硬，使头颈处于过伸或过屈状态。

· 感受风寒，如睡眠时受寒，盛夏贪凉，使颈背部气血凝滞，筋络痹阻，以致僵硬疼痛，动作不利。

· 如为颈椎病引起，可反复"落枕"。

◎ **所属科别**

神经内科

◎ **多发人群**

青壮年。

◎ **主要症状**

· 颈部痉挛、强直。

· 颈部疼痛。

· 颈部转动失灵。

· 活动障碍。

◎ **按摩疗法**

对于落枕，一些人会通过热敷来帮助患者减轻痛苦，其实按摩也是一种有效的治疗方法。

具体方法如下：

（1）将左手或右手中、示、无名指并拢，在颈部疼痛处寻找压痛点（多在胸锁乳突肌、斜方肌等处），由轻到重按揉 5 分钟左右。可左右手交替进行。

（2）用小鱼际由肩颈部从上到下，从下到上轻快迅速击打两分钟左右。

（3）用拇指和示指拿捏左右风池穴、肩井穴 1 ~ 2 分钟。

（4）以拇指或示指点按落枕穴（手背第 2、3 掌骨间，指掌关节后 5 分处），待有酸胀感觉时再持续 2 ~ 3 分钟。

（5）最后进行头颈部前屈、后仰、左右侧偏及旋转等活动，此动作应缓慢进行，切不可用力过猛。

家人可帮助落枕者进行按摩、热敷以减轻痛苦：

（1）按摩。立落枕者身后，用一指轻按颈部，找出最痛点，然后用一拇指从该侧颈上方开始，直到肩背部为止，依次按摩，对最痛点用力按摩，直至患者感觉明显酸胀即表示力量已够，如此反复按摩 2 ~ 3 遍，再以空心拳轻叩按摩过的部位，重复 2 ~ 3 遍。重复上述按摩与轻叩，可迅速使痉挛的颈肌松弛而止痛。

（2）热敷。采用热水袋、电热手炉、热毛巾及红外线灯泡照射均可起到止痛作用。必须注意防止烫伤。

（3）用药。选用正红花油、甘村山风湿油、云香精等，痛处擦揉，每天 2 ~ 3 次，有一定效果。

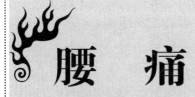

腰 痛

腰痛是以腰部一侧或两侧疼痛为主要症状的一种病症。腰痛是一个症状，不是独立的疾病，引起腰痛的原因是比较复杂的，所以出现持续且不明原因的腰痛，不要掉以轻心，应尽快到医院确诊，避免某些严重疾病的发展。

◎危险因素

· 腰肌劳损。
· 泌尿系统感染。
· 生殖器官疾病。
· 受凉、创伤、罹患风湿、类风湿关节炎。
· 孕期及产褥期劳累。
· 腰椎病变。

引起腰痛病的原因很多，约有数十种，比较常见的有肾虚、腰部骨质增生、骨刺、椎间盘突出症、腰椎肥大、椎管狭窄、腰部骨折、椎管肿瘤、腰部急慢性外伤或劳损、腰肌劳损、强直性脊柱炎等。很多慢性腰痛病人与慢性骨筋膜间隔综合征有关。

◎所属科别

骨科

◎多发人群

腰痛已经成为一种常见病，男女均有发生，其中女性居多。

◎主要症状

腰部一侧或两侧疼痛。

除了疼痛外，腰部变沉、发胀、变硬，严重者起不了床。

◎按摩疗法

腰痛可因感受寒湿、湿热，或跌仆外伤，气滞血瘀，或肾亏体虚所致。其病理变化常表现出以肾虚为本，感受外邪，跌仆闪挫为标的特点。腰痛作为一种常见的病症，很多疾病都可导致，通过以下按摩方法，可以有效防治腰痛。

1. 擦腰

站立，两脚分开如肩宽。两

手握拳，握拳的拇指和示指侧贴着腰部用力上下擦动。擦动从骶部开始，从下往上，尽可能高，擦动的速度宜快。擦至觉得皮肤发热为止。

2.揉臀

站立，两脚分开如肩宽。用一只手掌的大鱼际（手掌正面拇

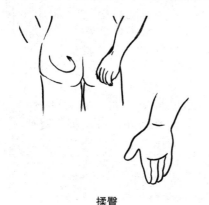

揉臀

指根部明显突起的部位）处贴着同侧臀部，顺时针或逆时针方向揉动数十次，然后用另一只手揉另一侧臀部。

3.按命门穴

站立或坐位，用一手或两手拇指按住命门穴（第二腰椎棘突下的凹陷处），至有酸胀感时再揉动数十次。

4.揉肾俞穴

站立或坐位，用一只手的拇指按住肾俞穴（第二腰椎棘突下，

命门穴外侧约两个手指宽处），至有较强的酸胀感时再揉动数十次。然后用另一只手按另一侧肾俞穴并揉动。

5.推腰臀腿部

先左弓箭步站立，用右手掌，虎口分开，拇指在前，推住同侧腰部，然后用力向下推，经臀一直推到大腿和小腿为止，身体也随着向右侧弯。然后右弓箭步站立，用左手推左侧腰臀腿部。交替推 4 ~ 10 次。

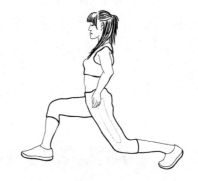

推腰臀腿部

6.弯腰捏腿部

站位，也可坐在床上。两腿伸直，慢慢向前弯腰，同时用两手捏大腿和小腿前面的肌肉，捏到尽可能低，最好到足背处，反复 5 ~ 10 次。向前弯腰时，头要昂起。

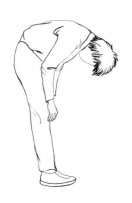

弯腰捏腿

7. 推腰部

站位，两脚分开如肩宽。两手叉腰，拇指在前，先用右手掌从右腰部向前和向左推；然后用左手掌从左腰部向后和向右推。推数十次，也可向反方向推。

8. 捶腰

站位，两脚分开如肩宽。两手握空心拳，用拳眼轻轻捶击两侧腰部，由上而下，再由下而上，共 20 ～ 30 次。

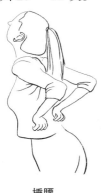

捶腰

以上动作，每日 1 ～ 2 次。有些动作，如弯腰捏腿等做起来比较困难，可先不做，待锻炼有基础后再做，或动作的幅度先做得小一些，以后再慢慢增大。

腰痛病的穴位按摩法

1. 取穴

（1）肾俞：第14椎椎棘突下，旁开二横指处。

（2）志室：第二腰椎棘突下，旁开 3 寸处。

（3）环跳：臀部，大转子后上方凹陷中。

（4）委中：窝横纹正中处。

（5）昆仑：外踝后方与跟腱之间。

（6）天应：即阿是穴，疼痛的部位。

2. 手法

让患者卧床上，按摩者用前臂尺侧腕屈肌（即胳膊肚）在患者的患部自左而右或自右而左一个方向地旋转，不可乱用力，至局部发热，越热越好，不热无效，旋转图形越圆越好。

治疗腰痛食疗法

1. 小枣桂圆莲子汤

取小枣 7 粒，桂圆 7 粒，莲子 14 粒，加少许水煮沸，放凉后，将汤和小枣、桂圆、莲子一同服用。

此法冬夏皆可，早晚皆宜，且可长期服用。尤其是中年女性。

2. 清蒸小公鸡

将啼叫的小公鸡（成年公鸡不能用），按常规宰杀洗净切成鸡块，放油锅内略炒数分钟。再往锅内加入 500 克米醋（不要加白开水），在火上炖焖到尚剩小半杯醋（注意别使锅干糊了），以鸡肉炖烂而不剩醋为宜。

炖烂的鸡肉当菜食用，而吃的口味感到越酸越好。嫌难吃可适当放些红糖。每只鸡 1 日 3 次，一天内吃完，不要中断，连吃 6 只小公鸡为一个疗程。

3. 茴香炖煮肾

取小茴香 20 克，猪腰 1 对，葱、姜、盐、酒各适量。

先将猪腰（即猪肾）洗净后，在凹处剖一破口，将茴香、盐装入猪腰剖口内，用白线缝合剖口后，放入锅内，加葱、姜、酒、清水适量，用文火炖熟后食用。

此法适用于偏肾阳虚的肾虚腰疼。

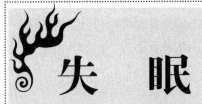

失眠

失眠，指无法入睡或无法保持睡眠状态，导致睡眠不足。又称入睡和维持睡眠障碍，祖国医学又称其为"不寐""不得眠""不得卧""目不瞑"，是以经常不能获得正常睡眠为特征的一种病症，为各种原因引起入睡困难、睡眠深度或频度过短（浅睡性失眠）、早醒及睡眠时间不足或质量差等。

◎ 主要症状

· 入睡困难。

· 不能熟睡，睡眠时间减少。

· 早醒、醒后无法再入睡。

· 频频从噩梦中惊醒，自感整夜都在做噩梦。

· 睡过之后精力没有恢复。

· 发病时间可长可短，短者数天可好转，长者持续数日难以恢复。

· 容易被惊醒，有的对声音敏感，有的对灯光敏感。

很多失眠的人喜欢胡思乱想，长时间的失眠会导致神经衰弱和抑郁症，而神经衰弱患者的病症又会加重失眠。

◎ 所属科别

神经内科

◎ 多发人群

中老年人。

◎ 危险因素

· 情绪波动，如兴奋、喜悦、焦虑、悲伤、恐惧等。

· 睡眠习惯不良，如睡前大量吸烟、饮酒、喝茶或咖啡，或者剧烈运动，使大脑过于兴奋，或者说话时间过长。

· 因睡眠习惯的改变而引起的睡眠条件性失眠。

· 环境不良因素，如严寒、酷暑、噪声、强光等。

◎ 按摩疗法

随着生活压力的增大，节奏变快，很多人被失眠困扰，通过按摩可以有效摆脱这方面的困扰。

具体方法如下：

方法一：患者仰卧位，术者坐于患者头部上方，以右手示、

中二指点按睛明穴 3 ~ 5 次后，以一指或双拇指推法，自印堂穴向两侧沿眉弓、前额推至两太阳穴处，操作 5 ~ 10 分钟。然后双手拇指分别抵于两侧太阳穴，换用余下四指推擦脑后部风池穴至颈部两侧重复两遍，再以双拇指尖点按百会穴。

方法二：患者坐位，术者站于患者右侧，用右手五指分别置于头部督脉、膀胱经及胆经上，自前发际推向后发际 5 ~ 7 次，然后术者站在患者之后，沿两侧之胸锁乳突肌拿捏，拿肩井 3 ~ 5 次。

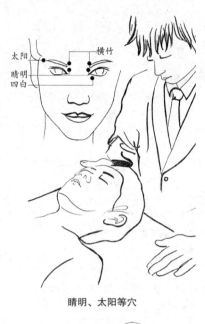

睛明、太阳等穴

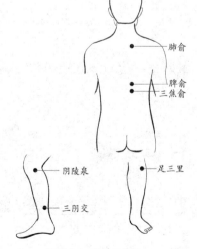

阴陵泉、足三里等穴

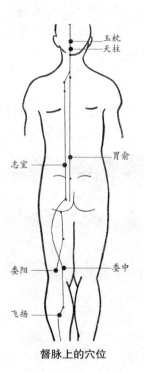

督脉上的穴位

方法三：患者俯卧位：术者在背部用滚法，操作 3 ~ 5 分钟。心脾亏损者，可多按揉心俞、脾俞；肾虚者，可多按揉肾俞（腰部两侧）、关元俞，最

后再点按神门、足三里、三阴交。

方法四：自我按摩：可在每晚睡觉前，坐于床上进行如下按摩：

（1）揉百会50次。

（2）擦拭肾俞50次。

（3）摩脐下气海、关元50次。

（4）揉按足三里、三阴交各50次。

（5）擦涌泉100次。

（6）仰卧于床上做细而均匀的深呼吸30次，全身放松意守丹田即可入睡。

方法五：每晚临睡前先揉足三里、三阴交，每穴1分钟，再掐按内关、神门穴1分钟，再用双手掌根部揉擦背部，以有热感为宜，重点按揉心俞、脾俞、肝俞。最后平卧闭目养神，不生杂念，用拇、示指按揉双侧睛明穴，连续揉按3～5分钟即可产生睡意。

其他按摩方法

1. 仰卧揉腹

每晚入睡前，仰卧床上，意守丹田（肚脐），先用右手按顺时针方向绕脐稍加用力揉腹，一边揉一边默念计数，揉计120次；再换用左手逆时针方向同样绕脐揉120次。对上半夜进入深睡有良好作用。下半夜如再不能入睡，可按上述方法各揉腹60次，对睡眠也有一定作用。

由于揉腹能使胃肠蠕动，特别是年岁大的人，消化功能减弱，胃肠道的气体就会成倍增加，常把大肠膨得胀胀的。一经揉腹，大肠受到刺激，就把气体挤出来而出现放屁，便于安然入睡；若不揉腹，屁放不出来，大肠膨胀，影响入睡。

2. 踏豆按摩

用绿豆500克，置铁锅中文火炒热，倒入脸盆中，同时将双脚洗净擦干，借盆中绿豆余温，用双脚踩踏绿豆，边踩边揉。每天睡前1小时开始踩踏，每次30分钟左右。

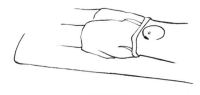

仰卧揉腹

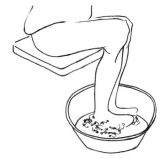

踏豆按摩

3.拍打涌泉穴

每晚睡前洗脚后，端坐床上，先用右手掌拍打左脚涌泉穴120次，再用左手掌拍打右脚涌泉穴120次，每次力度均以感到微微胀痛为宜，即可驱除失眠，安然入睡。

4 按摩健神穴

失眠与脑部充血、神经兴奋有关，所以治疗失眠时，必须放松精神、解除脑部充血，睡前用手指指腹或指甲尖用力刺激健神穴20分钟，效果十分显著。健神穴位于劳宫穴下面离手腕1分处。

5.卧位气功法

取右侧卧位，枕头适中，全身轻松自然，双目闭合，舌尖顶上腭，意守丹田。由鼻孔慢慢吸气，使整个腹部膨胀，再从鼻孔徐徐呼出，至全腹收缩。连续坚持2周，一般失眠即愈。

6.足底按摩

人的足底的穴位映射人体大脑部位，也就是说可以通过摁压相应的穴位来治疗和改善失眠的状况。

映射失眠的穴位在足底有三个点：

第一失眠点：如果把人脚跟看成圆，这个圆最靠近前面5个脚趾的那一点就是失眠点。睡觉前洗完脚，用手指用力按压这个部位1分钟左右。

第二失眠点：人在站立情况下，5个脚趾的最前端。用手指依次从大脚拇趾的相应部位摁压到小脚拇趾，再从小脚拇趾按压回来，这样反复做10次。

第三失眠点：整个大脚拇趾的足底部分，用手指按压1分钟即可。

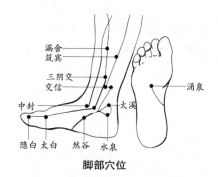

脚部穴位

注意事项

用按摩疗法治疗失眠，不宜用叩砸、提弹等手法，应采用有镇惊安神作用的缓慢轻柔的表面按摩或深部按摩。

如果失眠比较严重，只靠按摩等仍不能缓解时，要及时到医院治疗，不要在家中盲目服用安眠药，导致药物成瘾性，而让失眠成为生活的绊脚石。

失眠的食疗法

1. 糖水

原料：白糖适量。

做法：冲水饮。

睡前服用。引起睡眠的是大脑中的一种血清在起作用，人喝了糖水以后，在体内产生一系列化学反应，最后生成大量的血清素，使大脑受到抑制而进入睡眠状态。

2. 小米粥

原料：小米 40 克。

做法：用水熬成粥。

中医认为小米性微寒，味甘入脾胃，肾脏。其功用在于健脾，和胃，安脏，因此具有一定的安神作用。用小米加水煮成粥，其淀粉可以得到充分糊化，其他营养成分都成水溶状态，生津和胃，易消化吸收。

3. 食醋

原料：食醋一汤匙，冷开水一杯。

做法：可在临睡前将一汤匙食醋倒入一杯冷开水喝下，不仅很容易睡，而且睡得很香。

4. 蜂蜜鲜百合

原料：鲜百合50克，蜂蜜1～2匙。

做法：将鲜百合加蜂蜜拌和，蒸熟。

临睡前服。

5. 莲子百合汤

原料：莲子 30 克，百合 15 克，冰糖适量。

做法：将莲子、百合共煮成汤，加冰糖调味。

临睡前服，每日 2 次。

6. 酸枣仁粥

原料：酸枣仁 30 克，粳米 100 克，大枣 5 枚。

做法：将酸枣仁捣碎用纱布袋包扎，与粳米同入砂锅内，加水 500 毫升，煮至米烂汤稠停火，然后取出纱布袋不用。加红糖，盖紧盖，闷 5 分钟即可。

每晚临睡前 1 小时，温热服。

7. 小麦大枣粥

原料：小麦 30 克，粳米 100 克，大枣 5 枚。

做法：将小麦洗净，加水煮熟，捞出小麦取汁，再入粳米，大枣同煮，或先将小麦捣碎，同枣、粳米煮粥。

每天温热食 2 ～ 3 次，3 ～ 5 日为 1 疗程。

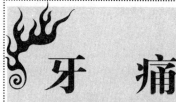

牙 痛

牙痛是指牙齿因各种原因引起的疼痛，是一种常见的口腔疾病。西医根据疼痛部位及原因的不同，将其称之龋齿、牙髓炎、根尖周围炎和牙本质过敏等。遇冷、热、酸、甜等刺激时牙痛发作或加重，属中医的"牙宣""骨槽风"等。

◎主要症状

· 牙龈红肿、遇冷热刺激痛。

· 面颊部肿胀。

· 牙龈鲜红或紫红、肿胀。

· 刷牙或吃东西时牙龈易出血。

◎危险因素

牙痛是较常见的疾病之一。引起牙痛的原因很多，但以龋齿（俗称虫牙）牙痛最为多见。以下为常见病因。

· 牙龈、颌骨肿瘤以及三叉神经痛。

· 拔牙。

· 牙与牙的间隙内被食物嵌塞。

· 牙体过敏。

· 各种牙周炎症和脓肿。

◎所属科别

牙科

◎多发人群

所有人。

◎按摩疗法

1.预备式

坐位或站位，全身放松，双眼平视微闭，呼吸调匀，静息 1～2 分钟。

2.指掐合谷穴

用拇指指尖，按于对侧合谷穴，其余四指置于掌心。适当用力由轻渐重掐压 0.5～1 分钟。

功效：疏风解表，活络镇痛。

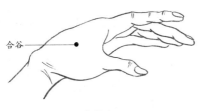

合谷

合谷穴

3. 按揉下关穴

用双手中指或示指指腹，放于同侧面部下关穴，适当用力按揉 0.5 ～ 1 分钟。

功效：疏风清热，解痉止痛。

4. 按压颊车穴

用双手拇指指腹，放于同侧面部颊车穴，适当用力，由轻渐重按压 0.5 ～ 1 分钟。

功效：解痉止痛，活血消肿。

5. 按揉风池穴

用双手拇指指尖，分别放在同侧风池穴，其余四指附在头部两侧，适当用力按揉 0.5 ～ 1 分钟。

功效：祛风散寒，提神醒脑。

6. 指掐少海穴

用拇指指尖，放在对侧少海穴，适当用力掐 0.5 ～ 1 分钟。

功效：祛风散寒，通络止痛。

7. 按揉阳溪穴

用拇指指腹，放在对侧阳溪穴，适当用力掐 0.5 ～ 1 分钟。

功效：通腑泄热，清热止痛。

8. 掐牙痛穴

用拇指指尖放在对侧牙痛穴，适当用力掐 0.5 ～ 1 分钟。

功效：活血止痛，通络解痉。

9. 揉按面颊部

用双手掌掌心，分别放在同侧面颊部，适当用力揉按 0.5 ～ 1 分钟，以面颊部发热为佳。

功效：活络散寒，缓痉止痛。

10. 推行间穴

用一手拇指指腹放在对侧行间穴，适当用力上下推动 0.5 ～ 1 分钟。

功效：消肿止痛，通经活络。

自我按摩可在疼痛时操作。面部按摩时，用力可逐渐加重至有酸胀感审至痛处为佳，以按摩患侧面部为主。肢体按摩可取双侧穴位。平时还应注意口腔卫生。

足部按摩法

口腔炎、牙痛也可以用简单有效的足部按摩法来缓解，按摩足部反射区：上下颚（左边痛按右边，右边痛按左边）。

（1）上下颚（反射区有交叉）：在双脚脚背大踇趾关节处，关节上方是上颚，下方是下颚。按摩时按住关节下方或上方后，由外侧往内侧扣按。

（2）上身淋巴结：位于脚背

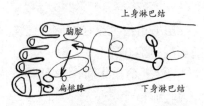

足背反射区

双脚内侧，踝关节上方，用手触摸时有一凹陷的感觉。按摩时要从外侧往内侧方向推。按摩上身淋巴结对肚脐以上器官所有发炎现象均可达到消炎止痛效果。

小儿牙痛按摩

1. 常用手法

（1）患儿仰卧，家长以两手拇指紧贴患儿前额部，由中间向两边摩动、反复操作1分钟。

（2）以两手拇指指腹点揉太阳穴，先轻后重约1分钟。然后用手掌反复挟提颈项部肌肉约1分钟。

（3）两手五指微屈、彼此张开，指端着力，由前额部向后枕部按摩，反复操作2～5分钟。

（4）按揉下关、合谷、内庭穴，每穴施术1分钟。

（5）掐揉足三里、三阴交、涌泉穴，每穴约半分钟。

2. 小儿牙痛随症加减

（1）下牙痛者，加按揉合谷、颊车、翳风穴各1分钟。

（2）上牙痛者，加按揉下关、迎香、人中穴各1分钟。

3. 按摩方法

（1）患儿坐位或卧位，家长以拇指或中指点揉风池、风府穴各1分钟。

（2）按揉双侧合谷、内庭穴各1～3分钟。

（3）患儿坐位，家长站其身后，以双手中指指腹按压双侧缺盆穴1分钟，然后慢慢把手松开，如此反复操作2～5遍。

（4）提拿肩井穴3～5遍，手法操作时要轻柔。

在我们的双足有牙齿的反射区，大拇趾的外侧对应正中大门牙，示趾、中趾、无名趾的内、外侧和小趾的内侧依次对应大门牙旁的第2、3、4、5、6、7、8颗牙，将脚趾屈伸，靠趾端部为上牙，靠趾根部为下牙。因神经在颈髓有个"锥体交叉"的缘故，右边牙的反射区在左足，左边牙的反射区在右足。

如在右脚无名趾外侧部位区域有触痛，便可断定患者左下第七颗牙出了问题，只需按摩这个反射区和右脚的下颌反射区即可解除左下第七颗牙痛之苦。

牙痛的食疗法

龋齿牙痛者，可将一粒花椒或胡椒放在龋齿上用力咬住，或将花椒研成细末，塞入龋齿洞内，稍候便可止痛。也可将大蒜一瓣捣烂如泥，塞入龋齿洞内，不仅可以消炎止痛，还可杀菌防腐。

牙痛较重，伴有牙龈红肿、齿缝流血者，可用醋 60 毫升，花椒 15 克，共煎 10 分钟，待温含漱。或用豆腐 500 克，黄瓜 250 克，煮汤代茶饮。亦可用生苦瓜 1 根，捣烂如泥，加糖 60 克捣匀，两小时后将水滤出，1 次冷服。

牙痛缓缓，齿浮或摇者，猪腰子 2 只（焙干），葫芦巴 2 克，共研细末，分两次开水冲服，一日服完，3 ～ 5 日见效。

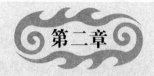

第二章
内科常见病的按摩疗法

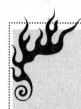

高脂血症

高脂血症是中老年人常见的疾病之一。一般来说，血脂代谢发生紊乱；脂肪代谢或转运异常；血浆中一种或几种脂质浓度，包括血浆 TC 及 TG 水平过高或血浆 HDL 水平过低；人体血浆中 TC、TG 和各种脂蛋白含量高于同龄正常值者均称高脂血症。

◎危险因素

高脂血症的病因，基本上可分为两大类，即原发性高脂血症和继发性高脂血症。遗传基因缺陷或基因突变、饮食习惯、生活方式及其他自然环境因素等所致的脂质代谢异常等能够导致原发性高脂血症。

患有某些基础性疾病，如糖尿病、甲状腺功能低下、慢性肾病和肾病综合征、阻塞性肝胆疾患等能够引发继发性高脂血症。

另外，某些药物如噻嗪类利尿药、含女性激素的口服避孕药、甲状腺素、促进合成代谢的类固醇激素以及某些 β-受体阻滞药等，也能引起继发性高脂血症。

◎ 所属科别

内分泌科

◎ 多发人群

中老年人。

◎ 主要症状

轻度高血脂通常没有任何不舒服的感觉。

一般高血脂的症状多表现为：头晕、神疲乏力、失眠健忘、肢体麻木、胸闷、心悸等。

另外，高脂血症常常伴随着体重超重与肥胖。

高脂血症临床症状的表现主要包括以下两大方面：

（1）脂质在真皮内沉积所引起的

黄色瘤；

（2）脂质在血管内皮沉积所引起的动脉粥样硬化，产生冠心病和周围血管病等。

◎ 按摩疗法

【按摩部位及取穴】

曲池、足三里、丰隆、内关、三阴交、中脘。

【按摩手法】

按、摩、揉、点。

治疗和预防高脂血症对人的健康具有重要的意义。在药物治疗之外，按摩可以作为一种不错的辅助疗法。高脂血症的自我按摩疗法可以分为穴位按摩法和一般按摩法。

穴位按摩法

（1）按摩阳明经穴的曲池、足三里、丰隆穴。

每穴 20 分钟，每日 1 次，连续 30 日；

（2）按摩内关穴、三阴交穴及中脘穴。

每穴 20 分钟，每日 1 次，连续 30 日。

一般按摩疗法

在进行一般按摩法之前，首先要调整呼吸，调心、调身、调息降脂，然后才可以进行以下按摩治疗。具体步骤如下：

（1）干梳头

将十指指尖腹部贴于前发际，先梳前发际经头顶至后发际，再梳两侧头部，每回坚持

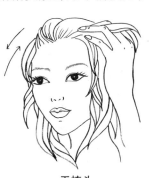

干梳头

245

20 ～ 30 次。

（2）鸣天鼓

双手捂耳，手指贴于枕部，示指叠中指上，向下滑动敲于枕部两侧，耳中有"咚"声即可，每回坚持 20 ～ 30 次。

（3）干洗面

双手搓热，掌心贴于额部，沿鼻旁、下颌、下颌角、耳前、目外眦、额角擦动，每回坚持 20 ～ 30 次。

注意事项

1. 限制高脂肪食品

严格选择胆固醇含量低的食品，如蔬菜、豆制品、瘦肉、海蜇等，尤其是多吃含纤维素多的蔬菜，可以减少肠内胆固醇的吸收。

减少胆固醇的吸收并不是限制高脂肪的摄入，对于人体来说，摄入一些必需脂肪酸对身体是有益的。适量摄入含较多不饱和脂肪酸（控制饱和脂肪酸）的饮食是合理的。

各种植物油类，如花生油、豆油、菜籽油等均含有丰富的多不饱和脂肪酸，而动物油类，如猪油、羊油、牛油则主要含饱和脂肪酸。食物的胆固醇全部来自动物油食品，蛋黄、动物内脏、鱼子和脑等，含胆固醇较高，因

此应忌用或少用。

2. 改变做菜方式

做菜少放油，尽量以蒸、煮、凉拌为主。少吃煎炸食品。

3. 限制甜食

糖可在肝脏中转化为内源性三酰甘油，使血浆中三酰甘油的浓度增高，所以应限制甜食的摄入。

4. 减轻体重

对体重超过正常标准的人，应在医生指导下逐步减轻体重，以每月减重 1 ～ 2 千克为宜。降体重时的饮食原则是低脂肪、低糖、足够的蛋白质。

5. 加强体力活动和体育锻炼

体力活动不仅能增加热能的消耗，而且可以增强机体代谢，提高体内某些酶，尤其是脂蛋白酯酶的活性，有利于三酰甘油的运输和分解，从而降低血中的脂质。

6. 戒烟，少饮酒

酗酒或长期饮酒，可以刺激肝脏合成更多的内源性三酰甘油，使血液中低密度脂蛋白的浓度增高引起高胆固醇血症。因此，中年人还是以不饮酒为好。嗜烟者冠心病的发病率和病死率是不吸烟者的 2 ～ 6 倍，且与每日吸烟

支数呈正比。

7. 避免过度紧张

情绪紧张、过度兴奋，可以引起血液中胆固醇及三酰甘油含量增高。凡有这种情况，可以应用小剂量的镇静剂，在服用镇静剂时需严格遵守医嘱。

8. 药物治疗

通过上述方法仍不能控制的高脂血症患者应加用药物治疗。药物的选择请在咨询专业医生之后，由医生根据具体病因、病情做出选择。

高脂血症的危害

高脂血症的危害性应引起人们的足够重视。高脂血症的危害是隐匿、逐渐、进行性和全身性的。高脂血症最重要的也是直接的损害是加速全身动脉粥样硬化，因为全身的重要器官都要依靠动脉供血、供氧，一旦动脉被粥样斑块堵塞，就会导致严重后果。

动脉硬化引起的肾功能衰竭等，都与高脂血症密切相关。相关研究资料显示，高脂血症是脑卒中、冠心病、心肌梗死、心脏猝死等的危险因素。

此外，高脂血症还可导致脂肪肝、肝硬化、胆石症、胰腺炎、眼底出血、失明、周围血管疾病、跛行、高尿酸血症。有些原发性和家族性高脂血症患者还可出现腱状、结节状、掌平面及眼眶周围黄色瘤、青年角膜弓等。

睡前五忌

一忌枕头过高。头部铺垫过高，颈部肌肉和韧带过度牵拉，会挤压颈部血管阻断血流，造成脑供血不足，容易导致脑梗死。

二忌睡前吃得过饱。饱餐后血液会向胃肠道集中，心脑的血流相对减少，易引起脑梗死、心绞痛、心肌梗死等疾病。

三忌睡前服用大剂量安眠药、作用较强的降压药或血管扩张药。这些药物会减缓血流，使血液黏稠度增高，大脑血液灌注障碍，易导致缺血性脑中风。

四忌睡前酗酒。酗酒后，血浆及尿中儿茶酚胺含量迅速增加，因儿茶酚胺是升高血压的元凶，加之高血脂病人易合并动脉粥样硬化和高血压，容易导致脑中风和猝死。

五忌睡前抽烟。烟草中的有害成分可使血管痉挛收缩、血压升高，还能使血小板聚集形成栓塞，从而导致冠心病、心绞痛甚至心肌梗死的发生。

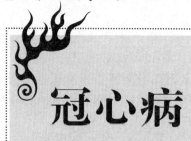

冠心病

冠状动脉性心脏病的简称，指由于脂质代谢不正常，血液中的脂质沉着在原本光滑的动脉内膜上，在动脉内膜一些类似粥样的脂类物质堆积而成白色斑块，称为动脉粥样硬化病变。这些斑块渐渐增多造成动脉腔狭窄，使血流受阻，导致心脏缺血，产生心绞痛。

◎ 主要症状

冠心病的症状表现为胸腔中央发生一种压榨性的疼痛，并可迁延至颈、颌、手臂、后背及胃部。发作的其他可能症状有眩晕、气促、出汗、寒战、恶心及昏厥。患有严重冠心病的患者在发病时可能因为心力衰竭而死亡。

◎ 危险因素

· 年龄与性别。
· 高脂血症。
· 高血压。
· 糖尿病。
· 冠心病家族史。
· 肥胖。

男性45岁、女性55岁后危险性增加。55岁后男性患病的危险性高于女性。女性绝经期后危险性大增。

◎ 所属科别

心血管内科

◎ 多发人群

中老年人。

冠心病的类型

根据不同的临床症状，冠心病可分为五种类型：

1. 心绞痛型

具体表现为胸骨后的压榨感，闷胀感，伴随明显的焦虑，持续3~5分钟，常发散到左侧臂部、肩部、下颌、咽喉部、背部，也可放射到右臂。

有时可累及冠状动脉粥样硬化性心脏病。用力、情绪激动、受寒、饱餐等增加心肌耗氧情况下发作的称为劳力性心绞痛，休息和含化硝酸甘油可缓解。有时候心绞痛不典型，可表现为气紧、晕厥、虚弱、嗳气，多见于老年人。

心绞痛型冠心病根据发作的频率和严重程度分为稳定型和不稳定型心绞痛。稳定型心绞痛指的是发作一月以上的劳力性心绞痛，其发作部位，频率，严重程度，持续时间，诱使发作的劳力大小，能缓解疼痛的硝酸甘油用量基本稳定。

不稳定型心绞痛指的使原来的稳定型心绞痛发作频率、持续时间、严重程度增加，或者新发作的劳力性心绞痛（发生 1 个月以内），或静息时发作的心绞痛。不稳定性心绞痛是急性心肌梗死的前兆，所以一旦发现应立即到医院就诊。

2. 心肌梗死型

梗死发生前一周左右常有前驱症状，如静息和轻微体力活动时发作的心绞痛，伴有明显的不适和疲惫。

梗死时表现为持续性剧烈压迫感，闷塞感，甚至刀割样疼痛，位于胸骨后，常波及整个前胸，以左侧为重。部分病人可沿左臂尺侧向下放射，引起左侧腕部、手掌和手指麻刺感，部分病人可放射至上肢、肩部、颈部、下颌，以左侧为主。疼痛部位与以前心绞痛部位一致，但持续更久，疼痛更重，休息和含化硝酸甘油不能缓解。

有时候表现为上腹部疼痛，容易与腹部疾病混淆。伴有低热，烦躁不安，多汗和冷汗，恶心，呕吐，心悸，头晕，极度乏力，呼吸困难，濒死感，持续 30 分钟以上，常达数小时。发现这种情况应立即就诊。

3. 无症状性心肌缺血型

很多病人有广泛的冠状动脉阻塞却没有感到过心绞痛，甚至有些病人在心肌梗死时也没感到心绞痛。

部分病人在发生了心脏性猝死，常规体检时未发现，心肌梗死后才被发现。部分病人由于心电图有缺血表现，发生了心律失常，或因为运动试验阳性而做冠脉造影才发现。这类病人发生心脏性猝死和心肌梗死的机会和有心绞痛的病人一样，所以应注意平时的心脏保健。

心脏性猝死可发生在那些看似健康的人身上，这里主要说的是冠心病中的一个类型，叫作不稳定斑块，因为冠状动脉粥样硬化斑块很小，没有堵塞血管，所以平时没有任何症状，但是，斑块会突然破裂，破裂以后，在局部形成血小板、红细胞组成的血栓很大，而且同时冠状动脉痉挛缩窄，出现严重缺血。然后大面积心肌梗死，失去生命。

4. 心力衰竭和心律失常型

部分患者原有心绞痛发作，以后由于病变广泛，心肌广泛纤维化，心绞痛逐渐减少到消失，却出现心力衰竭的表现，如气紧、水肿、乏力等，还有各种心律失常，表现为心悸，还有部分患者从来没有心绞痛，而直接表现为心力衰竭和心律失常。

5. 猝死型

指由于冠心病引起的不可预测的突然死亡，在急性症状出现以后6小时内发生心脏骤停所致。主要是由于缺血造成心肌细胞电生理活动异常，而发生严重心律失常导致。

◎按摩疗法

冠心病除了采用药物、针灸等治疗方法外，按摩治疗也不失为一种有效的治疗手段，医生或患者家属如能正确地施行按、压、揉、推、拿等手法，同样可以取得比较好的治疗效果，现将治疗冠心病的穴位按摩法和一般按摩手法介绍如下：

穴位按摩法

（1）点按内关穴

内关为手厥阴心包经之合穴，手厥阴心包经起于胸中，旁络三焦，其经络循行路线起于乳旁，外走上臂内侧，下行至中指指端。

中医学认为，心经为本经，心包络经则与心经互相联络，心脏有邪，心包络直受其过，若心脏有病，可以反映于心包络经，内关是手厥阴心包络经的重要合穴，所以能治冠心病等心脏病。当心绞痛、心律失常发作时，用力不停点按内关穴，每次3分钟，间歇1分钟，能迅速止痛或调整心律。

（2）揉灵道穴

灵道为手少阴心经的经穴，位于小指内侧腕关节上1寸（指中医的同身寸法）处。

约91%的冠心病患者，左侧灵道穴有明显的压痛。冠心病犯病时，可用拇指先轻揉灵道穴1分钟，然后重压按摩2分钟，最后轻揉1分钟，每天上下午各揉1次，10天为1疗程，间歇2～3天，可进行下1疗程。经观察，揉按治疗后心绞痛症状明显减轻，心电图亦有改善。

（3）选穴膻中或背部两侧膀胱经之肺俞、心俞、厥阴俞等穴

用拇指做按揉法，腕推法，一指禅点按法，每次15分钟，每天1次，15次为1疗程，治疗期间，停服强心药及其他药物。治疗1疗程后随访观察一些冠心病伴左心功能不全者，结果，胸痛心悸、气短乏力、阵发性呼吸困难均有不同程度的改善。

中医学认为：人体经络内联脏腑，外络肢节。冠心病患者在手少阴心经、手厥阴心包经的循经穴位，以前胸部的膻中穴、背部的心俞穴，均有较为敏感的压痛点，按摩这些穴位，能起到疏通气血、强心止痛的效果。特别是重按内关穴对于缓解冠心病心绞痛、心律失常、心肌梗死的危急状态，及时救治病人有重要意义。

一般按摩法

按摩疗法治疗冠心病的步骤如下：

（1）抹胸

以一手掌紧贴胸部由上向下按抹，两只手交替进行，按抹4×8次，按摩时不宜隔衣。

（2）压内关

以一手拇指指腹紧按另一前臂内侧的内关穴位（手腕横纹上二指处，两筋之间），先向下按，再做向心性按压，两手交替进行。

对心动过速者，手法由轻渐重，同时可配合震颤及轻揉；对心动过缓者，用强刺激手法。平时则可按住穴位，左右旋转各10次，然后紧压1分钟。

心绞痛甚者，可加按心俞、膻中，以宽胸、理气、止痛；气急胸闷者，可加按肺俞、定喘穴，以宣肺降气；脉微沉细者或慢性心衰浮肿者，可加按复溜、阴陵泉，以利水消肿；阳亢者可加按合谷、太冲穴，以平肝潜阳。

（3）拍心

用右手掌或半握拳拍打心前区，拍打6×8次，拍打轻重以患者舒适能耐受为度。

在进行以上按摩时，要求腹式呼吸，思想集中，用意识引导按摩活动，并尽可能与呼吸相配合，每天按摩1次，1月为1疗程，连续3个月。

按摩对冠心病病人症状的消除和缓解有一定作用。压内关对

减轻胸闷，心前区不适和调整心律均有帮助，抹胸和拍心对于消除胸闷、胸痛均有一定效果。腹式呼吸时，横膈运动帮助改善胸腹腔血液循环，对心脏可起到按摩作用，从而改善心脏本身的营养和供血，对心电图也有一定的改善作用。

冠心病的食疗法

1. 绿豆粥

原料：绿豆适量，北粳米100克。

做法：先将绿豆洗净，后以温水浸泡2小时，然后与粳米同入砂锅内，加水1000克，煮至豆烂米开汤稠。

用法：每日2～3次顿服，夏季可当冷饮频食之。

功效：清热解毒，解暑止渴，消肿，降脂。可预防动脉硬化；适用于冠心病、中暑、暑热烦渴、疮毒疖肿、食物中毒等。

宜忌：脾胃虚寒腹泻者不宜食用，一般不宜冬季食用。

2. 玉米粉粥

原料：玉米粉、粳米各适量。

做法：将玉米粉加适量冷水调和，将粳米粥煮沸后入玉米粉同煮为粥。

用法：可供早晚餐温热服。

功效：降脂，降压。对动脉硬化、冠心病、心肌梗死及血液循环障碍有一定的治疗作用，高脂血症病人常服也有效。

3. 豆浆粥

原料：豆浆汁500克，粳米50克，砂糖或细盐适量。

做法：将豆浆汁、粳米同入砂锅内，煮至粥稠，以表面有粥油为度，加入砂糖或细盐即可食用。

用法：每日早晚餐，温热食。

功效：补虚润燥。适用于动脉硬化、高血压、高脂血症、冠心病及一切体弱患者。

4. 蜜饯山楂

原料：生山楂500克，蜂蜜250克。

做法：将生山楂洗净，去果柄、果核，放在铝锅内，加水适量，煎煮至七成熟烂、水将耗干时加入蜂蜜，再以小火煮熟透收汁即可。待冷，放入瓶罐中贮存备用。

用法：每日3次，每次15～30克。

功效：开胃，消食，活血化瘀。适用于冠心病以及肉食不消腹泻。

饮食注意

宜：多喝水、低胆固醇、低盐低脂，多吃富含钾元素食物，如豆类及其制品、马铃薯、紫菜、海带、香菇、蘑菇、山药、春笋、冬笋、木耳、荞麦，以及香蕉、西瓜等。

多吃能降血脂食物如牛奶、羊奶、黄豆、赤小豆、绿豆、蚕豆、豌豆、扁豆、芸豆、豆芽、胡萝卜、菜花、韭菜、大蒜、大葱、洋葱、生姜、番茄、香菇、鲜菇、紫菜、海带、鱼类、柑苹果、山楂、花生等。

忌：少吃或不吃甜食；避免进食油炸食品及鱼子、蛋黄等。少吃含糖分高的食物；不抽烟；不吃或少吃牛油、奶油及各种油腻食物。

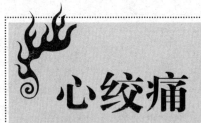

心绞痛

心绞痛是冠状动脉供血不足，心肌急剧的暂时缺血与缺氧所引起的以发作性胸痛或胸部不适为主要表现的临床综合征。

◎ 主要症状

过劳或情绪过激后，胸部放射痛，或突然感觉透不过气。疼痛本身为压榨性痛，主要位于胸骨后部。吃饭过饱或天气过冷也可诱发心绞痛。若是由过劳引起，在休息过后症状就会缓解。疼痛感会放射至喉部、左臂或双臂甚至背部。可以感到疼痛的部位有很多，但发病时只会有一处感到疼痛。

◎ 危险因素

· 劳累、过饱、情绪激动。
· 饮酒。
· 前列腺疾病。
· 便秘、寒冷。
· 性生活。

◎ 所属科别

心血管内科

◎ 多发人群

老年人。

◎ 按摩疗法

心绞痛的发病，主要是心脏冠状动脉供血不足引起，下面介绍几种心绞痛自我按摩疗法：

1. 按摩膻中穴法

膻中穴位于胸前两乳房连线的正中。用大拇指点按在穴位上先顺时针方向轻轻按揉 30 次，再逆时针方向轻轻按揉 30 次，动作要求缓慢均匀，时间约 3 分钟。

2. 梳刮胸肋法

两手示、中、无名和小指指背呈梳子状，放在肋前的胸骨中央，然后，双手 4 指向两侧沿肋骨间隙平推刮肋 20 次。动作缓慢，指间用力，需时约 2 分钟。

3. 轻拍后背法

双手放松，用手背轻轻拍击胸背部 20 ~ 30 次，需时约 6 分钟。

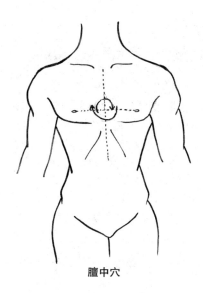

膻中穴

4. 揉按内关穴法

内关穴位于掌腕横纹正中直上6厘米处。先用右手拇指点按左前臂内侧的内关穴，轻揉30～40次，再用左手拇指点按右前臂内侧的内关穴30～40次，共需时约3分钟。

5. 轮转两臂法

肩部和上肢放松，静立2～3分钟，随着均匀深长的呼吸，将双臂自前向后缓慢轮转10～15次，约1分钟。

脂肪肝

脂肪肝又称肝内脂肪变性，是指由各种原因引起的肝细胞内脂肪蓄积过多，脂肪含量超过肝重量（湿重）的 5%（最高可达 40% ~ 50%），或在组织学上超过肝实质 30% 时，称为脂肪肝。

◎ 主要症状

脂肪肝的临床表现多样，轻度脂肪肝的症状有的仅有疲乏感，而多数脂肪肝患者较胖，故更难发现轻微的自觉症状。中重度脂肪肝有类似慢性肝炎的表现，可有食欲不振、疲倦乏力、恶心、呕吐、体重减轻、肝区或右上腹隐痛等症状。

◎ 危险因素

·肥胖、蛋白质及热量缺乏。

·长期喝酒。

·某些化学毒物和药物。

·营养不良。

·遗传因素。

·病毒、细菌感染或者寄生虫危害。

◎ 所属科别

消化内科

◎ 多发人群

中老年人。

◎ 按摩疗法

在药物治疗之外，患者也可以通过按摩来进行辅助治疗。

按摩治疗脂肪肝，主要采用腹部按摩和循经取穴法，并根据病患情况加减手法与穴位。每次治疗 20 分钟左右，10 次为一个疗程，隔日一次。一般治疗 1~3 个疗程即可。治疗前后可行 B 超和血脂检查以检验疗效。

绝大多数病人经过按摩治疗，消化功能都能提高，相关的不适症状减轻或消失，B 超显示脂肪肝减轻或消失，三酰甘油、胆固醇、转氨酶等生化指标恢复正常或降低等效果。同时，对便秘、失眠、糖尿病、肥胖也有良好的辅助治疗作用。

脂肪肝患者记住以下穴位的定位与按压方法可达到有效防治目的。

1. 足三里

定位：人体足三里穴位于小腿前外侧，当犊鼻穴下 3 寸，距胫骨前缘一横指（中指）。

现代实验研究发现，按压患胃炎、胃溃疡或胃癌病人的足三里，可见胃电波增加，且胃癌病人不规则的波形变得规则。长期按摩足三里，还可以降低血脂、血液黏度，预防血管硬化，预防中风发生。足三里穴的作用非常广泛。每天每侧按揉 30～50 次，酸胀为度。持之以恒，对于防治脂肪肝有极大的益处。

2. 阳陵泉

定位：在小腿外侧，当腓骨头前下方凹陷处。正坐屈膝垂足位，在腓骨小头前下方凹陷处取。

现在的中医学家之所以将阳陵泉列为脂肪肝治疗的要穴，亦与其主治有关。如《灵枢·邪气藏府病形篇》："胆病者，在足少阳之本末，亦视其脉三陷下者灸之，其寒热者，取阳陵泉。"此是治疗胆腑病症，而这些症状与现在的脂肪肝临床症状多有相同。另外由于中医理论有肝胆相表里的说法。所以，阳陵泉在临床上就被用来作为脂肪肝治疗的要穴，效果明显。

3. 太冲

定位：在足背部，当第一跖骨间隙的后方凹陷处。太冲穴是肝经的原穴，原穴的含义有发源，也有原动力的意思，也就是说肝脏所表现的个性和功能，都可以从太冲穴找到表现。

用拇指指尖对穴位慢慢地进行垂直按压。一次持续 5 秒钟左右，进行到疼痛缓解为止。什么样的脂肪肝患者用太冲穴最好呢？最适合那些爱生闷气、郁闷、焦虑、忧愁难解的人。但如果你是那种随时可以发火、不加压抑、发过火后又可以谈笑风生的人，太冲穴对你就意义不大了。揉太冲穴，从太冲穴揉到行间，将痛点从太冲转到行间，效果会更好一些。

4. 行间

定位：足背，第一、二趾间的趾蹼缘上方纹头处。

行间穴为人体足厥阴肝经上的主要穴道之一。为足厥阴肝经之荥穴，在五行中属火，所以具有泄肝火、疏气滞的作用。严重的脂肪肝患者在生活中常有胁痛，胁痛是一侧或两侧胁肋疼痛的一种自觉症状，如情志郁结，肝气失于调达或湿热内郁，疏泄失常或胁肋挫闪、经脉受损等，都可引起胁痛，症见胁部胀痛，胸闷不舒，喜怒不寐，烦躁，口苦，舌质红，苔黄腻，脉弦。

5. 期门

定位：仰卧位，先定第四肋间隙的乳中穴，并于其下二肋（第六肋间）处取穴。对于女性患者则应以锁骨中线的第六肋间隙处定取。

期门为肝经募穴，是人体一个十分重要的穴位，《标幽赋》曰："穴出云门，抵期门而最后。"该穴是足太阳、厥阴、阴维之会，位于两乳头直下，第六肋间隙，具有良好的临床治疗作用，可用于治疗多种疑难病症。医圣张仲景早在《伤寒论》中就多处应用到期门穴。

6. 中脘

定位：脐上4寸（胸骨下端至脐连线之中点）。

本穴为治疗消化系统病证常用穴，具有健脾益气，消食和胃的功效。现多用于脂肪肝、胃炎、胃溃疡、胃下垂、胃痉挛、胃扩张、子宫脱垂等病症的治疗。

中脘穴按揉的方法是手掌按压在中脘穴上，手指按压在建里与下脘穴上，吸气时，两手由右往上向左揉按。呼气时，两手由左往下向右揉按。一吸一呼为一圈，即为1次，可连续做8～64次，然后，再按相反方向揉按，方法与次数同上。最后，做3次压放吸呼动作，方法同上。

7. 肝俞

定位：俯卧位，在第九胸椎棘突下，筋缩（督脉）旁开1.5寸处取穴。

中医理论认为脏腑有病时其相应背俞穴往往出现异常反应，如敏感、压痛等；而刺灸这些穴位，又能治疗其相应脏腑的病变。肝俞穴是肝脏在背部的反应点，刺激此穴有利于脂肪肝的防治。

脂肪肝危害

脂肪肝通常引发以下五种常见病：

（1）肝硬化和肝癌。

脂肪肝长期得不到治疗会引起肝细胞缺血坏死，从而诱发肝纤维化和肝硬化等多种恶性肝病。脂肪肝患者并发肝硬化、肝癌的概率是正常人的150倍。

（2）消化系统疾病。

（3）动脉粥样硬化和心脑血

管疾病。

（4）影响性功能。

（5）影响视力。

脂肪肝的食疗法

1.何首乌粥

取何首乌 20 克，粳米 50 克，大枣 2 枚。将何首乌洗净晒干，打碎备用，再将粳米、红枣加清水 600 毫升，放入锅内煮成稀粥，兑入何首乌末搅匀，文火煮数沸，早晨空腹温热服食。

2.赤小豆鲤鱼汤

取赤小豆 150 克，鲤鱼 1 条（约 500 克），玫瑰花 6 克。将鲤鱼活杀去肠杂，与余两味加水适量，共煮至烂熟。去花调味，分 2～3 次服食。

3.菠菜蛋汤

取菠菜 200 克，鸡蛋 2 只。将菠菜洗净，入锅内煸炒，加水适量，煮沸后，打入鸡蛋，加盐、味精调味，佐餐。

4.灵芝河蚌煮冰糖

取灵芝 20 克，蚌肉 250 克，冰糖 60 克。将河蚌去壳取肉，用清水洗净待用。灵芝入砂锅加水煎煮约 1 小时，取浓汁加入蚌肉再煮，放入冰糖，待溶化即成，饮汤吃肉。

5.兔肉煨山药

取兔肉 500 克，怀山药 50 克，盐少许。将兔肉洗净切块，与怀山药共煮，沸后改用文火煨，直至烂熟，饮汤吃肉。

慢性胆囊炎

慢性胆囊炎是指胆囊慢性炎症性病变，大部分为慢性结石性胆囊炎，少数为非结石性胆囊炎。一些急性胆囊炎反复发作也可以导致慢性胆囊炎。主要分为感染性胆囊炎、梗阻性胆囊炎、代谢性胆囊炎三种。

◎ 主要症状

右上腹部或心窝部隐痛，食后饱胀不适，嗳气，进食油腻食物后可有恶心，偶有呕吐。另外，还有胆源性消化不良，上腹部闷胀、胃部灼热等。

◎ 危险因素

其病因繁多复杂，包括年龄、性别、种族、饮食习惯、肥胖、遗传、胆道感染、胆汁滞留等诸多因素，多为综合性因素作用的结果。

患者的胆囊区可有轻度压痛或叩击痛；若胆囊积水，常能扪及圆形、光滑的囊性肿块。

◎ 所属科别

消化内科

◎ 多发人群

中老年人。

◎ 中医辩理

胆囊炎，属中医"胆胀""胁痛""腹痛""黄疸"等范畴，因湿、热、瘀结肝胆，风寒湿热，肝胆脏腑功能失调，饮食劳倦，情志郁结所致病。

◎ 按摩疗法

【按摩部位及取穴】

天枢、梁门、京门、期门、章门、胆囊穴、足三里。

【按摩手法】

按、压、擦、推。

按摩能疏肝理气，或健脾化湿、疏利气机，或消食导滞、疏理肝胆，治疗各型慢性胆囊炎。按摩治疗胆囊炎可以从经络、穴位入手，由医生为胆囊炎患者按摩，也可以家人之间互相按摩或自行按摩。

按摩治胆囊的方法简便易行、安全可靠、行之有效，是一种通过用不同手法刺激身体的局部，而达到舒筋活血，松弛肌肉的紧张，调节人体新陈代谢作用从而达到治疗胆囊炎效果的保健养生方法。患者可以根据自己的病情，采取不同的方法治疗慢性胆囊炎。

1. 肝郁气滞者按摩法

（1）取仰卧位，施术者用掌擦法擦两胁肋2分钟；再用拇指指端按压章门、期门、胆囊穴、足三里穴各1分钟。

（2）取左侧卧位，左腿伸直，右腿屈曲，家人站其背后，用双手提拿右季肋2分钟。

（3）取俯卧位，用拇指指端按压肝俞、胆俞、膈俞及背部阿是穴各2分钟。

2. 脾虚湿阻者按摩法

（1）取仰卧位，家人用手掌快速推抚右胁肋部1分钟；再用双手掌相叠逆时针按上腹部30下；最后用拇指指端压梁门、章门、胆囊穴、足三里、丰隆穴各1分钟。

（2）取左侧位，左腿伸直，右腿屈曲，家人站其背后，用双手提拿右季肋2分钟。

（3）取俯卧法，用拇指指端按压肝俞、胆俞、脾俞、三焦俞及背部阿是穴各1分钟。

3. 胃虚食滞者按摩法

（1）取仰卧位，用手掌按揉腹部2分钟；再用拇指指端按压天枢、梁门、京门、期门、足三里、胆囊穴、手三里穴各1分钟。

（2）取左侧位，左腿伸直，右腿屈曲，家人站其背后，用双手提拿右季肋2分钟。

（3）取俯卧位，用禅推法推肝俞、胆俞、脾俞、胃俞、膈俞及背部阿是穴各1分钟。

4. 胆囊炎的点穴按摩疗法

（1）拇指按揉右侧阳陵泉及阳陵泉直下1寸处（胆囊穴），每穴2分钟。

（2）一指禅推法施于两侧太冲穴、胆俞穴，每穴2分钟。

（3）一指禅推法施于肝俞、胆俞穴，每穴2分钟。

5. 自我按摩法

（1）临睡前顺时针方向摩腹5分钟。

（2）每日2次按揉胆囊穴、

足三里、太冲，每穴 1 分钟。

6. 经穴自我按摩

（1）大拇指按揉足三里、胆囊穴，每穴 2 分钟。

（2）大鱼际揉法施于期门、章门、膻中、中脘、气海穴，每穴 2 分钟。

（3）顺时针方向摩腹 5 分钟。

（4）一指禅推法施于肝俞、胆俞、膈俞穴，每穴 2 分钟。

（5）擦法擦背部膀胱经第一侧线，以温热为度。

慢性胆囊炎的食疗法

慢性胆囊炎是临床上胆囊疾病中最常见的一种。临床表现为上腹不适或钝痛，常于进食油腻食物后加剧，还可有恶心、腹胀及嗳气。因此，在吃上，患者需多加注意。通过一些食疗，可以有助于慢性胆囊炎的治疗。

1. 疏肝利胆汤

柴胡、白芍各 15 克，枳实、黄芩、大黄、元胡、川楝子、郁金、半夏各 12 克，甘草 6 克。每日 1 剂。服药期间禁食辛辣油腻之品，切勿饮酒。

2. 蒿芩茵陈清胆汤

青蒿、茵陈、地骨皮各 15 克，黄芩、栀子、竹茹、枳壳、元胡、郁金（或姜黄）各 9 克，黄连、大黄（后下）各 3 ~ 9 克。水煎服，每日 1 剂。

加减法：呕吐者，加重郁金 15 ~ 31 克，大黄 15 克（后下），加半夏、茯苓各 9 克；腹胀者，加陈皮、豆蔻各 3 ~ 9 克；黄疸或便秘者，加重大黄、茵陈用量，加元明粉 31 克（冲服）；虫积者，加槟榔 15 克，乌梅、川楝子各 9 克。

3. 理胆汤

木香、黄芩、赤白芍各 12 克，柴胡、枳壳各 9 克，金钱草、郁金、山楂各 15 克，蒲公英 50 克，海金沙 18 克。

加减法：若脾虚湿滞，舌苔白腻，加党参、白术、薏苡仁；若气滞化火，苔黄燥，大便秘结，加龙胆草、生大黄、黄连、虎杖。水煎服，每日 1 剂。

应当注意的一点是慢性胆囊炎没有令人非常满意的治疗方法，中药能有效降低复发的可能，但得有一定的疗程，至少一个月，而中药大都用疏肝利胆的药，应特别注意不要伤阴。

药物治疗

胆囊炎胆石症患者，常常发病突然，在抵抗力很差的时候，常会内心苦闷，精神不振，或暴饮暴食或饱餐以后，常会出现胸闷、消化不良、恶心、食欲不振等胆囊炎发病的轻度症状，患者可以在家庭中准备一些常用药，一有症状，就可进行自服，缓解症状。如：

消炎药：

（1）诺氟沙星：1日3次，每次1～2粒（即0.1～0.2g）空腹口服。

（2）红霉素：0.3g，1日4次，饭后服。

（3）氯霉素：0.5g，1日4次，饭后服。

（4）林可霉素：1日4次，每次1～2粒（0.25～0.5g）。

（5）灭滴灵（甲硝唑片）1日3次，每次一片（即0.2g），饭后服，孕妇禁用。

（6）先锋Ⅳ胶囊：1日4次，每次0.25～0.5g。

（7）羟甲烟胺片（利胆素片）口服，一次2～4片，1日3次，饭前服，连服2～4天后改为一次2片，一日3～4次。

利胆药：

50%硫酸镁10毫升，每日3次；或去氢胆酸0.25克，或胆酸钠0.2克，每日3次；或曲匹布通，每次40毫克，每日3次，口服；或利胆素1.0克，每日3次口服。

由于慢性胆囊炎常伴有消化不良，可加用消化药物：多酶片，每次2片，每日3～4次，口服；乳酸菌素，每次4片，每日3次，口服；或用酵母片，每次3克，每日3次，口服。

若发生腹痛或恶心、腹胀时，可选用甲氧氯普胺，每次10毫克，每日2次，肌注，或每次10毫克，每日3次，口服。

在发病时，可在以上各类药中，选择一种服用。服前注意看说明书，避免错服。如果症状越来越重，则应去医院就诊。

中风后遗症

中风后遗症是中医对脑血管意外所引起机体病变的总称，包括脑血栓形成、脑栓塞、脑出血和蛛网膜下腔出血等。除脑血栓形成发病较缓外，其余发病都急骤。各病如度过危险期，大都留下不同程度的后遗症，如面瘫、单侧上下肢瘫痪无力、口眼喝斜、周身感觉迟钝、言语不清、意识障碍等。

◎ 主要症状

中风后遗症在医学上包括脑出血、脑血栓形成、脑栓塞、脑血管转筋和蛛网膜下腔出血等病种，主要体现为肢体风瘫、掉语、口眼歪斜、吞咽坚苦、思维迟钝、遐想坚苦、影象减退、烦躁忧闷等。

◎ 危险因素

中风后遗症的病因主要是因为脑血管意外之后，脑组织缺血或受血肿压迫、推移、脑水肿等而使脑组织功能受损。急性期后，偏瘫逐渐成为痉挛性，上肢屈曲、内收，下肢呈直伸，腱反射亢进，运动能力可有恢复。

◎ 所属科别

脑外科

◎ 多发人群

中老年人。

◎ 中医辩理

中医认为中风后遗症主要是由于中风之后气虚血瘀，脉络瘀阻，风痰阻络，或肝肾二亏，精血不足，筋骨失养所致。

◎ 按摩疗法

按摩刺激做到：三位置、三

条线，整体调理，重点加强。

（1）全身选好刺激位置，打通经络一条线，整体调理，重点加强。

沿十四条经络运行路线，特别是任督二脉循行路线，从头到脚的顺序，运用不同的手法在穴位上给予患者能够承受得了的不同强度刺激，在每条经脉上重点按三个穴位，起、终和中间穴位；如手太阴肺经起穴中府，中穴尺泽，终穴少商；重点中的重点是各条经脉通过头部的穴位，要多按颈丛、肩丛、腹腔神经丛，特别是骶丛要多按；有九个必按穴位要延时重点按，即解溪、冲阳、昆仑、仆参、太溪、行间、太冲、下昆仑、大趾聚毛，打通全身经络，活化沉睡的各种细胞，特别是神经细胞，促进机体各种循环，调其整体平衡，调动机体潜能去战胜疾病。

（2）在足部上选反射区，从远端足部一条线，实施全足按摩，重点加强，整体调理，促其机体相对平衡；重点也是神经、循环、消化、排泄和免疫系统。

（3）尾椎直肠全息按摩。

这是一种正在探索诊治疾病的新的疗法，临床验证治中风后遗症，疗效显著。

施术方法步骤：让患者排空大小便，卧跪式于床上，施术者右手带上经消毒的胶囊手套，中、示指涂上润滑油，将肛门及其周围进行严格消毒后，将中指或示指缓慢插入肛门直肠头部，按专家已总结出的直肠头部内肠壁内不同位置和脏腑关系，用中指的远端指腹，在直肠内壁上作点、摩、推按，力度以不能痛为宜，患者有舒服和传导感，刺激直肠壁上的壁膜、壁肌、神经、毛细血管和直肠壁外相连的组织，使刺激所发出的电传信号传遍脏腑相对应的各处，并通过脊柱的交感神经转换器，将刺激信号上行传入大脑，有肿胀、热感；传到面部、双眼、唇部，传到手指自动；下行传到脚趾自动；从而活化各组织中的细胞，扩张管道，使血液畅通，分解梗死、血栓，解脱神经被压部位，使病各部位逐步恢复正常生理功能，中风也就逐步好转。

每日1次，大约1小时，七天为一个疗程，三种刺激方法交替进行，有时根据病情需要，还可补以火疗、刮痧、拔罐，告知患者自我按摩。

中风后遗症的食疗方

1. 三味粟米粥

取荆芥穗、薄荷叶各50克，豆豉150克，水煎取汁，去渣后入粟米（色白者佳）150克，酌加清水共煨粥。每日1次，空腹服。适用于中风后言语蹇涩、精神昏愦者。

2. 羊脂葱白粥

取葱白、姜汁、花椒、豆豉、粳米各10克，羊脂油（油食品）适量，加水共煨粥。每日1次，连服10日。用于预防偏瘫。

3. 大枣粳米粥

以黄芪、生姜各15克，桂枝、白芍各10克，加水浓煎取汁，去渣。取粳米100克，红枣4枚加水煨粥。粥成后倒入药汁，调匀即可。每日1次。可益气通脉、温经和血，用于治中风后遗症。

4. 豆淋酒

取小黑豆适量炒焦，冲入热黄酒50毫升。趁热服。服后温覆取微汗。用治中风后遗症以及产后（产后食品）中风、四肢麻木等。

5. 蚯蚓散

取活蚯蚓60克置新瓦上，文火焙干研末后装入胶囊。日服2次，每次2粒。适用于脑血栓形成，脑梗死，偏瘫者。

6. 羊肚山药汤

取羊肚1具，去筋膜后洗净切片，加水煮烂后下入鲜山药200克，煮至汤汁浓稠，代粥服。

适用于中风后体质虚弱者。

7. 乌鸡汤

取乌骨母鸡1只，去毛及肠杂，洗净切块后加入清水、黄酒等量，文火煨炖至骨酥肉烂时即成。食肉饮汤，数日食毕。适用于中风后言语蹇涩、行走不便者。高血压患者需同服降压药，密切观察血压变化。

8. 蓖麻油饮

取蓖麻油500毫升，加入黄酒100毫升，混匀后静置1日。每日1次。用沸水烫温后慢慢饮服，每次服15毫升。用治偏瘫。

中风后遗症的护理

（1）严格控制血压。

（2）保持血压的稳定。

（3）有效控制血糖、血脂、血黏度。

（4）控制体重在正常标准。

（5）戒烟酒，低盐低脂饮食。

（6）坚持有氧体育锻炼，如慢跑、游泳、骑车、练太极拳等。

中风后遗症的预防

中风病因以内伤积损为主，即脏腑失调，阴阳偏胜，而饮食不节，嗜酒肥甘，饥饱失宜，易致脾失健运，聚湿生痰，痰郁化热，阻滞经络，是诱发中风的主要原因之一。饮食上以清淡、少油腻、易消化、低糖为原则，还应根据脏腑的偏胜偏衰有所补泻，如肝肾阴虚，肝阳偏旺者，宜多食黑木耳、黑芝麻等补益肝肾。属气虚血滞者宜多食薏米粥、人参、黄芪粥等健脾益气；属瘀热瘀滞者要禁酒，高血压者进低盐饮食，合并肥胖者要减肥控制体重等。

总之，中风后遗症经过正确护理，可使病人最大限度地恢复肢体功能，减少致残率，有效地缩短康复期。

中风后遗症的心理调护

（1）耐心倾听中风后遗症患者的倾诉，对患者的心情表示理解和安慰。

（2）对患者进行启发、诱导、劝说、解释，开导中风后遗症患者，减轻心理压力，暗示患者能够康复。

（3）认真记录下中风后遗症患者的每一个微小进步，鼓励患者树立战胜疾病的勇气和信心。

（4）对患者的迫切愿望给予支持和鼓励，尽量满足患者的合理要求。

（5）尽量取得患者亲人和单位的支持与合作，常探望患者，给患者多一些安慰，以达到减轻负性压力的效果。

（6）发病已1年以上仍遗有明显残障的中风后遗症患者往往已丧失康复的信心，此时应以改变患者心理活动的指向性为重点，使其注意焦点从形残转移为适应形残，尽力提高患者的生活自理能力。

痛 风

痛风，是新陈代谢异常性的疾病，由于血液里的尿酸过高，引起尿酸盐聚积而沉淀在关节、泌尿道及软组织等地方所引起肿痛的病症。一般情况下，男性发病率高于女性，此病主要侵犯男性和老年女性，多数患者有家族史。临床特征为急性或慢性痛风性关节炎，反复急性发作。

◎主要症状

1. 常在夜间发作。
2. 单关节或多关节疼痛。
3. 疼痛进行性加重，呈剧痛。
4. 局部皮肤紧张，发热，有光泽，外观呈暗红色或紫红色。
5. 全身表现包括发热，心悸，寒战，不适及白细胞增多。

◎危险因素

· 疲劳过度。
· 饮食不调。
· 饮酒过量。
· 受凉感冒。
· 关节外伤。
· 过度运动。

◎所属科别

内分泌科

◎多发人群

男性和老年女性。

◎按摩疗法

中医认为，脾脏患病才是痛风疾病的病因所在。在治疗时重点在于治疗脾脏，恢复脾脏的运化功能，使其经脉滑利、气血流畅、代谢加快，促使病情逐渐好转。同时还要对其他脏腑的经络做全面调整，避免并发症的发生，有利于痛风病症的恢复。

患者可以通过按摩来缓解治疗。具体步骤如下：

（1）先按昆仑，接着按膻中，再按内关以及心包经其他的穴位，最后敲一敲胆经。

（2）按摩小腿脾经，再加上

肾经的复溜穴，以缓解肝脏的负担，达到补肝的目的。

（3）按一下太冲穴，从太冲揉到行间穴就能将体内一些垃圾排出体外。

需要注意的是，当痛风发作时，还可以利用热水泡脚缓解肝热，按摩或针灸太冲穴也是消除肝热很好的方法之一。

痛风是一种与饮食密切相关的疾病，过去曾被认为是"酒肉病""富贵病"。现代医学证明，它是由嘌呤代谢障碍、血尿酸增高引起的疾病，它的患病率与饮食高蛋白有关，营养学上称之为限制嘌呤饮食。痛风的人在饮食上要注意以下几个方面：

（1）控制每天总热能的摄入，少吃碳水化合物。此外，还要少吃蔗糖、蜂蜜，因为它们含糖量很高，会加速尿酸生成。蔬菜中的嫩扁豆、青蚕豆、鲜豌豆含嘌呤量高，也要限制食用。

（2）限制蛋白质的摄入，多选用牛奶、奶酪、脱脂奶粉和蛋类，它们所含嘌呤少；但不要喝酸奶，因为它含乳酸较多，对痛风患者不利。尽量别吃肉、禽、鱼类，如一定要吃，应将肉煮沸后弃汤食用。这是因为嘌呤易溶于水，汤中含量很高。

（3）多吃碱性食品，如蔬菜、马铃薯、水果等，可以降低血和尿液的酸度。西瓜和冬瓜不但是碱性食品，而且具有利尿作用，对痛风患者有利。

（4）保障尿量充沛。平时应多喝白开水、茶水、矿泉水、汽水和果汁，不要喝浓茶、咖啡、可可等有兴奋自主神经系统作用的饮料，它们可能引起痛风发作。

（5）避免饮酒。酒精具有抑制尿酸排泄的作用，长期少量饮酒还可刺激嘌呤合成增加，尤其是喝酒时再吃肉禽类食品，会使嘌呤的摄入量加倍。

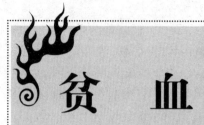

贫血

贫血是指全身循环血液中红细胞总量减少至正常值以下。贫血属中医"虚劳""血虚""血证"范畴。贫血是血液携氧功能不足为共同表现的一类血液系统疾病的总称。贫血又可分再生障碍性贫血和缺铁性贫血两大类。

◎主要症状

症状一般为头晕眼花、耳鸣、倦怠神疲、乏力、面色苍白或萎黄，心悸失眠，四肢麻木，或指甲脆裂、皮肤干燥、皮发干燥脱落，或月经紊乱或闭经，甚至晕厥。

◎危险因素

（1）造血的原料不足。

（2）血红蛋白合成障碍。

（3）血细胞形态改变。

（4）各种原因导致的造血干细胞损伤。

（5）频繁或者过量出血、失血而导致的贫血。

（6）各种原因导致的红细胞破坏而致的贫血。

◎所属科别

血液科

◎多发人群

所有人。

◎中医辩理

贫血在祖国医学属"虚证"范畴，常见有血虚、气虚、阴虚、阳虚。

中医认为本病主要由于禀赋薄弱，或饮食不节，或久病失血，以致脾肾亏损所致；临床根据症状可辨为气不摄血、肝肾阴虚、五脏亏损等症型。

◎防治原理

中医认为，血液的生成与心脾肾三脏功能正常与否有关。主要是先天不足，后天失养，心、脾、肾三脏虚弱或功能失调所致。或因饮食摄入不足、营养缺乏，或久病体虚、失血过多等原因所引起的。

贫血患者可以通过不同的按

摩手法进行治疗。

◎ 按摩疗法

【按摩部位及取穴】

大椎、脾俞、肾俞、大肠俞、足三里、百会、神门、大陵。

【按摩手法】

按、揉、压。

1. 头部、颈部按摩法

（1）从耳朵上方起，沿着眼睛上方的额头一直按摩到太阳穴。

（2）用同样的方法，从眼睛的上方，沿着额头一直按摩到太阳穴。

（3）从额头按摩到脑后。

（4）从额头中心位置起，沿着头顶中心线一直到脑颅顶，再到后脖颈。将这样一套按摩法，每个小节各进行 3 分钟。随着血液循环的顺畅，贫血症也会随之而消除。

2. 穴位按摩疗法

贫血患者可以通过不同的配穴进行治疗。

配穴方一：脊柱两旁自尾椎、大椎穴、脾俞、肾俞、大肠俞、肚脐、腹部、天枢、足三里。

治法：按摩分三步。

第一步：由尾椎两旁开始沿脊椎向上捏至大椎穴两旁。共 10 遍；然后分别在脾俞、肾俞及大肠俞按揉 81 次。

第二步：以肚脐为中心，顺时针、由小到大揉腹 81 次；后在天枢穴（双）揉压 81 次。

第三步：每次在足三里穴交替进行揉压 5 分钟。手法要柔和，先轻后重。每次按摩 15 ~ 20 分钟。每日 1 次。适用于小儿或成人缺铁性贫血。

配穴方二：百会、足三里、神门、大陵，脚心肾、心、脾、肝穴（位于足底涌泉穴及周围 1.5 ~ 3 厘米）。

治法：按揉百会穴 3 分钟。按揉足三里、神门、大陵各 2 分钟。按揉脚穴（肾、心、脾、肝穴）各 2 分钟。每日按摩 1 次，15 次为 1 疗程。适用于贫血。

加减：睡眠多梦者，加揉双侧神门穴各 2 分钟。阴虚内热者，临睡前用手掌擦涌泉穴 100 次，使之发热。

配穴方三：足三里、三阴交、血海、脐周、神门、涌泉、肝俞、脾俞、胃俞。

治法：患者取仰卧位，用拇指指腹揉按足三里、三阴交、血海、神门穴各30 ~ 50次；环形揉按脐周5 ~ 6遍；搓擦双侧涌泉穴，以透热为度。

患者转取俯卧位，按揉肝俞、脾俞、胃俞穴各 50～100 次。手法宜适中，不可过重。每日按摩 1 次，每次按摩 20～30 分钟，20 次为 1 个疗程。适用于再生障碍性贫血。

本法仅可作为辅助之用。治疗本病，应以药物治疗为主，本法与其他疗法相辅，综合治疗，效果尤佳。

3. 足部按摩法

足部按摩主要通过对反射区的刺激增加身体的抗病能力和自我修复能力，加快血液循环，增加营养物质的吸收，调节机体的失衡状态从而达到对贫血的辅助治疗作用。

（1）整体按摩双足；

（2）重点按摩腹腔神经丛、脾脏、肾脏、甲状腺、心脏、肝脏、胃、胰、小肠、大肠、上身淋巴结、下身淋巴结等反射区。

进行足部按摩时，首先须用热水泡足 15～20 分钟，然后才可开始按摩。因为腹腔神经丛的按摩范围要大，所以足心的整个范围都要按摩到位，按摩的时间要长。

足部按摩在协助治疗女性及老年人的贫血症状时具有很好的作用。

贫血的食疗法

1. 人参粥

人参末（或党参末 15 克），冰糖少量，粳米 100 克煮粥常食，治疗贫血有一定作用。

2. 牛乳粥

粳米 100 克煮粥，将熟时加入鲜牛奶约 200 克，食之。可辅助防治妊娠贫血。

3. 菠菜粥

先将菠菜适量放入沸水中烫数分钟后，切碎，放入煮好的粳米粥内食之，防治贫血有一定效果。

4. 甜浆粥

用鲜豆浆与粳米 100 克煮粥，熟后加冰糖少许。可辅助治疗贫血。

5. 鸡汁粥

先将母鸡一只煮汤汁，取汤汁适量与粳米 100 克煮粥食。孕妇常食，可辅助防治贫血症。

6. 香菇红枣

取水发香菇 20 克，红枣 20 枚，鸡肉（或猪瘦肉）150 克，加姜末、葱末、细盐、料酒、白糖等，隔水蒸熟，每日 1 次。常食，可辅助治疗妊娠贫血。

7. 大枣粥

大枣 10 枚，粳米 100 克，煮粥常食，防治妊娠贫血有一定作用。

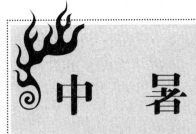

中暑

中暑是在暑热天气、湿度大和无风的环境条件下，表现以体温调节中枢功能障碍、汗腺功能衰竭和水电解质丧失过多为特征的疾病。根据发病机制和临床表现不同，通常将中暑分为热痉挛、热衰竭和热（日）射病。

◎ 主要症状

临床表现为头痛、头晕、口渴、多汗、四肢无力发酸、注意力不集中、动作不协调等症状。

◎ 危险因素

一方面中暑与高温、烈日曝晒，工作强度过大、时间过长、睡眠不足、过度疲劳等因素有关，同时还与人的体质、对热的耐受力、体温调节能力等因素有关。临床观察发现，孕产妇、婴幼儿及以下几类人容易中暑：老年人，心血管病患者，糖尿病患者，营养不良者，某些服用抗组织胺药、抗胆碱药、安眠药等的患者以及感染性疾病的患者。

◎ 所属科别

急诊科

◎ 多发人群

所有人。

◎ 中暑详细症状

根据临床表现的轻重，中暑可分为先兆中暑、轻症中暑和重症中暑，而它们之间的关系是渐进的。

1. 先兆中暑症状

高温环境下，出现头痛、头晕、口渴、多汗、四肢无力发酸、注意力不集中、动作不协调等症状。体温正常或略有升高。如及时转移到阴凉通风处，补充水和盐分，短时间内即可恢复。

2. 轻症中暑症状

体温往往在 38 度以上。除头晕、口渴外往往有面色潮红、大量出汗、皮肤灼热等表现，或出现四肢湿冷、面色苍白、血压下降、脉搏增快等表现。如及时处理，往往可于数小时内恢复。

3. 重症中暑症状

重症中暑症状是中暑中情况

最严重的一种，如不及时救治将会危及生命。这类中暑又可分为四种类型：热痉挛、热衰竭、日射病和热射病。

（1）热痉挛症状

多发生于大量出汗及口渴，饮水多而盐分补充不足致血中氯化钠浓度急速明显降低时。这类中暑发生时肌肉会突然出现阵发性的痉挛疼痛。

（2）热衰竭症状

这种中暑常常发生于老年人及一时未能适应高温的人。主要症状为头晕、头痛、心慌、口渴、恶心、呕吐、皮肤湿冷、血压下降、晕厥或神志模糊。此时的体温正常或稍微偏高。

（3）日射病症状

正像它的名字一样，该中暑是因为直接在烈日的曝晒下，强烈的日光穿透头部皮肤及颅骨引起脑细胞受损，进而造成脑组织充血、水肿；由于受到伤害的主要是头部，所以，最开始出现的不适就是剧烈头痛、恶心呕吐、烦躁不安，继而可出现昏迷及抽搐。

（4）热射病症状

这种中暑是在高温环境中从事体力劳动的时间较长，身体产热过多而散热不足，导致体温急剧升高。发病早期有大量冷汗，继而无汗、呼吸浅快、脉搏细速、躁动不安、神志模糊、血压下降，逐渐向昏迷伴四肢抽搐发展；严重者可产生脑水肿、肺水肿、心力衰竭等。

◎按摩疗法

【按摩部位及取穴】

水沟、极泉、承山。

【按摩手法】

按、拿、推、掐。

自我按摩对中暑轻症有较好的应急治疗作用，可以缓解病情。

1. 掐水沟

适应于重症中暑，先把病人平放在阴凉通风的地方，家人用右手拇指指甲用力掐按水沟穴1~2分钟，直至病人有反应或清醒为止。

2. 拿极泉

一手将上臂抬起分开腋窝，另一手的拇指和示指拿起腋窝下的大筋，连续提拿数次，可缓解中暑症状。

3. 推承山

卧位或坐位，将两手拇指腹分别放在小腿肚的上缘从委中推到承山，再由承山推至足跟，由上向下往返5~7遍，可预防和治疗中暑所引起的腓肠肌痉挛。

足部按摩

1. 按摩足底部反射区

反射区：脑垂体、小脑以及脑干、鼻、颈项、肺及支气管、甲状旁腺、心、肾上腺、肾、输尿管、膀胱、胃、盲肠（阑尾）、回盲瓣、升结肠、横结肠、降结肠、乙状结肠及直肠、小肠、肛门。

手法：拇指指端点法、示指指间要害环节点法、钳法、示指要害环节刮法、拳刮法、拇指推法、擦法、拍法等。

2. 按摩足内侧反射区

反射区：颈椎。

手法：拇指推法等。

3. 按摩足背部反射区

反射区：扁桃体、胸部淋巴结（胸腺）、上身淋投合、下身淋投合。

手法：拇指指端点法、示指指间要害环节点法、示指推法、拇指推法等。

对中暑的防护措施

1. 出行躲避烈日

夏日出门记得要备好防晒用具，最好不要在 10 点至 16 点时在烈日下行走，因为这个时间段的阳光最强烈，发生中暑的可能性是平时的 10 倍。如果此时必须外出，一定要做好防护工作，如打遮阳伞、戴遮阳帽、戴太阳镜，有条件的最好涂抹防晒霜；准备充足的水和饮料。

此外，在炎热的夏季，防暑降温药品，如十滴水、人丹、风油精等一定要备在身边，以防应急之用。外出时的衣服尽量选用棉、麻、丝类的织物，应少穿化纤品类服装，以免大量出汗时不能及时散热，引起中暑。

老年人、孕妇、有慢性疾病的人，特别是有心血管疾病的人，在高温季节要尽可能地减少外出活动。

2. 别等口渴了才喝水

不要等口渴了才喝水，因为口渴已表示身体已经缺水了。最理想的是根据气温的高低，每天喝 1.5 至 2 升水。出汗较多时可适当补充一些盐水，弥补人体因出汗而失去的盐分。另外，夏季人体容易缺钾，使人感到倦怠疲乏，含钾茶水是极好的消暑饮品。

3. 饮食注意也能防中暑

夏天常食的蔬菜，如生菜、黄瓜、西红柿等的含水量较高；新鲜水果，如桃子、杏、西瓜、甜瓜等水分含量为 80% ~ 90%，都可以用来补充水分。另外，乳制品既能补水，又能满足身体的营养之需。其次，不能避免在高温环境中工作的人，应适当补充含有钾、镁等元素的饮料。

4. 保持充足睡眠

夏天日长夜短，气温高，人体新陈代谢旺盛，消耗也大，容易感到疲劳。充足的睡眠，可使大脑和身体各系统都得到放松，既利于工作和学习，也是预防中暑的措施。最佳就寝时间是 22 时至 23 时，最佳起床时间是 5 时 30 分至 6 时 30 分。睡眠时注意不要躺在空调的出风口和电风扇下，以免患上空调病和热伤风。

盗 汗

盗汗是中医的一个病症名，是以入睡后汗出异常，醒后汗泄即止为特征的一种病症。盗汗有生理性和病理性之分。根据盗汗病人的临床表现，可分为轻型、中型和重型三种。轻型与中型盗汗，对身体损伤不会太大，但重型盗汗病人，时间久了常会使病情恶化，向"脱症"发展，严重威胁着患者的健康与生命安全。

◎主要症状

轻型盗汗病人，在入睡已深，或在清晨 5 时许或在醒觉前 1 ~ 2 小时汗液易出，出汗量较少，仅在醒后觉得全身或身体某些部位稍有汗湿，醒后则无汗液再度泄出。

中型盗汗的病人，多数入睡后不久汗液即可泄出，甚则可使睡装湿透，醒后汗即止，擦拭身上的汗液后，再入睡即不再出汗。病人常有烘热感，醒觉后有时出现口干咽燥的感觉。

重型盗汗的病人，汗液极易泄出。入睡后不久或刚闭上眼即将入睡时，即有汗液大量涌出，汗出后即可惊醒，醒后汗液即可霎时收敛。再入睡可再次汗出。

◎所属科别

内分泌科

◎多发人群

所有人。

◎中医辩理

中医认为盗汗者为阴虚，阴虚必致火旺，火旺必伤津，津液不能自固而外泄，盗汗多见于结核性疾病且在活动期的病人。

◎危险因素

· 睡前活动过多。

· 高热量食物。

· 血钙低。

· 结核病患。

◎按摩疗法

穴位按摩法

在穴位按摩中应选取改善新陈代谢，清热去浊的穴位。

特效穴位：少冲、极泉、阴谷、肾俞、曲池、天柱、风池。

1. 按摩少冲穴

功效特点：清热提神、疏风解表。

按摩方法：端坐，用拇指指端掐压少冲穴，力度可逐渐加大但不要过量，一掐一放连续做 20 下，然后用同样方法换用另一只手按摩。每天 1 ~ 2 次。

特别提示：按摩少冲穴位对因心火上升而发热出汗有很好的疗效。

2. 按摩极泉穴

功效特点：缓解因心神慌乱不安而造成的盗汗。

按摩方法：站立，身体放松，左臂抬起，用右手中指和示指用力按压左臂腋窝中的极泉穴，每下持续 3 秒钟，15 下即可，之后用同样的方法按压右腋窝下的腋窝穴。每天 2 ~ 3 次。

特别提示：这种按摩方法可以缓解手臂麻木、肩部酸痛、手臂不能上抬等病症。

盗汗的食疗法

中医运用脐疗的方法治疗盗汗效果非常显著，盗汗病人应注意自我养护，加强体育锻炼，合理食疗调养。

1. 泥鳅汤

用泥鳅 120 克，热水洗去黏液，剖腹去除肠脏，用油煎至金黄色，加水 2 碗煮至半碗，放入精盐少许调味，饮汤吃肉，每天 1 次，小儿则分次饮汤，不吃肉。连服 3 ~ 5 天。有补气益阴之效。适用于盗汗者食用，民间常用来治疗小儿盗汗，功效显著。

2. 豆豉酒

取豆豉 250 克、米酒 1 千克，先把豆豉炒香，放入米酒中浸泡 3 ~ 5 天后饮用，每次 2 汤匙，每日 2 次。此酒有和血益气、解烦热等功效。适用于盗汗者饮用。

3. 糯米煲猪肚

用糯米 500 克、猪肚 1 个，把米放入猪肚内，用线结扎，加水适量，共煲 1 小时，调味后吃猪肚喝汤，再将糯米晒干捣碎，分 10 次煮粥食用，每日 1 次。有补中益气、剑阴止汗等功效。适于治疗盗汗、自汗。

4. 红枣乌梅汤

取红枣 15 枚、乌梅 10 枚，水煎服，每天 1 次。有益气敛阴、止汗之效。连服 10 天，对盗汗有疗效。

5. 乌豆煲塘虱

用乌豆 100 克、塘虱鱼 2 条，

去内脏及鳃，加水适量煲之，豆熟时加盐、油食用。有养血益阴、滋肾调中等功效。民间用于治疗盗汗、自汗，病后体虚、血虚头痛、耳鸣、疲倦乏力等症。

6. 韭菜炒鲜虾

用韭菜 150 克、鲜虾 250 克去壳，加油急火共炒，熟后，加盐调味食用，每天 1 次。有补虚助阳、固泄等功效。可适用于治疗盗汗、阳痿、遗尿、遗精等疾患。

7. 黄芪粳米粥

黄芪 20 克、粳米 50 克、白糖适量。将黄芪煎汁，用汁煮米为粥，放入白糖调味温服。黄芪味甘，性微温。具有补气升阳，固表止汗的作用。

8. 生地黄乌鸡药膳

生地黄 150 克，肉乌鸡 1 只，饴糖 100 克。将生地黄切碎与饴糖拌匀，放入鸡腹内蒸熟即成。生地黄味甘，性寒，滋阴凉血。乌鸡味甘、性平，补虚劳亏损，治消渴，恶心腹痛。此方具有滋阴止盗汗的作用。

注意事项

小儿出现盗汗，首先要及时查明原因，并给予适当的处理。对于生理性盗汗一般不主张药物治疗，而是采取相应的措施，祛除生活中的导致高热的因素。比如，孩子睡前活动量过大，或饱餐高热量的食物导致夜间出汗，就应该对小儿睡前的活动量和进食量给予控制，这样也有利于睡眠和控制小儿肥胖，有益于小儿的身心健康。有的小儿夜间大汗，是由于室温过高，或是盖的被子过厚所致。冬季卧室温度以 24 ~ 28℃为宜；被子的厚薄应随气温的变化而增减。一般说来，若家长注意到上述几种容易引起产热增多的诱因，并给予克服，出现盗汗的机会会自然减少。即使小儿偶尔有一两次大盗汗，也不必过分担心，盗汗所丢失的主要是水分和盐分，通过每日的合理饮食是完全可以补充的。补钙和补维生素 D 必须同时补，维生素 D 是钙离子被人体吸收的载体，没有维生素 D 再多的钙也不吸收，钙之缘片内含维生素 D，使人体对钙离子吸收能成倍增加。

自我养护

中医认为，"汗为心液"，若盗汗长期不止，心阴耗伤十分严重，应积极治疗。在治疗的同时，还要特别注意自我养护。主要有以下几点：

（1）在药物治疗的同时，应

加强必要的体育锻炼，养成有规律的生活习惯，注意劳逸结合。

（2）在饮食方面，要摸索出与自己病症有利或有弊的饮食宜忌规律，进行最适合自己的食疗调养。如属阴虚、血热及阴虚火旺的病人，应禁食辛辣动火食物，切勿饮酒，并多食一些育阴清热的新鲜蔬菜等，以使汗腺的分泌功能牢固地在机体健康的基础上得到恢复。

（3）在条件允许时，适当调节一下居住环境的温度与湿度，如阴虚血热者的居住环境就应稍偏凉一些等。

（4）患者的被褥、铺板、睡衣等，应经常拆洗或晾晒，以保持干燥，并应经常洗澡，以减少汗液对皮肤的刺激。

（5）重症盗汗且长期卧床的病人，家属应特别注意加强护理，避免发生褥疮。还要注意观察病人的面色、神志、出汗量大小，如有特殊改变要及时向医生报告。

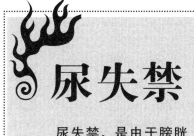

尿失禁

尿失禁，是由于膀胱括约肌损伤或神经功能障碍而丧失排尿自控能力，使尿液不自主地流出。尿失禁可以发生在任何年龄及性别，尤其是女性及老年人。尿失禁除了令人身体不适，更重要的是，它会长期影响患者的生活质量，严重影响着患者的心理健康，被称为"不致命的社交癌"。

◎ 主要症状

·尿频和尿急。
·咳嗽、喷嚏、颠簸或推举重物时发生不随意的尿液流出。
·膀胱痉挛。
·尿失禁。

◎ 危险因素

尿失禁的病因可分为下列几项：
（1）先天性疾患，如尿道上裂。
（2）创伤，如妇女生产时的创伤，骨盆骨折等。
（3）手术，成人前列腺手术、尿道狭窄修补术等；儿童后尿道瓣膜手术等。
（4）各种原因引起的神经源性膀胱。

◎ 所属科别

泌尿外科、肾内科

◎ 多发人群

50岁以后的妇女居多。

◎ 中医辩理

中医认为，老年人之所以会出现尿失禁的情况，主要是因为老年人的肾气随着年龄的增长日益虚弱，引起中气下陷所致。虽然病在膀胱，却涉及脾、肺、肾及肝。因此，在治疗时应以补益肾气、提升中气为主，同时调理各个脏腑的功能。

◎ 按摩疗法

【按摩部位及取穴】

气海、关元、中极、阴陵泉、肾俞、命门。

【按摩手法】

按、揉、摩、点。

一般按摩法

（1）病人仰卧，家人用双手提拿小腹部的皮肤和肌肉。

然后用手指尖点按气海（脐下1.5寸）、关元（脐下3寸）、中极（脐下4寸）等穴位，并轻轻震颤，加强刺激量，以酸胀感向会阴部传导时为佳。

（2）用手掌按揉下肢内侧，然后点按此处的阴陵泉（胫骨内侧髁下缘凹陷处）、三阴交（在足内踝高点向上3寸）、行间（足第一、二趾缝纹头处）等穴位。

（3）病人俯卧，家人用手掌按揉其腰骶部。

然后再点按腰背部的肾俞（第二腰椎棘突下，命门旁开1.5寸）、命门（第二腰椎棘突下）、膀胱俞（平第2骶后孔，后正中线旁开1.5寸）等穴位，让酸胀感向会阴部传导。

以上按摩可以补益肾气，提高膀胱和尿道括约肌的紧张度，因而可以约束膀胱，控制排尿，防治尿失禁。

需要注意的是在锻炼或者做按摩治疗之前，要先排尿，做到身体放松，然后再开始锻炼和治疗。

自我锻炼法

（1）取站位或坐位，收缩会阴部的肌肉，坚持5～10秒之后再慢慢放松。

每天练习数遍，这样可以加强会阴部的肌肉力量。

（2）每天练习原地跳高，或经常跳绳。

在收腹上跳的过程中，可以锻炼腹肌的力量，从而防治尿失禁。

（3）每日早晚用手掌搓小腹部，腰骶部，以及足底部，坚持做5分钟，局部发热时即可。

尿失禁的食疗法

1. 山药甲鱼汤

原料：山药15克，枸杞子10克，甲鱼一只，生姜、盐、黄酒适量。

做法：甲鱼宰杀清洗干净后与山药、枸杞子一同炖煮，熟后加入生姜、盐、黄酒调味即可。

功效：滋阴补肾，益气健脾。适用阴虚体弱的尿失禁患者。

2. 羊肉粳米粥

原料：羊肉50克，豌豆100克，粳米200克，盐、味精、胡椒适量。

做法：羊肉洗净切成小块，加豌豆、粳米及适量清水，用武火烧沸后，转用文火炖煮至熟烂，放入盐、味精、胡椒粉调味即可。

功效：补中益气。可预防及治疗中气虚弱的尿失禁。

3. 党参核桃汤

原料：取党参 20 克，核桃肉 15 克，

做法：加水适量煲汤，1 日服完。

功效：具有益气固肾之功效，对因肾虚小便失禁的老年患者效果较佳。

4. 党参苏叶汤

原料：党参 20 克，苏叶 10 克，陈皮 7 克。

做法：加适量水，煎取其汁，加少许白糖代茶 1 日饮完。

功效：具有补肺缩尿、顺气宽胸之功效，对肺气虚弱、咳嗽且尿失禁的老年患者有很好的疗效。

5. 桂圆枣仁芡实汤

原料：桂圆肉 20 克，炒枣仁 15 克，芡实 12 克。

做法：加水适量，煎取其汁 1 日饮完。

功效：具有养血安神、益肾固精及缩尿的功效，对肾阳亏虚，气化失常的小便不禁的老年患者有较好疗效。

男性尿失禁的病因

（1）暂时性尿失禁。尿路感染；急性精神错乱性疾病；药物反应；心理性忧郁症等。

（2）长期性尿失禁。中风、痴呆；骨盆外伤，损伤尿道括约肌；骨髓炎；前列腺炎或前列腺增生；膀胱炎等。

女性尿失禁的病因

比较常见的女性尿失禁致病原因有：

（1）尿道关闭功能受到损害，其中包括尿道平滑肌损伤、尿道周围横纹肌损伤、盆底肌肉薄弱或受到损伤，以及神经末梢受损等。

（2）难产、骨盆骨折或长期便秘等原因造成的外伤。

（3）医源性因素。例如接受过子宫根治术、子宫切除术、阴道前壁手术等。

此外，还有由于雌性激素分泌不足、多次妊娠或过度肥胖等其他原因。

日常预防

尿失禁重在预防，老年人要保持乐观、豁达的心情，学会调节情绪；注意卫生，防止尿道感染；保持有规律的性生活，可降低压力性尿失禁发生率；加强体育锻炼，积极治疗各种慢性疾病；注意饮食清淡，多食含纤维丰富的食物，防止因便秘而引起的腹压增高。

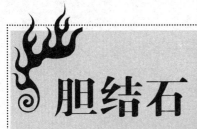

胆结石

胆囊结石是指发生在胆囊内的结石所引起的疾病，是一种常见病。随年龄增长，发病率也逐渐升高，女性明显多于男性。随着生活水平的提高，饮食习惯的改变，卫生条件的改善，我国的胆石症已由以胆管的胆色素结石为主逐渐转变为以胆囊胆固醇结石为主。

◎危险因素

胆结石是一种常见病，我国人群中发病率在15%左右。医学研究发现下列人较易患胆结石。

（1）胆结石病人中女性占70%，且怀孕次数越多，发病率越高。

肥胖者体重超过正常标准15%者，胆结石的发病率比正常人高5倍，20～30岁的肥胖女性胆结石发生率比正常体重的同龄人高6倍，60岁以上的肥胖女性40%有胆囊疾病和胆结石。

（2）饮食偏荤喜甜者。

（3）经常不吃早餐会使胆酸含量减少，胆汁浓缩，利于结石形成。

（4）蛔虫感染者。

（5）肝硬化者。

◎所属科别

肝胆外科

◎多发人群

中老年女性。

◎主要症状

胆结石患者，发生急性胆绞痛时，有明显的右上腹痛或中上腹痛，多为阵发性绞痛，轻者不久能减轻或缓解，严重者腹痛难忍。

◎按摩疗法

以下按摩可以起到解除痉挛、缓解疼痛的作用。

（1）按摩曲池：用拇指按顺时针方向按揉30～40圈，约1分钟。

（2）按摩内关：用拇指按顺时针方向按揉30～40圈，约1分钟。

（3）点按阳陵泉：患者自己用拇指指端点按穴位，力量可稍重一些，按揉 1 ~ 2 分钟，穴位处出现酸胀感即可。

（4）点按丘墟：患者自己用拇指指端点按穴位，力量可稍重一些，按揉 1 ~ 2 分钟，穴位处出现酸胀感即可。

（5）点按太冲：患者自己用拇指指端点按穴位，力量可稍重一些，按揉 1 ~ 2 分钟，穴位处出现酸胀感即可。

（6）点按期门：患者自己用拇指指端点按穴位，力量可稍重一些，按揉 1 ~ 2 分钟，穴位处出现酸胀感即可。

（7）揉按腹部：病人仰卧或坐位，右手紧贴在右上腹，在前臂和腕关节的带动下，环形连续并有节奏地按摩，方向呈顺时针，用力要均匀，平均每分钟 80 ~ 100 次，按摩时间为 15 分钟左右，腹痛缓解即可停止。

（8）按压耳穴：用拇指和示指按捏耳部，凡是出现疼痛明显的部位，可稍加力量揉按，时间为 5 ~ 10 分钟，疼痛缓解则止。

在疾病间歇期，大部分胆结石患者没有明显的症状，进行保健按摩可以预防症状发作。如果是肥胖、血脂偏高等胆石症高危人群，可以通过按摩防病。

胆结石的饮食疗法

预防胆结石的发生，必须少食糖。

（1）注意饮食卫生，避免寄生虫感染。

（2）宜进食低脂肪饮食，多食新鲜蔬菜、水果，可食猪瘦肉、鸡肉、鸭肉、蛋清。

（3）忌食油炸食物、动物脂肪及内脏，慎食蛋黄、鱼、甲壳类动物。

（4）忌烟酒及辛辣食物。

动脉硬化

动脉硬化是动脉的一种非炎症性病变，可使动脉管壁增厚、变硬，失去弹性、管腔狭小。动脉硬化是随着人年龄增长而出现的血管疾病，其规律通常是在青少年时期发生，至中老年时期加重、发病。男性较女性多，近年来本病在我国逐渐增多，成为老年人死亡主要原因之一。

◎主要症状

可分为以下四种情况，症状各有不同。

1. 主动脉粥样硬化。大多数无特异性症状，但若形成腹主动脉瘤可引起胸痛气急、吞咽困难。

2. 冠状动脉粥样硬化。可引起心绞痛、心肌梗死以及心肌纤维化等。

3. 脑动脉粥样硬化。有头痛眩晕、呕吐、意识突然丧失，肢体瘫痪、偏盲或失语等表现。脑萎缩时可引起痴呆，有精神变态，行动失常，智力及记忆力减退，以至性格完全变化等症状。

4. 肾动脉粥样硬化。可引起顽固性高血压。

◎所属科别

心血管内科

◎多发人群

中老年人。

◎危险因素

动脉硬化的原因中最重要的是高血压、高脂血症、抽烟三大危险因子。

其他如肥胖、糖尿病、运动不足、紧张状态、高龄、家族病史、脾气暴躁等都有关系。

◎按摩疗法

患者在早晨起床后、临睡前或运动后进行自我头部按摩和用捶击双臂及拍双腿的方法来按摩四肢。

1.六字按摩法

（1）擦，用两手掌摩擦头部的两侧各 36 次。

（2）抹，用双手的示指、中指和无名指的指腹，从前额正中向两侧抹到太阳穴各 36 次。

（3）梳，双手十指微屈，从前额发际开始，经过头顶，梳至后发际 36 次。

（4）滚，双手握拳，拳眼对着相应的腰背部，上下稍稍用力滚动 36 次，滚动的幅度尽可能大一些。

（5）揉，两手掌十字交叉重叠，贴于腹部，以脐为中心，顺时针、逆时针各按揉 36 次。

（6）摩，按摩风池穴（枕骨粗隆直下凹陷与乳突之间，斜方肌与胸锁乳突肌的上端之间）、劳宫穴（手心中央）、合谷穴（手背面第 1、2 掌骨之间，近第 2 掌骨中点）、内关穴（前臂内侧、腕上 2 寸）各 36 次。

2.浴面分抹法

搓热双手，从额部经颞部沿耳前抹至下颌，反复 20～30 次。

3.按摩指甲根法

在手的大拇指指甲根部，以另一只手的大拇指与示指夹住，转动揉搓，然后自指甲边缘朝指根方向慢慢地揉搓下去，勿用力过度，吸气时放松，呼气时施压，尽可能于早起、午间、就寝前各做 3 次，这样可使血管扩张，血压下降。

手部按摩对动脉硬化的发展有较好的防治作用，主要通过刺激一些相关的穴位以调节血管的舒缩功能，减少三酰甘油、胆固醇等在体内的堆积，从而减轻动脉硬化的症状。

选取内关、劳宫、通里、郄门、合谷等穴位。

选取肾、输尿管、膀胱、肺、垂体、甲状腺、甲状旁腺、睾丸或卵巢、大脑、颈项、颈椎、腹腔神经丛、心脏等反射区，头穴、心肺穴、肾穴等反射点。

按揉或推按内关、劳宫、肾、输尿管、膀胱、肺、心脏、心肺穴各 200～300 次。上述穴位根据不同类别选择 1～2 个配合使用，每穴按摩 50～100 次，每天按摩 1 次，长期坚持有利无害。以手部按摩防治动脉硬化只是一个辅助疗法。

动脉硬化的日常注意

动脉硬化患者要在日常生活中注意以下原则：

1.减少对脂肪的摄取

应少食饱和脂肪酸含量较多的煎炸食物及含高胆固醇食物，如虾、肝、肾和其他内脏，蛋黄等。

2.不吸烟并防被动吸烟

烟草毒害心血管内皮细胞，损害内皮系统功能，可致心肌肥大、变厚，殃及正常的舒缩运动并可致好血脂下降。

3. 坚持适量的体力活动

体力活动量需根据原本身体情况而定，要循序渐进，不宜勉强做剧烈运动，每天最好坚持不短于 30 分钟的活动，可一次性完成或分 3 次进行，每次 10 分钟。依个体条件进行跳绳、保健体操、打太极拳、骑车、步行、修花剪草、拖地、干家务等。

4. 释放压抑或紧张情绪

慢性忧郁或持续的紧张可刺激交感神经兴奋，易致心跳快速、血管收缩、血压上升、血流减少。

预防动脉硬化的几种食物

1. 牛奶

含有一种因子，可降低血清中胆固醇的浓度，牛奶中还含有大量的钙质，也能减少胆固醇的吸收。

2. 大豆

含有一种皂苷的物质，可以降低血液中胆固醇的含量。

3. 生姜

含有一种含油树脂，具有明显的降血脂和降胆固醇的作用。

4. 芹菜

含挥发性激素，可消除积存在血管中的脂肪，具有明显的降脂作用。

5. 大蒜

在降低血脂，防止动脉粥样硬化和预防心肌梗死方面有良好的作用。

6. 茄子

含有较多的维生素 P，能增加毛细血管的弹性，对防治高血压、动脉硬化及脑溢血有一定的作用。

7. 木耳

能降低血液中的胆固醇，可减肥和抗癌。

8. 燕麦

具有降低血液中胆固醇和三酰甘油的作用，常食可防动脉粥样硬化。

9. 红薯

可供给人体大量的胶原和黏多糖类物质，可保持动脉血管的弹性。

10. 山楂

具有加强和调节心肌，增大心脏收缩幅度及冠状动脉血流量的作用，还能降低血清中的胆固醇。

11. 茶叶

有提神、强心、利尿、消腻和降脂之功。茶叶中的茶多酚不仅能去脂肪而且还能明显地抑制血浆和肝脏中胆固醇含量的上升，抑制动脉壁硬化的防治。研究表明，茶色素（儿茶素氧化而成）具有显著的抗血凝、促进纤溶、防止血小板的黏附聚焦及抑制动脉平滑肌细胞增生等作用。

12. 海鱼

有降血脂的功效。临床研究表明，多食鱼者其血浆脂质降低，有预防动脉硬化及冠心病的作用。

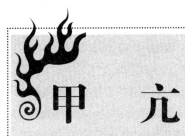

甲亢

甲亢是甲状腺功能亢进的简称，是由多种原因引起的甲状腺激素分泌过多所至的一组常见内分泌疾病。甲亢按病因可分为原发性甲亢（突眼性甲状腺肿），继发性甲亢，高功能腺瘤。原发性甲亢最为常见，是一种自体免疫性疾病，继发性甲亢较少见，由结节性甲状腺肿转变而来。

◎ 主要症状

甲亢患者主要表现为多食、消瘦、畏热、多汗、心悸、激动等高代谢症候群，神经和血管兴奋增强，以及不同程度的甲状腺肿大和眼突、手颤、胫部血管杂音等为特征，严重的可出现甲亢危相、昏迷甚至危及生命。

◎ 危险因素

（1）摄入的碘过多。碘过量就会引起甲状腺激素分泌过多，从而引起甲亢。

（2）自身免疫系统发生损害。

（3）遗传因素。甲亢有明显的家族遗传性，患甲亢的母亲，其子女的甲状腺对甲亢病原体的易感性比其他人高。此外，有家族史的甲亢患者，甲亢发病率也很高。

（4）长期的精神创伤、精神刺激。

◎ 所属科别

内分泌科

◎ 多发人群

所有人群。

◎ 按摩疗法

甲亢的治疗，应以药物等综合治疗为主，按摩只可作其辅助疗法，用以增强药物治疗的效果。

手部按摩法

（1）穴位选择

揉按合谷、神门、大陵、劳宫、八邪、四缝等穴位。

（2）反射区选配

按摩垂体、甲状腺、大脑、肾、肾上腺、心、腹腔神经丛、上下身淋巴结、腹股沟、膀胱、输尿管、眼等反射区，重点按摩垂体、甲状腺、肾、心反射区。

穴位按摩法

（1）内关、期门、足三里、阴陵泉、公孙、行间、大钟、太白，全部垂直点按但用力稍微朝向下（四肢末端）偏一些。

（2）每个穴位每次点按160下。

饮食注意

在甲亢调养过程中，患者的饮食尤其重要。因为甲亢病人由于代谢亢进，营养物质需求明显增加，如果营养补充不足，消瘦会更为明显，甚至出现类似晚期癌症的症状，因此，饮食是否得当十分重要。

患者饮食应从以下几个方面加以注意：

·每日进食的热量，男性至少 2400 千卡（11558 千焦），女性至少 2000 千卡（9632 千焦）。

·多吃高蛋白食物，年轻患者还需多吃脂肪类食物，多吃含维生素丰富的水果、蔬菜。

·少吃辛辣食物，如辣椒、葱、姜、蒜等。

·少吃含碘多的食品，如海带、海虾、海鱼等。

·尽量不吸烟，不饮酒，少喝浓茶，咖啡。

·患者要特别注意心理情绪及精神生活水平自我调节，保持心情舒畅、精神愉快、情绪稳定，避免受风感冒，劳累过度，高度发热。

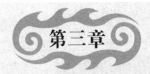

第三章

呼吸系统病症的按摩疗法

哮　喘

哮喘是由多种细胞特别是肥大细胞、嗜酸性粒细胞和T淋巴细胞参与的慢性气道炎症。治疗哮喘，无论是中医还是西医，均提倡预防发作为主，控制发作为辅。

◎ 主要症状

哮喘相关的症状为咳嗽、喘息、呼吸困难、胸闷、咳痰等。典型的表现为发作性伴有哮鸣音的呼气性呼吸困难，严重者可被迫采取坐位或呈端坐呼吸，干咳或咯大量白色泡沫痰，甚至出现发绀等。

◎ 危险因素

哮喘是一种多基因遗传病，哮喘的形成和反复发病，常是许多复杂因素综合作用的结果。如反复呼吸道感染，食物过敏，某些吸入物的刺激，气候的改变，情绪激动、紧张不安、怨怒，剧烈运动，某些药物，经前期黄体酮的突然下降，等等。

291

◎所属科别

呼吸内科

◎多发人群

所有人。

◎中医辩理

中医认为过敏性哮喘是由于本身肺、脾、肾三脏具有虚弱的基础,造成肺里始终有"一块痰"。这痰很难靠自己身体清除,一旦感受外界邪气刺激,痰就会阻塞气道出现喘憋。

◎按摩疗法

中医临床上运用按摩手法对哮喘的防治,治疗以补益肺、脾、肾为基础,在这个基础上化痰、宣肺、平喘,取得了一定的疗效。为了方便哮喘患者在生活中自我保健治疗,中医专家将专业的按摩手法进行了改变,设计了一套自我按摩防治哮喘的手法。

治疗哮喘常用手法为拿法、按揉法和擦法。

1. 拿法

用手掌和五指,像抓一把豆子那样用力提拿一定的身体部位。拿法并不是我们通常的拿东西,而要进行一松一紧地提拿,而不是拿住不放。

在治疗时,每个治疗部位拿

20次为佳。需要注意的是,进行拿法治疗的过程中,不能出现"掐"的动作,并以局部微微发热为宜。

2. 按揉法

按揉法主要用拇指在治疗部位上逐渐用力按压后,再做顺时针或逆时针方向的旋转揉动。

揉的时候注意按压的力量不可减弱,以局部感觉酸胀为佳。每个穴位按揉1分钟为宜。方向顺时针或逆时针均可。

3. 擦法

用手掌附着在治疗区域,进行直线的往返运动。操作时,手要紧贴皮肤,压力要保持但是不可过大。

擦法速度要掌握在每分钟来回各50次为好,以皮肤发红微热为佳。

具体说来,可以通过不同穴位的自我按摩来治疗和预防哮喘。

(1)按揉重点穴位:天突穴、内关穴、列缺穴、曲池穴。

穴位:

天突穴位于颈部,前正中线上胸骨上窝中央。

内关穴位于前臂掌侧,曲泽与大陵的连线上,腕横纹上2寸,掌长肌腱与桡侧腕屈肌腱之间。

列缺穴位于前臂桡侧缘,桡

骨茎突上方，腕横纹上 1.5 寸，肱桡肌与拇长展肌腱之间。

曲池穴位于肘横纹外侧端，屈肘，尺泽与肱骨外上髁连线中点。

作用：

这四穴是推拿治疗哮喘急性发作期的关键用穴，使用按揉法，再辅助药物，可以有效缓解哮喘发作时出现的喘憋。在哮喘缓解期，此四穴同样可以用来强身健体，预防哮喘发作。

（2）家人协助直擦背部督脉经及膀胱经。

穴位：肾俞穴位于腰部，第 2 腰椎棘突下，旁开 1.5 寸。命门穴位于腰部，后正中线上，第 2 腰椎棘突下凹陷处。

作用：此二穴具有很强的补肾作用。需要注意的是，此二穴要经常使用擦法，也可使用按揉法。

穴位：背部督脉经及膀胱经主要是从肩膀开始到腰眼，从中间向两边各延伸到肩胛骨内侧缘的长方形区域。

作用：督脉经和膀胱经是人体强壮的重要经络，可以让患者趴在床上，露出后背，家人用手掌从上向下或从下向上直线擦动，注意要使局部发热发红，但不要擦破。

（3）家人协助按揉脾俞穴、肺俞穴、定喘穴。

穴位：脾俞穴位于背部，第 11 胸椎棘突下，旁开 1.5 寸。肺俞穴位于背部，第 3 胸椎棘突下，旁开 1.5 寸。定喘穴位于背部，第 7 颈椎棘突下凹陷，旁开 0.5 寸。

作用：此三穴为背部膀胱经治疗哮喘缓解期的重点应用穴。中医谈到的哮喘，根源在一个"痰"字上面，化痰是治疗哮喘的核心。痰的生成与肺、脾关系密切，按揉脾俞穴和肺俞穴是补益脾肺的首选，配合定喘穴，效果非常好。

（4）按揉风池穴，拿颈项部。

穴位：风池穴位于项部，枕骨之下，与风府相平，胸锁乳突肌与斜方肌上端之间的凹陷处。

作用：具有预防外感风寒的作用。如果天天做 5 ~ 6 次，每次 1 分钟，能有效提高免疫力，防止哮喘加重。注意应用此二手法时，要闭眼并放松。

（5）按揉膻中穴、关元穴、丰隆穴。

穴位：膻中穴位于胸部，前正中线上，平第 4 肋间，两乳头连线的中点。关元穴位于下腹部，前正中线上，脐中下 3 寸。丰隆穴位于小腿前外侧，外踝尖上 8 寸，条口外，距胫骨前缘二横指（中指）处。

作用：经常按揉膻中穴，会

感到呼吸顺畅。按揉关元穴则能培元固本，增加体内抗炎物质的分泌。按揉关元穴也可以用手掌进行掌揉。而按揉丰隆穴是专门针对"化痰"这一功效，它是人体治痰的最有效穴位。

（6）掌擦胸胁、拿胸部穴位。

穴位：中府穴位于胸外侧部，云门下1寸，平第一肋间隙处，距前正中线6寸。云门穴位于胸外侧部，肩胛骨喙突上方，锁骨下窝凹陷处，距前正中线6寸。

作用：用手掌推擦胸肩部及两胁20～30次，以微有热感为宜。之后，拿胸肩部的云门穴、中府穴，此二穴为治喘良穴。

其他按摩疗法

1. 搓擦涌泉

盘膝而坐，双手掌对搓发热后，从三阴交过踝关节至拇趾根外一线往返摩擦至透热，然后左右手分别搓擦涌泉穴至发热为止。

2. 摩肾俞

两手掌紧贴肾俞穴，双手同时做环形抚摩，共32次（顺转为补，逆转为泻。肾俞穴宜补不宜泻）。如有肾虚腰痛诸症者，可适当增加次数。

3. 揉命门

以两手的示、中两指点按在命门穴上，稍用力做环形的揉动，顺、逆各32次。

4. 擦腰骶

身体微前倾，屈肘，两手掌置于两侧腰骶部，以全掌或小鱼际着力，向下至尾骶部作快速地往返摩擦，以透热为度。

5. 摩丹田

用左或右掌以丹田穴为轴心，做顺、逆时针方向的摩动各32次，然后随呼吸向内向下按压丹田穴1分钟。

6. 擦少腹

双手掌分别置两胁下，同时用力斜向少腹部推擦至耻骨处，往返操作以透热为度。

7. 震双耳

先用双手掌按于耳上做前后推擦各32次，然后双手拇、示指捏住两耳垂抖动各32次，再将两手示指插入耳孔，做快速的震颤数次后，猛然拔出，重复操作8次。

8. 缩二阴

全身放松，用腹式呼吸法（即吸气时腹部隆起，呼气时腹部收缩），并在呼气时稍用力收缩前后二阴，吸气时放松，重复32次。

哮喘的食疗法

1. 核桃仁

取核桃仁 1000 克研细，补骨脂 500 克研为末，蜜调如饴，晨起用酒调服一大匙。不能饮酒者用温开水调服，忌羊肉。适用于肺虚久嗽、气喘、便秘、病后虚弱等症。

2. 杏仁粥

杏仁 10 克去皮，研细，水煎去渣留汁，加粳米 50 克，冰糖适量，加水煮粥，每日两次温热食。能宣肺化痰、止咳定喘，为治咳喘之良药。

3. 糖水白果

取白果仁 50 克，小火炒熟，用刀拍破果皮，去外壳及外衣，清水洗净切成小丁。锅洗净，入清水一碗，投入白果，上旺火，烧沸后转小火焖煮片刻，入白糖 50 克，烧一沸滚，入糖桂花少许，即可食用。

4. 蜜饯双仁

炒甜杏仁 250 克，水煮一小时，加核桃仁 250 克，收汁，将干锅时，加蜂蜜 500 克，搅匀煮沸即可。杏仁苦辛性温，能降肺气，宣肺除痰。本方可补肾益肺、止咳平喘润燥。

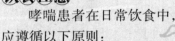

饮食注意

哮喘患者在日常饮食中，应遵循以下原则：

（1）注意营养饮食，配合每日适量锻炼，增强身体是消除哮喘的首要条件。

（2）忌食寒凉发物，如虾、蟹、鱼及有异性蛋白质的食物。

（3）减少盐分的摄入量。

（4）最好穿着圆领衣，领口不要过紧但要足以护卫喉咙及前胸。

（5）对可能引起患者过敏反应的食物及气味，应尽量避免接触。

（6）严禁纵欲。纠正不良作息，早睡早起。戒除烟酒。

（7）切勿过度疲劳，避免剧烈活动。

（8）平时注意保持心平气和，切勿神经紧张。过度生气、忧郁、兴奋都无好处。

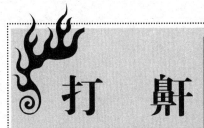

打 鼾

打鼾，医学上称之为鼾症、打呼噜、睡眠呼吸暂停综合征，是一种普遍存在的睡眠现象。打鼾不仅可导致打鼾者白天嗜睡、疲惫，而且可能与某些呼吸系统疾病和高血压、冠心病、脑血管意外等心血管疾病的发生有关。有打鼾情况的人不能掉以轻心。

◎主要症状

· 睡眠打鼾、张口呼吸、频繁呼吸停止。

· 睡眠反复憋醒、睡眠不宁、诱发癫痫。

· 睡不解乏、白天困倦、嗜睡。

· 睡醒后血压升高；睡眠浅、睡醒后头痛。

· 夜间睡眠心绞痛、心律失常；夜间睡眠遗尿、夜尿增多。

· 记忆力减退、反应迟钝、工作学习能力降低。

· 白天似睡非睡，工作、开会、吃饭时也难以抑制的入睡。

· 阳痿、性欲减退；老年痴呆。

◎所属科别

心血管内科，神经内科

◎多发人群

所有人。

◎危险因素

医学界认为，打鼾也很可能因为身体上的其他病因造成。目前的医学研究报告显示，高血压及心血管疾病患者打鼾的概率较高，体型较常人肥胖者也较容易出现打鼾的现象，另外如胸部有毛病，糖尿病、类风湿性关节炎等疾病患者都较常有打鼾的问题。

◎按摩疗法

1. 按摩疗法一

治疗打鼾，当从宣肺祛痰入手。按揉中脘、阴陵泉、天枢、丰隆这4个穴位就可以。每天早晚各1次，每个穴位按摩5分钟，可以按照阴陵泉—丰隆—中脘—天枢的顺序来做。

中脘在上腹部，肚脐上4寸。

天枢在腹中部，离肚脐眼正中2寸。取穴的时候从肚脐眼正中向左或者右量2横指即是。

阴陵泉是脾经的五输穴里的合穴，善于调节脾脏的功能。阴陵泉在小腿内侧，胫骨内侧髁后下方凹陷处。

丰隆更是一个祛痰、止咳的著名穴位，丰隆很好找，它在小腿外侧，外踝尖上8寸。

2. 按摩疗法二

先按摩第1至第10胸椎线路10分钟；

再按摩胸骨上端至下端线路10分钟，每天12次（最好临睡前按摩1次）。

打鼾者的生活提醒

（1）增强体育锻炼，保持良好的生活习惯。

（2）避免烟酒嗜好，因为吸烟能引起呼吸道症状加重，饮酒加重打鼾、夜间呼吸紊乱及低氧血症。尤其是睡前饮酒。

（3）对于肥胖者，要积极减轻体重，加强运动。

（4）鼾症病人多有血氧含量下降，故常伴有高血压、心律失常、血液黏稠度增高、心脏负担加重，容易导致心脑血管疾病的发生，所以要重视血压的监测，按时服用降压药物。

（5）睡前禁止服用镇静、安眠药物，以免加重对呼吸中枢调节的抑制。

（6）采取侧卧位睡眠姿势，尤以右侧卧位为宜，避免在睡眠时舌、软腭、悬雍垂松弛后坠，加重上气道堵塞。可在睡眠时背部靠一个小皮球，有助于强制性保持侧卧位睡眠。

咽喉肿痛

咽喉肿痛是口咽和喉咽部病变的主要症状，以咽喉部红肿疼痛、吞咽不适为特征，又称"喉痹"。咽喉肿痛见于西医学的急性扁桃体炎、急性咽炎和单纯性喉炎、扁桃体周围脓肿等。

◎ 主要症状

· 咽喉赤肿疼痛。
· 吞咽困难。
· 咳嗽。
· 寒热头痛。
· 咽干、口渴。
· 便秘、尿黄。
· 舌红、苔黄。

◎ 危险因素

急性或者慢性咽炎、喉炎、扁桃体炎、扁桃体周围脓肿、疱疹性咽峡炎、溃疡膜性咽炎、咽喉脓肿等，均可引起咽喉局部的肿痛。

◎ 所属科别

耳鼻喉科

◎ 多发人群

所有人。

◎ 中医辩理

中医认为咽喉肿痛与肺、胃积热，虚火上延，外感风邪，体质虚弱等因素有关：感冒、咽喉部炎症也可导致咽喉肿痛。本病有时还伴有畏寒、发热、声音嘶哑等。

◎ 按摩疗法

【按摩部位及取穴】

神庭、上星、百会、通天、风池。

【按摩手法】

揉、按、捏、摩。

咽喉肿痛可以通过按摩的方法来缓解。

穴位按摩法

通过穴位按摩可以明显缓解甚至治疗咽喉肿痛。

（1）分别用左手掌捂住神庭穴、上星穴，右手掌捂住百会穴、通天穴，先顺时针按摩 72 次，再两手换位逆时针按摩 72 次。转速应稍快有力。

（2）两拇指分别置于枕骨两大筋外侧凹陷处的风池穴，示指、中指置于两大筋中沟里，两拇指与示指、中指分别捏住两条大筋，从枕骨根部推下去拉上来，一上一下为 1 次，共做 36 次。推拉要柔和，挤、掰要重。

（3）用右手中指指腹按摩天突穴 72 次，同时用左手拇指顶舌根部的廉泉穴按摩 72 次，再两手换位做反方向动作。

（4）两手轻握拳，拇指微曲，用拇指背侧沿鼻翼沟向上推，经鼻通穴、睛明穴直抵眉骨，推上拉下为 1 次，共做 36 次。动作不要过重。

（5）用两手拇指指腹按摩印堂穴、太阳穴，每穴正反各按摩 36 次。印堂穴宜重，太阳穴宜轻。

（6）用两手中指指腹按摩中府穴（腋下往上约一指、乳头外约两寸的位置）、云门穴（胸前壁外上方，肩胛骨喙突上方，锁骨下窝凹陷处），每穴正反各按摩 72 次。大人宜重，小孩宜轻。

另外，搓手上的大肠经和肺经，各搓上几十下，搓热了，对治疗咽喉肿痛效果明显。再搓搓手上的大鱼际及按压手上的合谷穴，这都是治疗咽喉痛的主要穴位。

一般按摩法

（1）颤喉头

以一手拇指与其余四指分开，置于喉结两侧及其周围，慢慢地用力向上、下、左、右做颤动并按压 2 ~ 3 分钟。

（2）拿气管

以一手拇、示指分置于喉部及气管两侧，自上而下轻轻提拿 9 次。

（3）揉咽穴

以一手拇、示指指端点揉人迎穴（位于颈部，前颈喉结外侧大约 3 厘米处）1 分钟，以拇指指腹按揉廉泉穴 1 分钟，以中指端勾揉天突穴 1 分钟，以中指指腹按揉膻中穴 1 分钟，最后以拇指按揉合谷穴 3 分钟。

对症按摩疗法

首先按压喉咙四周的穴道，仰躺着效果较佳，然后用示指或中指由上向下按压天突，对治疗扁桃腺肿大，喉咙堵塞非常有效。

水突位于喉头旁 1.5 寸处和其正下方锁骨凹陷的中间，即在胸锁乳突肌的边缘。声音沙哑时，按摩穴道也非常有效。

颈部两侧的天突，位于胸锁乳突肌的边缘，自耳后沿着此肌肉摸向锁骨方向，喉头旁，能感觉到动脉搏动的凹陷处，即是天突。

喉咙四周指压，不可用力过猛，否则会导致呼吸困难。可以用示指或中指慢慢按压。颈后的风池也是治疗感冒的特效穴道。对因疼痛或咳嗽等引起的颈部紧张很有效。风池位于颈后发际，中央凹陷处和耳后骨块的正中间。用拇指、示指及中指指压，以消除肌肉紧张。最后用力按压合谷。合谷位于手背，拇指和示指之间。以拇指沿骨头按压示指根部的拇指侧，即是合谷。合谷是一个止痛穴道，对喉咙周边的疼痛特别有效。合谷的刺激方式为用示指放在手掌侧，拇指置于手背侧，指腹竖起，夹着用力按压。刚开始可能会感觉非常疼痛，要继续压至不觉得那么痛为止。

咽喉肿痛的食疗法

咽喉肿痛常是感冒引发的症状之一，也有部分患者因气候干燥，或饮水太少，或过食咸甜辛辣之物引起。合并感冒者，可参照感冒调治，仅表现为咽喉肿痛者，可辅以下述方法。

（1）双花9克，麦冬12克，胖大海2枚，沸水冲泡，代茶饮。

（2）绿茶、橄榄各6克，胖大海3枚，蜂蜜1匙。先将橄榄放入适量水中煎煮片刻，然后冲泡绿茶、胖大海，闷盖1～2分钟，调入蜂蜜，频饮。

（3）无花果（干品）7枚，金银花15克，水煎，频服。

（4）秋梨白藕汁：秋梨去皮、核，白藕去节，各等量，切碎，用纱布包榨汁，频服。

（5）雪梨川贝饮：大雪梨1个，去皮挖心，装入川贝末3克，冰糖15克，隔水蒸熟后食用。

（6）鲜丝瓜研汁频服。

（7）荸荠数个，洗净绞汁，生萝卜1个，洗净绞汁，二汁相合，频饮。

（8）梨汁、荸荠汁、甘蔗汁、藕汁和匀，频服。用于伴口渴者。

如果咽喉肿痛反复发作，伴有扁桃体慢性增生、咽后壁滤泡增生，表现为咽干不适、时咳嗽者，可用下述方法：

（9）萝卜姜糖饮：生萝卜洗净，捣烂取汁 24 克，和姜汁 30 克拌匀，然后加白糖 30 克，水煎频饮。

（10）芹菜膏：芹菜 1 ~ 1.5 千克，蜜少许。芹菜洗净捣汁，加蜜少许，文火熬成膏，每天半匙，开水冲服。

（11）桑叶蜜：桑叶 20 克，蜂蜜 50 克。先将桑叶煎煮片刻，取药汁兑服蜂蜜。

饮食注意

宜吃清淡多汁的各种新鲜蔬菜瓜果，宜吃具有散风清热、生津利咽作用的食物，宜吃具有清泻肺热胃火作用的食物，宜吃具有养阴降火作用的食物；忌吃辛辣刺激性食物，忌吃性属温热上火的食物，忌吃煎炒香燥伤阴的食物，忌吃黏糯滋腻的食物；忌吃烟与酒。

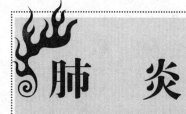

肺炎

肺炎是指终末气道、肺泡和肺间质的炎症。按病因可分为细菌性、霉菌性、病毒性和支原体性肺炎。临床上常见的是细菌性肺炎，其中有90%～95%的细菌性肺炎是由肺炎球菌引起的。

◎ 主要症状

发热，呼吸急促，持久干咳，可能有单边胸痛，深呼吸和咳嗽时胸痛，有小量痰或大量痰，可能含有血丝。

◎ 危险因素

引起肺炎的原因很多，包括细菌、病毒、支原体（一类小于细菌的有机体）以及吸入的霉菌甚至食物等。细菌性肺炎是成人中最常见的，也是最严重的一类肺炎。肺炎也可能是因吸入食物、液体、气体、灰尘、真菌孢子等所致，还可由流感或普通咳嗽所致。

◎ 所属科别

呼吸内科

◎ 多发人群

多见于儿童。

◎ 按摩疗法

方法 1

（1）固定患者上肢，清肺经、退六腑各300次，推三关100次。

（2）患者俯卧位，分推肩胛骨100次，按揉肺俞、大椎各1分钟。

（3）按揉膻中、丰隆穴各2分钟。

随症加减：

（1）风热犯肺型：发热恶寒、汗少，头痛，口微渴，咳嗽气急，痰黏色白量少，胸胁隐痛，舌边尖红，苔薄黄。常用手法加：

1）推太阳30次，推三关

300 次。

2）拿风池、肩井穴各 10 次。

（2）痰热壅肺型：高热面赤，倾渴欲饮，咳嗽痰黄而黏，或夹血丝，或为铁锈色痰，胸闷气粗，胸痛，舌质红，苔黄腻。常用手法加：

1）退六腑 300 次，清心经 100 次。

2）加揉丰隆 50 次，揉中脘 3 分钟。

（3）热入心营型：发热不退，夜间加重，烦躁不安，时而谵语，甚至神志不清，气急，喉中痰鸣，痰中带血，手足抽动，口唇干燥，舌苔焦黄。常用手法加：

1）推六腑、清天河水各 500 次，清心经、清肝经各 300 次。

2）按揉曲池 1 分钟，推涌泉 300 次。

方法 2

（1）按揉掌小横纹 200 次，清肺经 300 次。

（2）清肝经 300 次，逆运内八卦 100 次。

（3）点揉天突、膻中、丰隆穴各 1 分钟。

随症加减

（1）头痛、鼻塞加揉膊阳池 50 次。

（2）高热不退，挤捏天突至剑突及两侧和大椎至第 1 腰椎及两侧，至皮下轻度瘀血为止。

肺炎分类

医学上对肺炎进行了分类。分类方法的依据是病原体种类、病程和病理形态学等几方面：

（1）病理形态学的分类：将肺炎分成大叶肺炎、支气管肺炎、间质肺炎及毛细支气管炎等。

（2）根据病原体种类：包括细菌性肺炎、病毒性肺炎、真菌性肺炎、支原体肺炎、衣原体肺炎等。

（3）根据病程分类：分为急性肺炎、迁延性肺炎及慢性肺炎，一般迁延性肺炎病程长达 1～3 月，超过 3 个月则为慢性肺炎。

肺炎的食疗法

1. 芹菜熘鲤鱼

原料：鲤鱼 250 克，鲜芹菜 50 克，淀粉、姜丝、蒜丝、酱油、白糖、醋、精盐、味精、黄酒、泡酸辣椒、菜油适量。

做法：将鲤鱼切成丝，芹菜切段，把酱油、白糖、醋、味精、黄酒、盐、淀粉，上汤调成汁。炒锅置旺火上，下油烧至五成热，放入鱼丝熘散，沥去余油，放姜丝、泡酸辣椒。芹菜段炒出香味，而后烹入芡汁,放入亮油,起锅即可。

功效:鲤鱼有清热解毒、利尿消肿、止咳下气等功效;芹菜有平肝清热、祛风利湿、养神益气等功效。鲤鱼芹菜合食,适用于急慢性肺炎的辅助治疗。

2. 兔肉蘑菇丝

原料:熟兔肉 100 克,蘑菇 50 克,葱白 25 克,辣椒油、酱油、醋、白糖、香油、芝麻酱、花椒粉、味精适量。

做法:将熟兔肉、葱白分别切丝,蘑菇煮熟。葱、蘑菇垫底,兔丝盖面,盛入盘内。用酱油把芝麻酱分次调散,香油调匀成味汁,淋于兔丝上即可食用。

功效:兔肉有清热解毒、益气健脾、祛湿凉血、利便等功效,蘑菇有解毒润燥、益气补脾、化湿止泻等功效。兔肉、蘑菇合食,适用于治疗急性肺炎。

3. 鹌鹑百合汤

原料:鹌鹑 1 只,百合 25 克,生姜、葱、味精、细盐适量。

做法:将鹌鹑杀后去毛、去脚爪、去内脏洗净,放入开水中焯一下,捞出切块;将百合掰瓣,洗净,备用。将姜、葱洗净,姜拍破,葱切段。锅置于旺火上,倒入适量清水,放入鹌鹑,烧开,下百合、姜块、葱段,改用小火

炖至鹌鹑熟时,加入盐、味精焖数分钟,入汤碗即可食用。

功效:鹌鹑肉有补五脏、益肝清肺、清热利湿、消积止泻等功效;百合有润肺止咳、养阴清热、清心安神等功效。二者同食,适用于急慢性肺炎。

饮食注意

肺炎患者在日常生活中要注意一些饮食原则:

1. 忌辛辣油腻食物

肺炎属急性热病,消耗人体正气,影响脏腑功能,易于导致消化功能降低,食物应以高营养、清淡、易消化为宜,不要吃大鱼、大肉、过于油腻之品,以免中焦受遏,运化不利,营养反而不足。油腻之品大多性属温热,可以生内热,湿滞为痰,不利于肺气的早日康复。

辛辣食品性质温热,易化热伤津,而肺炎又属热病,两热相加,犹如负薪救火,使病情加重。所以,肺炎患者在膳食中不应加入辣椒、胡椒、芥末、川椒等调味品。

酒也属辛热之品,可刺激咽喉及气管,引起局部充血水

肿，肺炎患者应禁用。

2. 水果要适量也要选择品种

肺炎患者适量的多饮水和进食水果对疾病的康复是有利的。多数水果对本病有益，但不宜吃甘温的水果，如桃、杏、李子、橘子等，以免助热生痰。即使是一些寒性水果，也非多多益善。如果过量地吃一些寒凉性质的水果，可损伤到脾胃的阳气，有碍运化功能，不利于疾病的康复。

3. 多食用菌菇类食物

在饮食上要多食用一些菌菇类的食品和黄芪等中草药，水果、蔬菜等绿色食品也有不错的增强免疫力的效果。每天喝一杯酸奶或一碗鸡汤，多喝水或绿茶，将积聚在喉咙的病菌冲走。蘑菇、猴头菇、草菇、黑木耳、银耳、车养、百合等都有明显增强免疫的作用。

4. 保持乐观心情

保持乐观情绪乐观的态度可以维持人体于一个最佳的状态，巨大的心理压力会导致对人体免疫系统有抑制作用的荷尔蒙成分增多，所以容易受到感冒或其他疾病的侵袭。

急性支气管炎

急性支气管炎是病毒或细菌等病原体感染所致的支气管黏膜炎症。是婴幼儿时期的常见病、多发病，往往继发于上呼吸道感染之后，也常为肺炎的早期表现。本病多同时累及气管、支气管，故正确命名应为急性气管支气管炎。临床以咳嗽伴（或不伴）有支气管分泌物增多为特征。

◎ 主要症状

急性感染性支气管炎往往先有急性上呼吸道感染的症状：鼻塞，不适，寒战，低热，背部和肌肉疼痛以及咽喉痛。

剧烈咳嗽的出现通常是支气管炎出现的信号，开始时干咳无痰，但几小时或几天后出现少量黏痰；稍后出现较多的黏液或黏液脓性痰，明显的脓痰提示多重细菌感染。有些病人有烧灼样胸骨后痛，咳嗽时加重。

◎ 危险因素

病毒感染、细菌感染。

物理、化学刺激，如冷空气、粉尘、刺激性气体或烟雾。

变态反应，如花粉、有机粉尘、细菌蛋白质、真菌孢子以及在肺内移行的钩虫、蛔虫的幼虫。

◎ 所属科别

呼吸内科

◎ 多发人群

儿童。

◎ 按摩疗法

穴位按摩法一

治疗原则以宣通肺气，止咳化痰为主，辅以补益脾肾。

操作方法

基本操作：患者取仰卧位，医生坐于其右侧，先在中府、云门穴处施以指摩法各 2 ～ 3 分钟，继而在膻中穴施以指摩法 2 ～ 3 分钟。

继以上体位，用掌根按揉中脘穴 2 ～ 3 分钟。然后用双手拇指沿肋间隙做自上而下、由中间向两侧的分法，如此反复 2 ～ 3 遍。以拇指按揉尺泽、丰隆穴各 1 ～ 2 分钟。

患者取俯卧位，医生坐于其体侧，示、中两指分开以其指端螺纹面分别置于肺俞、脾俞、肾俞等穴上做双指揉法，每穴各 1 ～ 2 分钟。最后在背部膀胱经、督脉经施以小鱼际擦法，以热为度。

辨证治疗：对久病体弱者可加背部捏脊法 3 ～ 5 遍，按揉足三里穴 1 ～ 2 分钟。

对咳喘甚者可加双指按揉定喘穴（大椎穴旁开 0.5 寸）和指揉鱼际穴各 1 ～ 2 分钟。

穴位按摩方法二

（1）推摩胸廓，以左手全掌推摩右侧胸廓，做自上而下、由中间向外侧的推摩，反之以右手全掌推摩左侧胸廓；左右各 2 ～ 3 分钟。

（2）揉摩中脘，以全掌置于上腹中脘部做顺时针方向揉摩 2 ～ 3 分钟。

（3）按揉中府，以鱼际部位置，于中府穴上按揉 1 分钟。左手操作右侧穴位，右手操作左侧穴位。

（4）呼吸训练，任何体位均可，关键是全身肌肉要放松，形态自然，思想集中，要做到"深吸慢呼"，即缓慢地深吸气而后再缓慢地呼气。一呼一吸为 1 次，每回可做 30 ～ 50 次。

以上方法，可每日早、晚各 1 次。

急性支气管炎的家庭应急处理

（1）休息、保暖、多饮水。

（2）全身应用磺胺类或青霉素类等抗生素。

（3）发热时可服用阿司匹林 0.3 ～ 0.6 克，或吲哚美辛 25 毫克，每日 3 次。

（4）咳嗽频繁且无痰时，可服喷托维林 25 毫克，每日 3 次。

（5）痰黏稠不易咯出时，可口服溴已新 16 毫克，每日 3 次。

（6）伴哮喘时可口服氯茶碱 0.1 ～ 0.2 克或沙丁胺醇 2 ～ 4 毫克，每日 3 次。

急性支气管炎的食疗法

（1）五味子 250 克，鸡蛋

10个。五味子放进瓦器内，加水煮沸半个小时，待药汁冷透后，放进鸡蛋，置阴凉处浸泡7天即成。每天早上吃鸡蛋1个。该方比较适用于入冬遇冷即发的支气管炎。

（2）花生米、大枣、蜂蜜各30克，用水共煎饮汤，每天服两回。

（3）用甘蔗汁一杯，高粱米100克，合煮成粥，每日一剂，分两回服；滋润心肺，咳嗽自愈。

（4）杏仁150粒，去皮尖炒焦。每回10粒，每天服3回。

（5）白菜（热水烫熟后晾干）100克，豆腐皮50克，红枣10枚。

各味和盐等调味品一起炖汤服用，1天一剂。对秋、冬天肺燥性支气管炎咳嗽者比较适宜。

日常预防

（1）加强营养及身体锻炼，增强抗病能力。

（2）积极预防上呼吸道感染。

（3）注意温度调节，防止受凉。尤其是秋冬季节，注意胸部保暖。

（4）疑有对鱼、虾、蛋清等过敏者，要减少或禁止食用。

（5）反复发作者采用药物预防，或采用疫苗预防。

饮食注意

为避免急性支气管炎，在饮食上要注意以下几点：

1. 饮食调整

体重正常的病人给予平衡饮食，以增强呼吸道的抵抗能力；体重低于正常者，应供给高热能、高蛋白饮食，以利于受损伤的支气管组织修复。病人由于消化道细胞低氧而使得食欲减退，应采用少量多餐的进餐方式，每天可分为6次。供给易于消化吸收的食物，蛋白质供给量为1.2～1.5克/千克体重，应以动物蛋白和大豆蛋白等优质蛋白为主。

2. 适量限奶类制品

奶制品易使痰液变稠，使感染加重，应避免食用。因奶制品是钙的主要来源，在不食用奶制品时，应注意每天补充钙1000毫克。

3. 补充维生素

为增强机体免疫功能，减轻呼吸道感染症状，促进支气管黏膜修复，应补充足够的维生素 A 和维生素 C。

4. 增加液体摄入量

大量饮水，有利于痰液稀释，保持气管通畅；急性支气管炎患者每天饮水量至少 2000 毫升。

5. 忌刺激性食物

过冷、过热，或其他有刺激性的食物，可刺激气管黏膜，引起阵发性咳嗽，应尽量避免。

6. 咀嚼障碍应给予软食

若呼吸困难影响咀嚼功能时，应供给软食，以便于咀嚼和吞咽。

慢性支气管炎

慢性支气管炎是由于感染或非感染因素引起气管、支气管黏膜及其周围组织的慢性非特异性炎症。其病理特点是支气管腺体增生、黏液分泌增多。临床出现有连续两年以上，每持续三个月以上的咳嗽、咳痰或气喘等症状即可判定为慢性支气管炎。

◎危险因素

1. 有害气体和有害颗粒。如香烟、烟雾、粉尘、刺激性气体等可损伤气道上皮细胞，导致气道净化功能下降。并刺激黏膜下感受器，副交感神经功能亢进，使气管平滑肌收缩，腺体分泌亢进，气道阻力增加。

2. 感染因素。如病毒、支原体、细菌等感染是慢性支气管炎发生发展的重要原因之一。

3. 其他原因。如免疫、年龄和气候等均与慢性支气管炎有关。

◎所属科别

呼吸内科

◎多发人群

所有人。

◎中医辩理

中医认为，引起慢性支气管炎的病因，肺、脾、肾三脏亏虚为本，感受风寒湿邪为标，还与肺肝实热有关。

◎主要症状

主要表现为长期咳嗽、咯痰，时而伴有喘息症状。早期症状轻微，多在冬季发作，春暖后缓解；晚期炎症加重，症状长年存在，不分季节。疾病进展又可并发阻塞性肺气肿、肺源性心脏病，严重影响劳动力和健康。

◎按摩疗法

1. 预备式

取坐位，腰微挺直，双脚平放与肩同宽，右手掌心与左手背重叠，轻轻放在小腹部，双目平视微闭，呼吸调匀，全身放松，静坐 1～2 分钟。

2. 按揉中府穴

左（右）手拇指指腹放在

对侧中府穴上，适当用力按揉 0.5 ~ 1 分钟，以酸胀为佳。

功效：补气益肺、宣肺止咳。

3. 按揉肺俞穴

用左（右）上肢绕过肩后，将中指指腹放在同侧肺俞穴上，适当点揉 0.5 ~ 1 分钟。以酸胀为佳。

功效：宣肺化痰、降气止咳。

4. 掌揉膻中穴

右手手掌放在膻中穴，适当用力按揉 0.5 ~ 1 分钟。

功效：理气散瘀、宽胸利膈。

5. 揉按尺泽穴

左（右）手拇指放在对侧尺泽穴上，其余四指环抱肘后，适当用力揉按 0.5 ~ 1 分钟，以酸胀为佳。双手交替进行。

功效：顺气化痰、通络止咳。

6. 揉按列缺穴

左（右）手拇指指腹按在对侧列缺穴上，其余四指附在腕对侧，适当用力揉按 0.5 ~ 1 分钟。两手交替进行。

功效：宣肺止咳、镇静止痛。

7. 团摩上腹

左手掌心叠放在右手背上，右手掌心放在上腹部，适当用力做顺时针环形摩动 0.5 ~ 1 分钟。以上腹部发热为佳。

功效：宽胸理气、健脾和胃。

8. 分推肋下

双手四指并拢，分别放在同侧剑突旁，沿季肋分推 1 ~ 3 分钟。

功效：疏肝和胃、降气止咳。

9. 按揉脾俞穴、胃俞穴

双手握拳，将拳背第二、三掌指关节放于脾俞穴、胃俞穴上，适当用力揉按 0.5 ~ 1 分钟。

功效：健脾和胃、调理气血。

10. 揉按肾俞穴

两手放在腰上，将拇指按在同侧肾俞穴，其余四指附在腰部，适当用力揉按 0.5 ~ 1 分钟。

功效：温肾纳气止咳。

11. 按揉丰隆穴

左（右）下肢放在对侧膝上，用右（左）手中指指腹放在丰隆穴上，拇指附在对侧，

适当用力按揉 0.5 ~ 1 分钟，以酸胀为佳。双下肢交替进行。

功效：健脾除湿、化痰止咳。

12. 搓涌泉穴

左（右）下肢平放在对侧膝上，用右（左）手掌心按在涌泉穴，反复搓擦 0.5 ~ 1 分钟，

以足心发热为佳。双下肢交替进行。

功效：补肾纳气、醒脑安神。

以上方法每日早晚各做 1 次。同时还应戒烟、戒酒、少食辛辣肥腻之品，保持心情舒畅。

适当参加体育锻炼。急性发作期要及时进行抗感染治疗。

其他按摩方法

（1）擦胸骨：取坐位或仰卧位，用大鱼际紧贴胸骨柄，上下来回擦动，约 2 分钟。

（2）擦侧头，揉风池，揉颈肌：取坐位，二、三、四、五指半弯曲成弓状，从太阳穴至风池穴，用四肢的指腹用力擦侧头，来回20余次后，在风池和颈后肌群揉捻，约2分钟。

（3）按揉梁门、气海、关元：取坐位或仰卧位，用掌根分别在梁门、气海、关元穴揉动，每穴1分钟，有热感为宜。

（4）拿合谷、曲池：用一手拇、示二指分别拿捏另一手的曲池、合谷穴，各2分钟。

慢性支气管炎的食疗法

慢性支气管炎是一种呼吸系统常见的疾病，慢性支气管炎是由于感染或非感染因素引起气管、支气管黏膜及其周围组织的慢性非特异性炎症。以下是慢性支气管炎的食疗法。

1. 百合麦冬粥

鲜百合30克，麦门冬9克，粳米50克。加水煮成粥，食时加适量冰糖。适用于稳定期肺肾阴虚者。

2. 人参胡桃汤

人参3克、胡桃肉30克，水煎服，每日一剂。适用于稳定期脾肾阳虚者。

3. 黄芪党参粥

黄芪40克，党参30克，山桃30克，半夏10克，白糖10克，粳米150克。黄芪、党参、半夏煎汁去渣代水，与山桃、粳米同煮为粥，加入适量白糖，连服数月有补益脾肺之功。适用于稳定期肺脾气虚者。

4. 海蜇芦根汤

海蜇100克，鲜芦根60克，洗净共煎吃汤。适用于急性加重期及慢性迁延期咳嗽痰黄、胸闷气急、口干便秘患者。

5. 苏子粥

苏子30克（捣成泥），陈皮10克（切碎），粳米50克，红糖适量，加水煮成粥。早晚温服。适用于急性加重期及慢性迁延期咳嗽气喘、痰多纳呆、便秘的病人。

大叶性肺炎

大叶性肺炎主要是由肺炎链球菌引起，病变累及一个肺段以上肺组织，以肺泡内弥漫性纤维素渗出为主的急性炎症。病变起始于局部肺泡，并迅速蔓延至一个肺段或整个大叶。

◎ 主要症状

大叶性肺炎的临床症状为：

（1）起病急骤，寒战、高热、胸痛、咳嗽、咳铁锈色痰。病变广泛者可伴气促和发绀。

（2）部分病例有恶心、呕吐、腹胀、腹泻。

（3）重症者可有神经精神症状，如烦躁不安、谵妄等。亦可发生周围回圈衰竭，并发感染性休克，称休克型（或中毒性）肺炎。

（4）急性病容，呼吸急促，鼻翼翕动。部分患者口唇和鼻周有固有疱疹。

（5）早期肺部体征不明显或仅有呼吸音减低和胸膜摩擦音。

◎ 所属科别

呼吸内科

◎ 多发人群

青壮年男性。

◎ 危险因素

常见诱因有受寒、淋雨、醉酒或全身麻醉手术后、镇静剂过量等。

◎ 按摩疗法

足部按摩

（1）肾、输尿管、膀胱；肾上腺、腹腔神经丛、肺及支气管、甲状旁腺、心、内耳迷路、喉与气管及食管、胸部淋巴结、上身淋巴结、下身淋巴结。

治法：以轻、中度力度手法

刺激肾、输尿管、膀胱反射区各5～10次，约10分钟，以中度手法刺激肾上腺、腹腔神经丛反射区各3分钟；以重度手法刺激肺及支气管、甲状旁腺、心、内耳迷路反射区各5分钟；揉按喉与气管及食管反射区3分钟；推压各淋巴反射区各15～30次。均用重手法。以患者出现明显得气感为宜。每日按摩1次，每次按摩40分钟。

主治：肺炎（肺炎链球菌性肺炎）。

此法对于该病的早期，症状典型者有一定的疗效。按摩完毕后，嘱患者用热水浸足，并在半小时内喝完200～500毫升温开水。若合并中毒性休克性肺炎要及时送医院抢救治疗。

（2）肾上腺、肾、输尿管、膀胱、肺及支气管、喉与气管及食管、脾、上身淋巴结、胸部淋巴结、额窦。

治法：以轻度手法刺激肾上腺、肾、输尿管、膀胱反射区各5次，约8分钟，以重度手法刺激肺与支气管、喉与气管及食管、胸部淋巴结、上身淋巴结、脾反射区各10～15次，约15分钟；以按陷额窦反射区10次，用重度手法刺激。按摩时以患者有得气感为度。每日按摩1次，每次按摩30分钟，10次为1疗程。

主治：大叶性肺炎及支气管肺炎。

用于该病早期轻症有较好的疗效。若属重症，应配合其他疗法，此法仅作为辅助疗法。按摩完毕后，患者应以热水浸足，并在半小时内喝完200～500毫升温开水。体质较弱伴有发热的中老年患者应以卧床休息为主，病情缓解期可在早晨室外散步，以不觉疲劳为度。年老及婴幼儿患者手法力度要适度。患者饮食宜多食有营养、易消化的食品，多食水果蔬菜。保持足够睡眠，室内空气流通，温度适宜。

预防

（1）注意预防上呼吸道感染，加强耐寒锻炼；

（2）避免淋雨受寒、醉酒、过劳等诱因；

（3）积极治疗原发病，如慢性心肺疾病、慢性肝炎、糖尿病和口腔疾病等，可以预防大叶性肺炎。

大叶性肺炎的食疗

1. 双花饮

原料：金银花50克，菊花50克，山楂50克，蜂蜜50克，食用香精数滴。

做法：将金银花择净，用水泡开，放入锅内；山楂洗净，将山楂果打碎，放入锅内，加清水适量，武火烧沸后，文火继续煎熬半小时，取出药汁；将蜂蜜倒入干净锅内，用文火加热，保持微沸，待蜂蜜全部溶化后，用纱布过滤去渣即可饮用。

服法：每日 2 ~ 3 次，每次 50 ~ 100 克。

功效：清热、解毒。

2. 鱼腥草粥

原料：鱼腥草 50 克，粳米 100 克。

做法：将鱼腥草去老叶须根，洗净，切成 2 厘米节；将粳米淘净，加水适量，武火烧沸，加鱼腥草，再以文火熬至熟；食用时酌加食盐调味。

服法：做早餐用。

功效：清热生津、解毒消肿。

3. 百合杏仁粥

原料：鲜百合 50 克（干品 30 克），杏仁 10 克，粳米 50 克，白糖适量。

做法：将百合去皮，杏仁去皮，将粳米淘净，一同放入锅中；加水适量，武火烧沸，再以文火熬至熟，加入白糖搅匀即成。

服法：早餐食用。

功效：润肺、止咳。

4. 凉拌绿豆芽

原料：鲜绿豆芽 250 克。

做法：将绿豆芽去根洗净，倒入沸开水锅中，煮 1 分钟左右捞起，滗出水，装碗备用；将蒜去皮捣泥加入碗中，再加酱油、食醋、味精、麻油、葱、姜，适量拌匀即成。

服法：配餐菜肴。

功效：清热解毒、利小便。

5. 南瓜清炖牛肉

原料：精瘦牛肉 250 克，南瓜 500 克，生姜、葱、食盐、味精适量。

做法：将牛肉洗净，切成长 2.5 厘米、厚 2 厘米的小块，南瓜去皮切成长 3 厘米、厚 2 厘米的块，姜切成片，葱切小节；将肉块、瓜块、姜片同入锅中，加水适量，武火烧沸，文火炖熟时入葱节，食盐，味精即成。

服法：配餐菜肴。

功效：利肺、化痰。

6. 萝卜绿豆汤

原料：白萝卜 100 克，绿豆 100 克，植物油 20 克，食盐适量。

做法：绿豆淘净，以温水泡发；萝卜去皮切薄片，与绿豆放入锅中，加水适量，武火煮至熟，加植物油、盐即成。

服法：配餐菜肴。

功效：清热、化痰、止咳。

7.苦瓜鸽蛋汤

原料：青苦瓜150克（干苦瓜片20克），鸽蛋10个，植物油、食盐、味精适量。

做法：苦瓜去子，瓜瓤切片（干苦瓜片洗净发胀）备用；鸽蛋去壳捣烂，将菜油倒入热锅中烧沸，将蛋汁倒入煎成薄片，入苦瓜片，翻炒几下，加水适量，武火煮至瓜熟，入食盐、味精起锅。

服法：配餐菜肴。

功效：清热、解毒。

大叶性肺炎的并发症

（1）中毒性休克

是大叶性肺炎最严重的并发症，多见于老年体弱者。

（2）败血症

当机体抵抗力极度低下或致病菌毒力过强时，大量细菌进入血液引起败血症，有时还并发化脓性脑膜炎、化脓性关节炎及急性细菌性心内膜炎。

（3）肺肉质变

（4）肺脓肿和脓胸

受累肺组织坏死液化，形成肺脓肿。

肺气肿

肺气肿是指终末细支气管远端（呼吸细支气管、肺泡管、肺泡囊和肺泡）的气道弹性减退，过度膨胀、充气和肺容积增大或同时伴有气道壁破坏的病理状态。

◎ 主要症状

早期可无症状或仅在劳动、运动时感到气短，逐渐难以胜任原来的工作。随着肺气肿进展，呼吸困难程度随之加重，以至稍一活动甚或完全休息时仍感气短。此外尚可感到乏力、体重下降、食欲减退、上腹胀满。

◎ 危险因素

· 大气污染。

· 吸烟。

· 呼吸道病毒和细菌感染。

· 职业性粉尘和有害气体的长期吸入。

· 过敏。

· 蛋白酶—抗蛋白酶平衡失调。

◎ 所属科别

内科

◎ 多发人群

肺气肿多发于老年人，患者多有吸烟史和慢性支气管炎病史。

◎ 按摩疗法

七种自我按摩法

1. 抹前额、推侧头、揉风池

患者坐位，用双手的四指从前额中线开始，向两侧抹去，抹至太阳穴处改用五指紧贴头皮，沿头两侧由前向后推，推到后颈部在风池穴处用示、中指按揉。重复操作约 5 分钟。

此手法能够缓解患者常常出

现的头晕、嗜睡、咳嗽等症状，同时能够增强机体免疫力。

2. 揉合谷穴、曲池穴

合谷穴的简便取法：以一手的拇指指骨关节横纹，放在另一手拇、示指之间的指蹼缘上，当拇指尖下即是此穴。

曲池穴位于肘横纹外侧端，屈肘，当肘横纹与肱骨外上髁连线中点。

用手的拇指按揉对侧的合谷穴和曲池穴，指压下去以感觉酸胀为佳。每穴按揉2分钟。然后交换手继续按揉。每天做3次。此二穴是人体强壮的要穴，能够有效提高免疫力，提升整体精神状态，促进受损组织的修复。

3. 揉尺泽穴

尺泽穴位于肘横纹中，肱二头肌腱桡侧凹陷处。

用拇指按揉对侧胳膊的尺泽穴，以按压酸胀感为佳，操作同按揉合谷穴、曲池穴。尺泽穴具有补肺气、滋肺阴的作用，是治疗肺病的特效穴位。与合谷穴、曲池穴不同，尺泽穴的补益作用更为专一。

4. 按揉小腹

双手重叠，稍微用力按压于脐下小腹部，然后顺时针方向和缓地按揉，每次按揉10分钟，每天2次。注意千万不要过于用力，也不要憋气，以免出现喘憋，甚至加重病情。小腹部有人体补气强身健体的重要穴位——气海穴和关元穴。轻柔和缓地按揉小腹部可以有效地刺激两穴，达到补气平喘，增进食欲的作用。

5. 毛巾擦背、擦颈、擦腰

洗澡中或洗澡后，用一条湿润的长毛巾，先擦后颈部，再斜着擦后背，最后横擦腰部，每个部位擦1分钟，擦到皮肤发红微热为佳。目的是刺激背部的定喘穴、肺俞穴、肾俞穴等强壮穴，以宽胸理气、补肾平喘止咳。临床证实，此做法能够在一定程度上促进肺泡的回缩，增加血液中的含氧量，有效提高生活质量。

6. 横擦前胸部

患者取坐位，用手掌平贴在两锁骨下缘，并左右平擦上胸部，擦约1分钟后向下移一掌，继续平擦，直至擦到下肋缘。将整个前胸均匀地擦热，前胸皮肤微微发红为度，每天3次。

这个手法能有效地增加胸腔内肺组织的血液供应，能够明显地提高血液中的氧含量；同时促进肺泡的恢复及提高肺功能。横擦前胸部的作用相当于吸氧。

7. 拿胸肌

先用右手轻揉地拿捏左侧胳肢窝前面的胸肌，拿捏 20 次后换左手拿右侧胸肌，两侧对称。也可同时两手拿捏对侧胸肌。此手法能够刺激肋间协助呼吸动作的肌肉，增强这些肌肉的功能，有助于呼吸运动。

日常注意事项

1. 严格戒烟

戒烟能够使肺气肿不再进一步恶化。患者应认识到吸烟有害健康，已吸烟者应立即戒烟，避免有害粉尘、烟雾或气体的吸入。

2. 加强呼吸功能锻炼

慢性支气管炎、肺气肿患者稳定期以康复治疗为主，其中呼吸功能的锻炼尤为重要，其方法步骤如下：

（1）体位：卧位、坐位或立位均可。卧位时两膝下可垫软枕，全腹肌松弛。

（2）步骤：左右手分别放在上腹部和前胸部；呼气时腹部下沉，用手稍加压力，以进一步增加腹压，促使膈肌上抬；吸气时上腹部对抗该手的压力，徐徐隆起。

（3）要求：静息呼吸，经鼻吸气，缩唇呼气，呼吸气应该缓慢和均匀，吸气和呼气时间之比达到 1：2~3；每天 3 次，每次 10~15 分钟。

肺气肿的饮食注意

预防肺气肿，首先要做到戒烟。其次要注意保暖，避免受凉，预防感冒。改善环境卫生，做好个人劳动保护，消除及避免烟雾、粉尘和刺激性气体对呼吸道的影响。患有肺气肿的病人需要注意饮食的营养的补充，从中得到调理和治疗。

1. 饮食禁忌

（1）忌食刺激性食物。忌食辣椒、葱、蒜、酒等辛辣刺激性食物，因刺激气管黏膜，会加重咳嗽、气喘、心悸等症状，诱发哮喘，故当忌食。

（2）忌食海腥油腻之品。非清蒸做法做出的鱼，由于用油量过大，容易引起上火。此外，有过敏体质的人以及血尿酸高的人（如痛风病人）也应少吃油量大的黄鱼、带鱼、虾、蟹以及肥肉等，以免助火生痰。

（3）避免食用产气食物。如红薯、韭菜等，因其对肺气宣降不利，应多食用碱性食物。

（4）禁止吸烟。因抽烟为支气管炎发生发展的祸根之一，对哮喘性支气管炎极为不利，应绝对禁止。

2. 适宜的饮食

（1）供给充足的蛋白质和铁。饮食中应多吃瘦肉、动物肝脏、豆腐、豆浆等。这些食品不仅富含优质蛋白质和铁元素，而且又无增痰上火之弊，对增强病人体质有利，提高抗病力，促进损伤组织的修复。

（2）多吃含有维生素 A、C 及钙质的食物。含维生素 A 的食物如猪肝、蛋黄、鱼肝油、胡萝卜、南瓜、杏等；有润肺、保护气管之功效，含维生素 C 的食物有抗炎、抗癌、防感冒的功能，如大枣、柚、番茄、青椒等；含钙食物能增强气管抗过敏能力，如猪骨、青菜、豆腐、芝麻酱等。需注意的是，奶制品可使痰液变稠，不易排出，从而加重感染，所以要限制牛奶及其制品的摄入。

（3）增加液体摄入量。大量饮水，有利于痰液稀释，保持气管通畅；每天饮水量至少2000毫升（其中包括食物中的水分）。

（4）经常吃食用菌类能调节免疫功能。如香菇、蘑菇含香菇多糖、蘑菇多糖，可以增强人体抵抗力，减少支气管哮喘的发作。

过敏性鼻炎

变态反应性鼻炎简称变应性鼻炎，一般又称过敏性鼻炎，是发生在鼻黏膜的变态反应，也是呼吸道变态反应常见的表现形式，有时和支气管哮喘同时存在。本病发病率在近20年有显著增加趋势，在发达国家尤为如此，发病年龄以青壮年为主，但现在发现儿童患者也较常见。虽然发病率在性别上无显著差异，但女性激素可加重变态反应。

◎ 主要症状

过敏性鼻炎主要表现为，当人体接触致敏物质后，即可突然出现发作性的鼻内刺痒，打喷嚏，流鼻涕，鼻塞等症状。

◎ 危险因素

常年性过敏性鼻炎：主要由屋尘螨、屋尘、真菌、动物皮屑、羽绒等引起。这些变应原作用机体时皆经呼吸道吸入，故又称吸入性变应原。某些食物性变应原如牛乳、鱼虾、鸡蛋、水果等也可引起本病。

季节性过敏性鼻炎：主要由树木、野草、农作物在花粉播散季节播散到空气中的植物花粉引起，故季节性变应性鼻炎又称花粉症。

◎ 所属科别

咽喉鼻科

◎ 多发人群

青壮年人群，儿童。

◎ 中医辨理

中医认为，过敏性鼻炎大多是因为肺虚气弱，寒邪侵袭，而导致的营卫不和，腠理郁闭，上客鼻窍；或者是因为接触了某些过敏源而引起的。

◎按摩疗法

【按摩部位及取穴】

攒竹、角孙、风池、大椎。

【按摩手法】

按、揉、摩、叩。

临床上治疗主要是避免与变应原的接触，辅助以药物治疗。

生活中，我们也可以自己按摩，对病情会有所帮助。具体步骤如下：

1. 开天门

按摩方法：用两手指尖自鼻翼两侧开始沿两鼻骨两侧向上推至攒竹穴处，再沿眉毛向外侧推至眉外端后，再向外下推至太阳穴。做20～30次。

2. 按摩角孙穴前后

取穴：双耳的耳尖端的发际处前后。按摩方法：用两手指尖按摩角孙穴前后50次左右。

3. 按摩风池穴

取穴：项后两侧，发际下端，凹陷处。

按摩方法：用两手指尖按摩风池穴50次左右。

4. 叩击大椎穴

取穴：在第七颈椎棘突处（颈椎下最突出处）。

叩击方法：将五指并拢捶击

大椎穴50次左右。

5. 叩击胸前

取穴：胸骨两侧。

叩击方法：将五指并拢捶击沿胸骨两侧自上向下叩击50次左右。

6. 按摩神阙穴

取穴：脐周围。

按摩方法：用两手按摩脐部50次左右。

7. 按摩血海穴及阴市穴

取穴：坐位，屈膝，髌骨内侧上缘2寸及外侧上缘3寸处。

按摩方法：用两手拇指按压血海穴，另四指按压阴市穴，50次左右。

8. 推胫骨

取穴：坐位，胫骨两侧，以内侧为主。

推按方法：用双手（拇指推按胫骨内侧，另四指推按外侧），30～50次。

患者可根据病情轻重来决定每天做操的次数，一般为1～4次，可有效改善过敏性鼻炎的症状。

日常保健

过敏性鼻炎患者在生活中要注意很多小细节：

（1）在花粉或者灰尘较多的季节，关闭汽车或者房间的窗户。

（2）移去过敏源，包括宠物，

烟，甚至可疑的花草或者家具。

（3）使用有空气清洁过滤功能的空调，以去除花粉（但可能无法过滤灰尘）。

（4）可以使用温度调节器来减少室内的湿度，最好使空气湿度降到50%以下。

（5）修理潮湿的地下室，通气口和浴室，并应该去除室内或者阳台上的花草。

（6）持室内清洁无尘以减少变应原，可利用吸尘器经常打扫卫生。

（7）卧室内使用无致敏作用的床单及被褥，如使用密闭良好的床垫及枕头，及柔韧性较好的床单和枕巾等，并每周用热水清洗床单枕巾；并注意不要在户外晒被和床单，因为霉菌和花粉可以粘到被子上。

（8）用木板，地砖等代替地毯，尤其是固定于地板上的地毯更应去除。并不要种植需要不断浇水的花草，因为潮湿的土壤有利于霉菌的生长。

（9）收拾好你的小物件，如书籍、录音盒、CD、光盘以及长毛动物玩具等，这些物品都极易沾上灰尘，从而引起过敏。

（10）不要为减轻症状服用超量的药物；如果有反酸嗳气可注意睡前勿进食及枕头垫高，并在医生指导下服用抗酸药。

在饮食方面，过敏性鼻炎患者禁绝以下食物。

（1）牛肉、含咖啡因饮料、巧克力、柑橘汁、玉米、乳制品、蛋、燕麦、牡蛎、花生、鲑鱼、草莓、香瓜、番茄、小麦。

（2）冷饮：过冷食物会降低免疫力，并造成呼吸道过敏。

（3）刺激性食物：如辣椒、芥末等，容易刺激呼吸道黏膜。

（4）特殊处理或加工精制的食物。

（5）人工色素：特别是黄色五号色素。

（6）避免香草醛、苯甲醛、桉油醇、单钠谷氨酸盐等食物添加物。

过敏性鼻炎的食疗法

（1）玉米须晒干，装入烟斗吸烟或泡茶饮，适用于过敏性鼻炎以鼻塞为主者。

（2）生苦杏仁，捣烂塞鼻内，亦可加蜜同用。

（3）蜂房洗净，撕成块状，放在口中嚼烂，吐渣咽液，每日3次，有祛风通鼻窍的功效。

（4）苍耳子茶：苍耳子12克，白芨9克，葱白13根，茶叶12克，用沸水冲泡成茶饮服。有抗菌、通鼻功效。

（5）辛夷花茶：辛夷花2克，苏叶6克，用沸水冲泡当茶饮。

（6）玉屏风散粥：黄芪60克，白术30克，防风10克，生姜15克，粳米90～150克。

将前两味煎半小时，后入防风煮沸取汁待用。生姜切成丁，加粳米及适量水煮成粥，倒药汁调匀，再加红糖或白糖调味服用。

（7）红枣苍耳汤：红枣10枚，苍耳子9克同煮汤，饮汤食枣。

过敏性鼻炎的预防

当症状主要发生在户外，应尽可能限制户外活动，尤其是接触花草或者腐烂的树叶，以及柳絮和法桐上果毛，外出时可以戴口罩，或者可以到变应原较少的海滨。

当症状主要发生在室内，可以注意以下几点：

（1）注意生活细节；

（2）控制室内霉菌和霉变的发生；

（3）彻底杀灭蟑螂等害虫；

（4）远离宠物。

急性鼻炎

急性鼻炎是鼻黏膜的急性炎症，常伴有急性鼻咽炎。后者是鼻咽部黏膜的急性炎症，是上呼吸道感染的一部分，俗称"伤风"或"感冒"。

◎ 主要症状

在临床，急性鼻炎表现为，初期时有鼻内干燥、烧灼和痒感，继有打喷嚏，流大量清鼻涕，鼻塞，嗅觉减退等症；全身症状为发热，咽干，四肢倦怠，全身不适；同时，鼻腔黏膜弥漫性红肿，流大量水样或黏液性分泌物（后期可为脓性分泌物）。

◎ 危险因素

急性鼻炎常发生于气候变化不定的季节，为病毒经飞沫传播所致。受凉、过度疲劳、营养不良、烟酒过度等各种能引起机体抵抗力下降的原因都可诱发本病。

急性鼻炎具有发病率高，有传染性的特点，也易引起急性鼻窦炎、中耳炎、肺炎等并发病。

◎ 所属科别

耳鼻喉科

◎ 多发人群

所有人群。

◎ 按摩疗法

【按摩部位及取穴】

足部反射区；人中、迎香等。

【按摩手法】

刮法、拇指推法、叩击法等。

通过按摩，可以对急性鼻炎起到一定的防治作用。

足部按摩法

（1）足底按摩法

足底部反射区：额窦、头部(大脑)、脑垂体、小脑及脑干、鼻、肺及支气管、腹腔神经丛、甲状腺、甲状旁腺、肾上腺、肾、输尿管、膀胱、失眠点、生殖腺。

手法：拇指指端点法、示指指间关节点法、按法、示指关节刮法、拇指推法、擦法、拳面叩击法等。

（2）足外侧按摩法

足外侧反射区：生殖腺。

手法：示指外侧缘刮法、拇指推法、叩击法等。

（3）足背部按摩法

足背部反射区：上颌、下颌、扁桃体、喉与气管、胸部淋巴结(胸腺)、上身淋巴结、下身淋巴结。

手法：拇指指端点法、示指指间关节点法、示指推法、拇指推法等。

（4）另外按摩迎香穴、上迎香穴和内迎香穴，每日每穴30次，也有治疗作用。

其他按摩法

（1）鼻功

两手拇指微曲，其他四指轻握拳，用拇指背沿鼻梁骨两侧上下反复用力各擦10次（上擦到眼下部，下擦到鼻孔侧）。

冬天或发病重，可增至30次。擦鼻时，两手可以同向一起擦，也可以向一上一下推擦。

（2）点按人中

用示指尖轻掐按在人中穴，以顺时针方向揉转50次，再反时针方向揉转50次，然后再用示指用力向下点按20次。

（3）点按迎香穴

用示指和拇指尖点按鼻侧的迎香穴50次，同时用鼻腔随着点按的节奏做深而急促呼吸。需要注意的是，上述疗法，可不分次序先后进行。其中第一种如能持之以恒，疗效最佳。

在按摩时，一般每天至少早、午、晚各进行1次。早晨以刚起床时进行为佳，中午以午休时进行，晚上以睡觉前进行为佳。

日常注意

为了预防急性鼻炎，在平时应注意体育锻炼，增强体质，勿过度劳累或暴冷暴热，避免与传染病者接触等。鼻部有病变者，如鼻中隔偏曲、鼻息肉等应及早治疗。另外，在感冒流行期做好预防。在冬春寒冷季节或感冒流行期间，外出须戴口罩，避免公众集会，尽量少去公共场所，对发病者作好隔离工作。对污染的室内，可以白醋蒸空气消毒。

急性鼻炎的食疗法

荆防大枣汤

荆芥、防风10克，大枣5枚，通草根，加水适量，煎煮20分钟后饮用，具有补虚解表之功效。主治因卫表气虚的感冒。

葱白杨

葱白、蒜白各3～5根，生姜10～15克，沸水冲泡或煎煮10分钟加盐少许后饮用，具有辛温散寒解表之功效，主治风寒性感冒之鼻塞。

莱菔蛋花汤

萝卜250克洗净切碎取汁待用，鸡蛋1～2枚打匀起沫后倒入沸水锅中，加姜丝少许、葱花、蒜叶各1把，待煮开后将萝卜汁兑入再开即可，具有解表发汗、补虚通气之功效，主治感冒初起的鼻塞。

姜糖饮

生姜15克，切丝加入适量红糖（或饴糖），沸水冲泡或煎煮10分钟后稍冷趁热饮用，具有辛温散寒解表之功效，主治风寒性感冒之鼻塞。

辛夷白花汤

辛夷、白芷、桃仁、红花各10克，干姜、细辛各5克，葱、蒜各2根，加水适量煎煮20分钟后即可服用，具有活血解表、温通鼻窍之功效，对于风寒或虚寒性感冒鼻塞不通者有较好的疗效。

急性鼻炎的并发症

（1）急性鼻窦炎，表现为缓解期症状加重，局部疼痛及头痛、脓涕等。

（2）急性中耳炎，除与急性鼻炎的局部及全身症状外，可表现为耳深部钝痛或波动性跳痛、耳鸣及听力减退、耳漏等症状。

（3）急性咽炎，急性喉炎、气管炎和支气管炎，小儿及老年人抵抗力低下，可并发肺炎。

（4）结膜炎，泪囊炎。

饮食注意

风寒型

临床表现：多见于冬季，鼻塞较重，鼻涕多而清稀，说话鼻音重，恶寒重、发热轻、无汗、口不渴，舌淡，苔薄白，脉浮紧。

1. 豆腐鲩鱼头汤

豆腐120克（切块），鲩鱼头1个，香菜15克，淡豆豉30克，葱白30克。将豆腐、鲩鱼头、淡豆豉先煮熟，再放香菜、葱白煮沸一下，便可食用。

2. 芫荽葱白粥

香菜30克，葱白2根，大蒜1根，粳米60克，先将粳米煮粥，熟时将大蒜、芫荽、葱白放入粥内煮沸一下，然后调味便可食用。

风热型

临床表现：鼻塞时轻时重，鼻痒气热，喷嚏、涕黄稠，发热恶风、头痛、咽痛、咳嗽、咯痰不爽、口渴喜饮，舌质红，苔微黄，脉数。

1. 白菜萝卜汤

白菜心250克，白萝卜100克，水煎，加红糖适量，吃菜饮汤。

2. 萝卜丝瓜藤汤

白萝卜250克（切片），丝瓜藤60克，水煎取汤去渣，加适量白糖服。

慢性鼻炎

慢性鼻炎是鼻腔黏膜和黏膜下层的慢性炎症，主要表现为鼻黏膜的慢性充血肿胀。若发展为鼻黏膜和鼻甲骨的增生肥厚，称慢性肥厚性鼻炎。

◎ 主要症状

主要症状有鼻塞、流涕，遇冷空气刺激时加重，鼻腔分泌物为脓性黏液，鼻腔分泌物增多，可伴有嗅觉减退，咽喉干燥，有的患者因鼻塞而发生头痛、头晕等症状。

◎ 危险因素

·急性鼻炎反复发作或治疗不彻底。

·鼻腔用药不当或过量过久。

·长期慢性疾病，如内分泌失调、长期便秘、肾脏病和心血管疾病等。

·维生素缺乏，如维生素A或维生素C。

·烟酒过度。

·在有水泥、烟草、煤尘、面粉或化学物质等环境中工作。

·温湿度急剧变化的环境，如炼钢、冷冻、烘熔等车间工人，也较易发生此病。

◎ 所属科别

耳鼻喉科

◎ 多发人群

所有人群。

◎ 按摩疗法

一般按摩法

1. 揉捏鼻部

穴位：迎香穴鼻唇沟中，平鼻翼外缘中点处；上迎香穴位于鼻唇沟上端尽头。

手法：用手指在鼻部两侧自上而下反复揉捏鼻部5分钟，然后轻轻点按迎香和上迎香各1分钟。

2. 推按经穴

穴位：印堂位于两眉中间；太阳穴在外眼角与眉梢连线中点；中府穴位于胸前正中线旁开6寸，平第一肋间隙；尺泽位于肘横纹上，肱二头肌腱桡侧；合谷在一、二掌骨间，平第二掌骨中点处；风池位于颈后侧胸锁乳突肌和斜方肌相交处凹陷中。

手法：依序拇指交替推印堂50次，用手的大鱼际从前额分别推抹到两侧太阳穴处1分钟；按揉手太阴肺经的中府、尺泽、合

谷各1分钟；最后按揉风池1分钟。

3. 提拿肩颈

穴位：肩井穴位于两手交叉搭肩，中指尖下处；肺俞穴在第3胸椎棘突下旁开1.5寸。

手法：用手掌抓捏颈后正中的督脉经穴，以及背部后正中线两侧的经穴，自上而下，反复4~6次；再从颈部向两侧肩部做提拿动作；重点提揉肩井穴，做3分钟，按揉肺俞穴1分钟。

4. 揉擦背部

用手掌在上背来回摩擦按揉，感觉到皮肤透热时为度。

以上四种按摩手法每天做1次，10次为1疗程。

小儿鼻塞按摩法

1. 常用手法

（1）患儿坐位或仰卧，家长以双手拇指指腹，从印堂穴开始，向上直推至发际，反复操作15~30次。

（2）以双手拇指从印堂穴沿上眼眶，分推至双侧太阳穴处，反复操作15~20次。然后按揉太阳穴1分钟。

（3）以拇指指腹点揉双侧迎

香穴各 1 ~ 3 分钟。

（4）以示指指腹在鼻两侧快速推擦，以局部产生灼热感为度。

（5）按揉双侧合谷穴各 1 ~ 3 分钟。

2. 随症加减

（1）风塞型：症见鼻塞严重，流涕色白清稀，恶寒发热，无汗，头身疼痛，舌质淡红，苔薄白。

常用手法加推三关 300 次，清肺经 100 次；按揉曲池穴 1 分钟；以掌根直推脊柱两侧的肌肉组织，以透热为度；点揉大椎穴 1 ~ 3 分钟。

（2）风热型：症见鼻塞不利，嗅觉失灵，口鼻气热，流涕色黄而稠，发热恶风，有汗口渴，时有咳嗽，舌质红，苔薄黄。

常用手法加清肺经 200 次，清天河水 300 次；按揉风府、曲池穴各 1 分钟；提拿肩井穴部位 5 ~ 10 次，手法刺激应稍轻；热重可蘸酒平擦背部 1 ~ 3 分钟。

（3）胆热型：鼻塞，鼻涕黄浊黏稠，有臭味，嗅觉差，头痛，伴心烦不安，头晕耳鸣，口苦胁痛，舌质红，苔黄。

常用手法加清肝经 300 次，清肺经 300 次；清天河水 300 次，揉总筋 100 次；按揉太冲、三阴交穴各 1 分钟；推擦涌泉 20 次。

（4）脾气虚弱型：症见鼻塞不利，鼻涕量多，或稀或黏，嗅觉迟钝，头部发沉，伴疲倦乏力，食欲不振，腹胀便溏，面色萎黄，舌质淡，苔白腻。

常用手法加补脾经 300 次，揉板门 300 次；摩中脐 2 ~ 5 分钟；按揉足三里穴 1 ~ 3 分钟；按揉脾俞、胃俞各 1 分钟。

（5）肺气虚寒型：症见鼻塞时轻时重，鼻涕色白量多，无臭味，嗅觉减退，伴气短乏力，形寒肢冷，咳嗽有痰，舌质淡，苔白滑。

常用手法加揉外劳宫 300 次，推三关 300 次；摩肚脐 2 ~ 5 分钟；按揉肺俞、脾俞各 1 分钟；按揉足三里穴 1 分钟。

手部按摩法

手部按摩能宣肺通窍，清热消炎，增强鼻的抗病能力。

1. 揉穴位

揉迎香、鼻通、印堂穴，捏鼻、擦鼻翼各 1 ~ 2 分钟，每日早晚各

1次，有病时每日可增加1～2次。

迎香：位于鼻之两旁、鼻唇沟中，是治鼻塞、不闻香臭之要穴；

鼻通：位于鼻之两侧、鼻唇沟上端尽头；

印堂：位于两眉头连线中点。

揉鼻通和印堂穴可散鼻的局部郁热以通鼻窍。

另外，捏鼻、擦鼻翼可促进鼻部血液流通，改变局部血液循环，从而达到通鼻窍之效。

2. 反射区反应点按摩法

按摩选穴：经穴和经外奇穴，如少商、二间、合谷、偏历、大骨空等。

反射区：肺、鼻、肾、输尿管、膀胱、额窦、扁桃体、头颈淋巴结、甲状旁腺等。

反应点：鼻出血点、止痒点、后头点、感冒点、咽喉点、咳喘点、脊柱点等；

全息穴：头穴、颈肩穴、肾穴等。

手法：按揉、点按上述选穴各50～300次。敏感处多按，反之少按。每天按摩1次，1个月

为1个疗程。手部按摩治疗慢性鼻炎必须持之以恒，不要间断。

3. 搓揉穴位治疗鼻炎法

（1）用双示指的外侧来回地搓鼻梁两侧的上下，共搓200下，搓揉到鼻梁有发热的感觉。

（2）用双示指尖揉动鼻孔两侧的迎香穴，共揉动200下。迎香穴位于鼻翼根部正侧方的小凹陷处。

（3）用左手的大拇指和示指上下揉动右手的合谷200下，再用右手的大拇指和示指上下揉动左手的合谷穴200下。合谷穴位于拇指与示指分叉的凹陷处。

4. 手指按摩法

（1）揉搓肺俞宣肺法

双拇指分别压、揉两风门、肺俞；侧掌和小鱼际搓以上两穴，以局部温热为度；单拇指分别按压两侧列缺、鱼际、外关。

（2）搓擦大椎清热法

侧掌和小鱼际肌搓大椎穴二分钟；单拇指分别按压两侧曲池、合谷。

（3）揉拨明堂开通法

单手拇、示指揉、拨鼻中隔

与鼻部交界处及其量侧，在揉的基础上左右晃拨。

（4）揉压鼻根通气法

单手拇、示指或双手中指指腹揉鼻根部，示指按压巨髎、四白。

（5）搓擦鼻旁温通法

用双手小鱼际分别搓擦鼻翼两侧上下，亦可多指搓擦。

（6）按压腧穴通窍法

用单指指腹，反复按压腭骨入发际线与眉中线；两手拇、示指分别按压双头维、双风池，相对用力，双手示指指腹分别按揉两侧口禾。

5. 自我按摩手法

第一步，用两手示指和中指同时按摩眼内角鼻梁处，由上到下为1次，共80次；

第二步，用中指揉按在鼻翼两旁约1厘米处，做旋转状按摩，共70次；

最后，两手示指、中指、无名指同时按摩眉心中央，然后沿眉毛向外按摩到两侧太阳穴，共60次。

可反复按摩，早、中、晚各一次。能有效地防止鼻炎的发生

和改善已患慢性鼻炎的病情。

慢性鼻炎是因全身、局部或职业环境等因素引起的鼻腔黏膜和黏膜下层的慢性炎症。通常包括慢性单纯性鼻炎和慢性肥厚性鼻炎两种。慢性单纯性鼻炎的临床特点为鼻塞呈交替性和间歇性，多涕，常为黏液性涕。慢性鼻炎患者要在日常生活中多加注意，才能做好预防。

保健养生

（1）增加体育锻炼，选择医疗保健操、太极拳、五禽戏、打乒乓球、舞剑等项目，持之以恒，能增强体质，提高机体的抗病能力。

从夏季开始，坚持用冷水洗面擦鼻，增强耐寒能力。寒冷或气候剧变时应避免受凉，防止感冒，外出时要戴好口罩。尽量找出致病因素，及时预防与治疗。

（2）鼻塞时不可强行擤鼻，以免引起鼻腔毛细血管破裂而发生鼻出血，亦可防止带菌黏液进入鼻咽部并发中耳炎。

（3）用温开水将鼻腔结痂洗净，再以棉签蘸生蜂蜜涂鼻腔

患处，每日 1 次，至鼻腔无痛痒，无分泌物结痂，嗅觉恢复为止。

（4）饮食宜易消化吸收食物。忌食生冷、烟、酒、辛燥刺激之品。

慢性鼻炎的食疗法

中医治疗鼻炎，通常采用消炎、通窍，温中扶正祛邪诸法，而采用以下食疗也正是达到上述治疗作用。

1. 丝瓜藤煲猪瘦肉

做法：取近根部的丝瓜藤 3 ~ 5 克洗净，猪瘦肉 60 克切块，同放锅内煮汤，至熟加少许盐调味，饮汤吃肉，5 次为 1 疗程，连用 1 ~ 3 个疗程自愈。

功效：清热消炎，解毒通窍，主治慢性鼻炎急性发作，萎缩性鼻炎，鼻流脓涕，脑重头痛。

2. 辛夷煮鸡蛋

做法：用辛夷花 15 克，入砂锅内，加清水 2 碗，煎取 1 碗；鸡蛋 2 个，煮熟去壳，刺小孔数个，将砂锅复火上，倒入药汁煮沸，放入鸡蛋同煮片刻，饮汤吃蛋。

功效：通窍，止脓涕，祛头痛，滋养扶正，主治慢性鼻窦炎，流脓涕。

3. 柏叶猪鼻汤

做法：取猪鼻肉 66 克刮洗干净，用生柏叶 30 克，金钗石斛 6 克，柴胡 10 克同放砂锅内，加清水 4 碗煎取 1 碗，滤除药渣，冲入蜜糖 60 克，30 度米酒 30 克，和匀饮之。

功效：消炎通窍，养阴扶正，主治鼻流臭涕。

4. 黄花鱼头汤

做法：取胖头鱼 100 克，洗净后用热油两面稍煎待用。将大枣 15 克去核洗净，用黄花 30 克，白术 15 克，苍耳子 10 克，白芷 10 克，生姜 3 片共放砂锅内与鱼头一起煎汤，待熟吃肉饮汁。

功效：扶正祛邪，补中通窍。主治慢性萎缩性鼻炎，感冒频繁。

慢性咽炎

慢性咽炎是指慢性感染所引起的弥漫性咽部病变，多发生于成年人，常伴有其他上呼吸道疾病，常因急性咽炎反复发作、鼻炎、鼻窦炎的脓液刺激咽部，或鼻塞而张口呼吸，均可导致慢性咽炎的发生。

◎主要症状

咽部不适，发干、异物感或轻度疼痛、干咳、恶心，咽部充血呈暗红色，咽后壁可见淋巴滤泡等。慢性咽炎患者，因咽分泌物增多，故常有清嗓动作，吐白色痰液。

◎危险因素

1. 慢性咽炎与吸烟有一定的关系，治疗应先从戒烟开始。除了吸烟之外，慢性咽炎的发作与饮酒、辛辣食物等也有直接的关系。

2. 多为急性咽炎反复发作或延误治疗转为慢性。

3. 各种慢性病，如贫血、便秘、下呼吸道慢性炎症，心血管疾病，新陈代谢障碍，肝脏及肾脏病等都可继发本病。

◎所属科别

耳鼻喉科

◎多发人群

成年人。

◎按摩疗法

一般按摩法

（1）按摩面颊两侧部

重点是对颜面两颊部肌肉和两下颌部肌肉进行按摩。

方法：用两手掌分别放在两侧面颊部。示指、中指、环指（无名指）、小指贴在面颊部，指尖朝向两耳朵，拇指在下颌角处。

然后，两手做上下直线式按摩 20 下，再做旋转式按摩 20 下。

（2）按摩颈部

重点对颈部肌肉，主要对两侧颈部的胸锁乳突肌、颏舌骨肌进行按摩。有人在唱歌前和唱歌中，这部分肌肉紧张，产生头向前伸出的现象。

方法：将一手掌（左手或右手）放在颈前，拇指与示指分开，手的虎口对准喉结，拇指按住一侧颈肌，其他四指按住另一侧颈肌，手指轻轻捏动 20 下，再做小旋转式按摩 20 下。然后换手，按前法再做一遍。

（3）按摩喉结部

按摩喉结上侧方的喉上神经部位（喉上神经是使声带运动的神经），和在喉结下侧方的环甲肌所在部位（环甲肌是使声带拉长和变紧张的肌肉）。

方法：用左手的大拇指和示指，在喉结的两侧上下做小旋转式按摩，每次做 20 下，然后换右手再做 20 下。

（4）左右摇头运动

使颈部肌肉伸长，缓解肌肉的紧张度，牵引声带运动，活动颈椎关节。

方法：身体坐位，两腿分开，两手放在膝盖上。头部缓慢地先向左摆动，使下颌尽量接近左肩部。然后头部再缓慢向右摆，使下颌尽量接近右肩部，如此左右摆动头部，共做 10 下。

（5）前后点头运动

重点是活动颈椎关节，同时带动肌肉的伸缩运动，舒展喉返神经，增进神经兴奋性的传导。

方法：头部先缓慢地向后上方抬，待颈脖伸直后，再缓慢地向前下方向低压。动作须缓慢，来回做 10 下。

（6）按摩颈前凹陷部

重点是按摩颈前凹陷部。此处名胸骨上凹，凹内有舌下神经行走。是人体经络任脉天突穴的位置，任脉循行头颈中线，跨越声带区。

方法：用右手示指及中指做成剑指状，指尖压在颈前凹陷部即胸骨上凹处，抵住气管前壁，做轻柔轮转运动，按摩 20 下。

（7）按摩颈后部

重点是按摩颈后部发际，此处为针灸学上重要经穴哑门和天柱所在之处，都是治疗声嘶的经穴。

方法：两手掌伸向颈后部，四指并拢，分别附着在后颈部发际边缘处。用两手的示指对此处做旋转式按摩 20 下。

（8）按摩鼻两侧部

鼻两侧部为面部敏感区，此处的血管神经都很丰富，有好几条重要经络在此处交叉或连接，如手阳明大肠经、足太阳膀胱经。迎香穴在此部位。

方法：两手掌伸直张开，手指向上，平行置于鼻部两侧，以示指贴近鼻部两侧沟中。然后两手同时滑动，从眼内眦处向下按摩，至鼻孔外侧迎香穴，两示指尖在迎香穴位上做一旋转式按摩，此为一下。按此顺序，按摩10下。

（9）按摩两手虎口部

手的虎口部在手的示指和拇指之间，为人体经络重要穴合谷穴的穴位。属于手阳明大肠经，循经可达喉部、鼻部，并与全身多条经络连通。

方法：用左手示指和拇指夹住右手的虎口部，做轮转式按摩20下。然后换手，用同法按摩20下。

（10）做深呼吸

深呼吸能使胸廓扩张，肺部膨胀，也是练气的基本功之一。

方法：立位或坐位，头部垂直，两眼直视前方，安静片刻。然后做深呼吸，尽量吸足气使肺充满，憋气10秒钟。然后慢慢呼出。呼后再吸，如此做深呼吸10次。

除此之外，每天早起后，在左手掌心涂上3～4滴风油精，顺时针方向按摩咽喉部位20～30次。2～3个月后，病情可大为好转，一年后基本康复。

穴位按摩法

临床医生在实践中发现，采用穴位按摩治疗慢性咽炎，效果理想。具体方法为：

（1）用中指指端点揉廉泉（舌骨体上缘的中点处）、翳风（耳垂后下缘凹陷处）、下关穴（面部耳前方，当颧弓与下颌切迹所形成的凹陷处，合口有孔，张口即闭）各100次。

（2）用力拿捏大鱼际（手掌内大拇指根部肌肉丰实处）、少商（大拇指外侧距指甲角0.1寸处）、合谷穴（虎口上）各20~30次。

（3）用双手大鱼际按揉太阳穴50次。

（4）拿捏太溪（足内侧，内踝高点与跟腱之间凹陷中）、太冲穴（足背第1、2趾缝间向上1.5寸处）各30～50次。

（5）用拇指螺纹面推下桥弓（耳后翳风至锁骨上窝中成一直线）左右各10次。

（6）用力拿捏风池穴（后发际颈椎两侧凹陷处）10次。

（7）按揉廉泉穴（位于下巴顶端再往里2厘米）用拇指指面按揉100次，手法轻柔，有酸胀感为佳。

注：上述疗法每天按摩1次，10次为一个疗程。一般1～3个疗程可获显效。

其他按摩法

（1）令患者解开衣领正坐，仰头伸颈。术者以手蘸盐水提拧推擦患者颈部两侧之胸锁乳突肌，动作要快，反复30～50次，至皮肤呈紫红色为止，应随时以盐水扑打施术部位，以免损伤皮肤。一般1次即可减轻症状，可视病情连用3～5次。

（2）顺着经脉方向，以大拇指、手掌等轻揉、轻压以下穴位：肾俞、肝俞、腰俞、命门、志室、涌泉等穴，每次选2～3个穴位，可由他人按摩，也可自我按摩。

具体方法有以下三点：

（1）按揉廉泉穴（位于下巴顶端再往里2厘米）用拇指指面按揉100次，手法轻柔，有胀感为佳。

（2）按揉人迎穴（位于喉结两侧旁开2厘米）用示指与拇指同时按揉两侧人迎穴100次，手法轻柔，有酸胀感为佳。

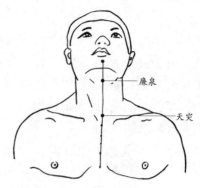

廉泉穴和天突穴

（3）按揉天突穴（胸骨上窝凹陷处）用中指端按揉100次，手法轻柔。

专家提示：为配合治疗，患者在平时要戒烟禁酒，忌辛辣食物，起居有规律，这也是治慢性咽炎的重要一步。

小儿慢性咽炎按摩

治疗小儿慢性咽炎，按摩的常用手法有：

（1）患儿坐位或仰卧，家长以拇、示二指指腹按揉喉结旁1寸处，自上向下反复操作1～3分钟。

（2）以拇指掐揉廉泉穴1分钟，同时嘱患儿做吞咽动作。

（3）患儿坐位或俯卧，家长以一手扶其前额，用另一手拇、示指点揉风池穴1分钟，然后，以拇、示、中三指挤捏大椎穴处，以局部红紫为度。

（4）点按少商、尺泽穴10～15秒。

足部按摩法

（1）足底按摩法

足底部反射区：额窦、头部（大脑）、脑垂体、小脑及脑干、鼻、肺及支气管、腹腔神经丛、甲状腺、甲状旁腺、肾上腺、肾、输尿管、膀胱、失眠点、生殖腺。

手法：拇指指端点法、示指指间关节点法、按法、示指关节刮法、拇指推法、擦法、拳面叩击法等。

（2）足外侧按摩法

足外侧反射区：生殖腺。

手法：示指外侧缘刮法、拇指推法、叩击法等。

（3）足背部按摩法

足背部反射区：上颌、下颌、扁桃体、喉与气管、胸部淋巴结（胸腺）、上身淋巴结、下身淋巴结。

手法：拇指指端点法、示指指间关节点法、示指推法、拇指推法等。

另外按摩迎香穴、上迎香穴和内迎香穴，每日每穴30次。也可用微型鼻炎治疗仪按摩鼻通穴。均有治疗作用。

按摩保健操

慢性咽炎按摩保健操的治疗意义主要是通过有效的穴位按摩，结合体操的运动规律，使咽喉、甲状腺、扁桃体、声带等部位的血液循环通畅，改善咽部的功能。具体做法如下：

（1）颈转运动（4个8拍）

预备姿势：两眼平视，左手拇指与示指呈半握形，按摩扶突穴。动作要领：1面向左后方转；2还原；3面向右后方转；4还原，依次进行。

（2）颈绕环运动（4个8拍）

预备姿势：两眼平视，左手拇指与示指（半握形）按压人迎穴。

动作要领：1～2向前低头，经右侧转至后仰头；3～4由后仰头经右侧转至前低头；5～8动作相同方向相反，依次进行。

（3）摩喉运动（4个8拍）

预备姿势：两眼平视，左手拇指与示指（半握形）轻摩颌下。

动作要领：1由颌往下将至颈底；2动作同1但方向相反，往上将。

（4）扳喉运动（4个8拍）

预备姿势：两眼平视，左手拇指与示指捏住颈部喉结，即气管的环状软骨，轻轻左右扳移。

动作要领：1头向右转，同时轻轻向左扳移喉结；2头向左转,轻轻向右扳移喉结,依次进行。

（5）搓颈运动（4个8拍）

两手做半伸状,放于颈项两侧,指尖向后,然后搓颈。

（6）鼓咽运动（2个8拍）

紧扣牙齿,闭气,自上而下以将咽喉向口腔鼓。每四拍换气一次。

（7）咳嗽运动（2个8拍）

用拇指连续按摩天突穴,每四拍向外咳嗽几次,使其自动咳嗽,从而达到治疗作用。

第四章

消化系统病症的按摩疗法

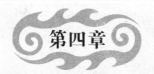

厌食症

厌食症是指较长时期食欲缺乏，见食不贪，过分节食，甚至拒食，从而导致患者精神疲倦，身体虚弱，体重减轻的一种病症。厌食症在儿科疾病中较为常见，其中可分为原发性和继发性两类。原发性厌食症多为父母强迫小儿进食，或对小儿过分溺爱，使其养成挑食、偏食等不良习惯而引起；继发性厌食症可发生于多种疾病或精神抑郁症。

◎危险因素

小儿厌食症：小儿时期"脾常不足"，饮食不能自调，食物不知饥饱。家长不当的喂食方式养成小儿偏食习惯，都可导致厌食症。此外，孩子体内微量元素锌的缺乏，也易造成小儿食欲减退。

青春期厌食症及神经性厌食症：多与患者自身的心理、情绪有关。患者多有过度追求身体苗条的心理，非常注意饮食和体重，自主少吃或不吃食物，或者吃进后再设法吐出来。

另外，性格内向，敏感、多疑、偏激、情绪不稳定、无端的挑剔和喜好的人更容易得厌食症。除了心理和情绪上，亦与体内的激素分泌失调有关，如雌激素、甲状腺激素分泌下降、皮质类固醇激素升高等也易导致厌食症。

◎ 所属科别

神经内科

◎ 多发人群

多发生于小儿、青春期的男女以及想要保持苗条身材的女性。

◎ 主要症状

分为饮食症状以及机体症状两种：

1. 饮食症状

（1）虽有较好食欲，但吃了几口就觉得胃部饱胀不适而中止进食，或者见到食物就不想吃。如果强迫进食，常诱发恶心呕吐等。

（2）担心发胖，主动拒食或过分节食。

2. 机体症状

（1）体重明显下降，出现水肿；体内缺乏脂肪，容易发冷、畏寒；体内激素水平异常，造成毛发稀疏或体毛过多。

（2）心脏功能下降，心率缓慢、血压下降、心律失常、导致猝死；心血流量降低，脑血管供血不足，易造成晕厥。

（3）女性多月经减少或停止，男女都有性欲缺乏。

（4）患者还可有其他神经官能症的症状，如癔症，上腹饱胀不适，不能解释的疲劳，性欲减退和失眠等。

（5）患者常伴有性格改变，如抑郁、焦虑、喜怒无常、强迫或反复做某件事；常说谎、隐瞒其进食习惯等。

（6）皮肤变得粗糙干裂、柔毛出现、体温下降、心跳缓慢、身体衰弱、脱水、脸色苍白。

◎ 按摩疗法

【按摩部位及取穴】

合谷、天枢、胃俞、足三里、丰隆。

【按摩手法】

推、按、揉。

按摩能消食导滞、燥湿运脾、益气健脾，从而增进食欲，强壮身体，一般宜在清晨或饭前进行。按摩时要做到每天1次，7天为1个疗程，3天后可再进行第2个疗程。需要注意的是，在病人患有急性传染病期间，不可按摩。

1. 乳食积滞

（1）取坐位，用拇指桡侧端清脾经、清大肠各100次，推四横纹100次；再用拇指指腹面推六腑100次；最后用拇指指腹端揉板门2分钟，揉合谷穴1分钟，运水入土50次。

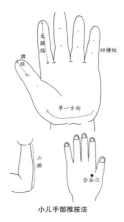

小儿手部推按法

（2）取仰卧位，用掌摩法摩腹3分钟；再用拇指指腹端揉天枢穴2分钟。

（3）取俯卧位，用双手拇指、示指自下而上捏脊5遍，再用禅推法推两侧脾俞、胃俞穴各1分钟。

2. 痰湿困脾

（1）取坐位，用拇指桡侧端补脾经、补肾经各100次，推四横纹100次；再用示指、中指指

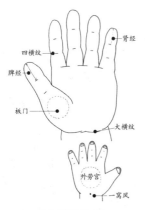

小儿手部推按穴位

腹面清天河水100次，用两拇指指腹端分推大横纹50次；最后用中指指腹端按外劳宫50次，揉一窝风50次。

（2）取仰卧位，用拇、示指捏神阙穴1分钟，以脐周皮肤微红为度；再用拇指指端持续按压足三里、丰隆穴各2分钟。

（3）取俯卧位，用双手拇、示指自下而上捏脊5遍。

3. 脾胃虚弱

（1）取坐位，用拇指桡侧端补脾经、补大肠、补肾经、补胃经各100次，推四横纹100次；再用中指指腹端揉一窝风、合谷、外劳宫各1分钟；最后用示指、中指指面推三关100次。

（2）取仰卧位，用掌揉法揉腹5分钟，重点在中脘、丹田穴；再用拇指指腹端按揉足三里穴2分钟。

（3）取俯卧位，用双手拇指、示指捏脊5遍；再用禅推法推两侧脾俞、胃俞、大肠俞穴各1分钟，并用指擦法横擦以上腧穴，以皮肤微红、微热为度。

其他按摩法

1. 按摩涌泉、中脘、胃仓穴

涌泉穴位于整个脚掌上1/3

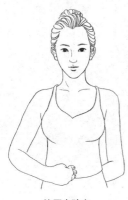

按压中脘穴

处，也就是脚底中央稍微前方的位置，当弯曲脚趾的时候，所产生的凹陷处中央便是涌泉穴的位置；中脘穴则位于心窝和肚脐连线的中点处；胃仓穴则位于背部，第12胸椎棘突下方距离脊椎骨四指宽的地方的外侧。

在对这三个穴位进行按摩的时候，要注意先按压涌泉穴。在按压涌泉穴的时候，要采取坐姿，将双脚伸直，一只脚放到另外一只脚的膝盖上面，用一只手来支撑脚背，再用另外一只手的示指对穴位进行小幅度的压揉，在压揉穴位的时候注意要令手指和脚面成直角。接下来再来按压中脘穴，这时候要使用除去拇指之外的其他四个指头，将这四个指头相叠对穴位进行按压。最后再来按压胃仓穴，在按压的时候使用双手拇指各自按压穴位，同时身体侧弯，以便对经穴加压，另外的一侧以同样的方式进行。

2. 经验取穴法

（1）选取位于足部大趾侧，第一跖骨小头后缘的赤白肉际处的太白穴和位于曲池穴下2寸处的手三里穴。把太白穴作为中心，从指尖向脚踝进行缓慢地抚摸，或者是将双手交叉，以中指对手三里穴进行指压。

（2）还可以采取仰卧位，将双手的四指并拢，指尖放在中脘穴处，顺着呼吸适当地用力徐徐下压，在经过大约10次呼吸之后，再将指尖慢慢抬起，如此进行反复，持续两分钟。然后再用双手的拇指同时对位于膝盖骨外侧凹陷处直下3寸，胫骨外侧一横指处的足三里穴进行按揉，共按揉1～2分钟。最后用拇指先后按揉位于腕横纹上2寸，手臂掌侧正中线上，掌长肌腱与桡侧腕屈肌腱之间的内关穴。

小儿厌食症的预防

1. 定时进餐，适当控制零食

所谓定时进餐，就是按顿吃饭。小儿正餐包括早餐、中餐、午后点心和晚餐，三餐一点形成规律，消化系统才能有劳有逸地"工作"，到正餐的时候，就会渴望进食。绝对不让孩子吃零食是不现实的，关键是零食吃得不能过多，不能排挤正餐，更不能代替正餐。零食不能想吃就吃，应该安排在两餐之间，或餐后进行，否则会影响食欲。

2. 节制冷饮和甜食

冷饮和甜食，口感好，味道香，孩子都爱吃，但这两类食品均影响食欲。中医认为冷饮损伤脾胃，西医认为会降低消化道功能，影响消化液的分泌。

甜食吃得过多也会伤胃。这两类食品饱腹作用强，影响吃正餐，所以要有节制。最好安排在两餐之间或餐后1小时内。

3. 饮食合理搭配

小儿生长发育所需的营养物质要靠从食物中摄取，但对这些营养素的需要并不是等量的，有的营养素需要得多，有的需要得少，所以家长应了解这方面的知识，注意各营养素间的比例，以求均衡饮食。每天不仅吃肉、乳、蛋、豆，还要吃五谷杂粮、蔬菜、水果。每餐要求荤素、粗细、干稀搭配，如果搭配不当，会影响小儿的食欲。如果肉、乳、蛋、豆类吃多了，由于它们富含脂肪和蛋白质，胃排空的时间就会延长，到吃饭时间却没有食欲；粗粮、蔬菜、水果吃得少，消化道内纤维素少，容易引起便秘。

此外，有些水果过量食入会产生副作用。橘子吃多了"上火"，梨吃多了损伤脾胃，柿子吃多了便秘，这些因素都会直接或间接地影响食欲。

4. 讲究烹调方法

经过烹调，食物的结构变了，变得易于消化吸收。但烹制食物，一定要适合孩子的年龄特点。断奶后，孩子消化能力还比较弱，所以就要求饭菜做得细、软、烂；随着年龄的增长，咀嚼能力增强了，饭菜加工逐渐趋向于粗、整；4～5岁时，孩子即可吃成人饭菜。为了促进食欲，烹饪时要注意食物的色、香、味、形，这样才能提高孩子的就餐兴趣。

5. 防止挑食和偏食

挑食和偏食影响小儿从多种食物中摄取机体所需要的营养，对身体十分不利。要纠正这一不良的饮食习惯，应该从正面教育入手。

6. 保证充足睡眠，适量活动，定时排便

睡眠时间充足，孩子精力旺盛，食欲充足睡眠感就强；睡眠不足，无精打采，孩子就不会有

食欲，日久还会消瘦。适当的活动可促进新陈代谢，加速能量消耗，促进食欲。总之，合理的生活制度能诱发、调动、保护和促进食欲。

7. 改善进餐环境

小儿吃饭的注意力很容易被分散，进餐的兴趣随之消失，进餐的动作也就停止了。所以应该排除各种干扰，让孩子专心吃饭。同时，在紧张的气氛中，孩子不可能有好的食欲，所以不要在餐桌上发生矛盾，力求为孩子创造一个安详、和睦的家庭气氛。另外，尽量让孩子与大人共餐，这样可以提高小儿进餐的积极性。

小儿厌食症的食疗法

1. 炖银耳肉

原料：银耳40克，瘦肉100克，大枣10枚，精盐适量。

做法：银耳泡发，瘦肉切片，与大枣同炖至烂熟后加精盐适量。

佐餐随意食用。银耳味甘淡性平，含有丰富的胶质和多种维生素等，能养阴益胃；瘦肉、大枣能补脾益气，滋阴解腻。相佐共奏健脾益气，养阴生津之功、益气生津，适于脾胃气阻不足之厌食者。

2. 蜜饯山楂

原料：生山楂500克，蜂蜜250克。

做法：取优质上乘的山楂500克，去掉柄、核，洗净后入铝锅内，加水适量煮熟，待水收干时加入蜂蜜，改用小火煎煮5～10分钟，离火后，凉凉即可。

饭前嚼食3～5枚，可增进食欲；饭后嚼食3～5枚可帮助消化、开胃，适用于小儿不思饮食或过饱伤食，消化不良。

3. 鲫鱼汤

原料：鲫鱼1条，生姜30克，胡椒1克。

做法：将鲫鱼洗净，生姜切片，与胡椒一同放入鱼肚内，加水炖熟，饮汤，食鱼。

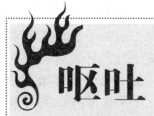

呕吐

呕吐是胃内容物反入食管，经口吐出的一种反射动作。可分为三个阶段，即恶心、干呕和呕吐，但有些呕吐可无恶心或干呕的先兆。呕吐可将咽入胃内的有害物质吐出，是机体的一种防御反射，有一定的保护作用，但大多数并非由此引起，且频繁而剧烈地呕吐可引起脱水、电解质紊乱等并发症。

◎ 主要症状

因引起呕吐的原因各异，表现的症状和体征各有不同。

◎ 危险因素

呕吐可见于许多疾病，如急性胃炎，胃神经官能症，贲门痉挛、幽门痉挛或梗阻，胰腺炎，胆囊炎等。感受风寒暑湿之邪，以及秽浊之气，侵犯胃脏，饮食过多，或生冷油腻之物。素体中阳不健，或病后年老体衰，导致痰饮内阻，情志失调，肝气怫郁，脾胃虚弱；热病之后，胃阴受伤，胃失濡养。

以上种种均可引发呕吐。

◎ 所属科别

内科

◎ 多发人群

所有人。

◎ 中医辩理

中医认为，脾与胃相表里，在正常情况下，胃主受纳，脾主运化，脾胃之气，一升一降，保持气机通畅，水谷精微得以运化输布，无论何种原因引起胃气不降，反而上逆，均可导致呕吐的发生。

◎ 按摩疗法

1. 推抹上腹降逆法

开三门，运三脘；单手掌推胸腹正中任脉线，从天突推至关元穴（注意推至脐下转换手掌方向）。

2. 按压缺盆止呕法

双拇指指腹自内向外同时按压两侧锁骨下缘，取屋翳穴时用力由轻渐重，后用双拇指指腹同时按压缺盆穴，用力适度。

3. 捏拿上腹和胃法

双手多指辗转拿上腹部。

4. 推按足弓健脾法

患者屈膝外展，足弓暴露，按摩者单掌推、双拇指交替压、侧指敲击、空拳扣打足弓脾经路线；双手多指拿胫骨缘并上下滑按。

5. 拍击前臂静定法

单手并列四指拍击患者前臂屈肌面，反复多次；双拇指同时取间使、大陵。

6. 握拿背肌平肝法

侧掌滚肝俞至三焦俞一段；叠掌揉肝、胆俞；两手握拿背肌。

妊娠呕吐的按摩疗法

正常孕期反应，到妊娠第三个月能自然消失，无须治疗。但有些孕妇呈持续性或剧烈呕吐，甚至不能进饮食、全身乏力、明显消瘦、小便少、皮肤黏膜干燥、眼球凹陷等，必须及时治疗，以免影响母体健康和胎儿发育。足部按摩疗法对此症见效甚快。

基本手法如下：

（1）用手拇指按揉足部冲阳、太白穴各 10 分钟，每日 1 ~ 3 次。

（2）轻轻按揉足部胃、肝脏、生殖腺、甲状腺反射区各 3 ~ 5 分钟，揉足腹腔神经丛、肾脏、输尿管、膀胱、肾上腺反射区各 3 分钟，每日 1 ~ 2 次。

（3）揉按足部内庭穴 10 分钟左右，即可缓解症状。

（4）按压足部厉兑、隐白两穴 10 ~ 25 分钟。

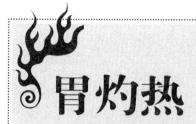

胃灼热

胃灼热是一种位于上腹部或下胸部烧灼样的疼痛感，同时伴有反酸症状的一种消化系统疾病。是消化系统最常见的症状之一，胃灼热主要由胃内容物反流到食管内，刺激食管黏膜所致。

◎ 主要症状

上腹部或下胸部有烧灼样的疼痛感，同时伴有反酸症状。

◎ 危险因素

当食管下端括约肌功能障碍或食管蠕动功能异常时，酸性的胃内容物反流到食管内而产生胃灼热症状。最常见的原因是由于进食过快或过多，还有一些人在进食某些特定的食物后如酒、辣椒等发生胃灼热现象，这些食物会使食管下段括约肌松弛或胃酸分泌增多，以上这两种原因都能引起胃灼热。天气变冷，饭菜稍凉，进食不好消化的食物都能引起老年人烧心的症状。

◎ 所属科别

内科

◎ 多发人群

中老年人。

◎ 按摩疗法

通过按摩，可以较好地治疗胃灼热、嗳气。

治疗胃灼热、嗳气的穴位及指压法

1. 压中脘穴

以指压胸骨和肚脐连接线中央的中脘穴，颇具效果。一边吐气一边用拇指在此用力强压6秒钟，重复5次时，胸部的难受感就消失了。

2. 压第三厉兑穴

第三厉兑穴位于脚第三根趾头的第一关节和第二关节之间，使用前面的要领，用拇指和示指用力向下压，如此重复3次即可。

3. 按摩太渊穴

取穴：两侧太渊穴。看手腕，绕着手腕的有几条明显的横纹，从手腕向手肘的方向数过来，取第二条横纹，取它与大拇指对应的那一端，用手按着有点凹陷的地方，即为太渊穴。

药物：按摩或者贴白参片。

方法：在两太渊穴按摩，直到反酸消失为止，或者直接就把白参片捣碎，把它贴于两侧太渊穴。

预防保健

首先要注意平日的饮食。

避免进食过快，同时尽量少进食或不进食某些的食物，如茶、咖啡、油炸食品、糖果、辣椒、烈性酒等，少吃含淀粉多的食物如：土豆、芋头、粉丝、粉条、红薯凉粉等。

在饮食上可以多吃碱性食物如苏打饼干、焦面包，多饮红茶。

牛奶也是最适宜的食品，兼吃米粥和麦粥更佳，能达到制酸的效果。

其次在饭后不要马上卧床或弯腰，也不要马上开始剧烈的运动，明智的选择是饭后30分钟后进行一次轻松的散步，既可帮助消化，又可减轻胃灼热的症状。

另外，在家中准备一些抗酸药物，如碳酸钙片、氢氧化铝凝胶等，这些药物可以中和胃的胃酸，很快地消除胃灼热的症状，但是如果长期服用这些药物，会造成便秘或腹泻。

打嗝

呃逆即打嗝，指气体从胃中上逆，喉间频频作声，声音急而短促。是一个生理上常见的现象，由横膈膜痉挛收缩引起的。

◎ 主要症状

吸气时声门突然关闭发出一种短促的特别的声音。喉间呃呃连声，声音短促，频频发出，病人不能自制。

◎ 危险因素

打嗝常常是由于饮食过饱后引起的。引起打嗝的原因有多种，包括胃、食管功能或器质性改变。也有外界物质、生化、物理刺激引起。比如：进入胃内的空气过多而自口腔溢出，精神神经因素（如迷走神经兴奋、幽门痉挛）、饮食习惯不良（如进食、饮水过急）、吞咽动作过多（如口涎过多或过少时）等。

◎ 所属科别

消化内科

◎ 多发人群

所有人群。

◎ 按摩疗法

手部按摩疗法

对应穴位：横膈膜反射区、内关穴。

按摩方法：

（1）用拇指指腹推按横膈膜反射区或用手多次搓手背的横膈膜。推按时，掌根或拇指要紧贴皮肤，用力要稳，速度宜缓慢而均匀。

（2）打嗝时，用拇指指腹重力按压内关穴 5 ~ 10分钟，如果依旧打嗝不止，可用牙签刺激或艾灸内关穴6 ~ 15次，打嗝自会停止。

耳部按摩疗法

对应穴位：耳垂点。

按摩方法：用双手的拇指和示指紧紧捏住左右耳垂，两手同时用力将耳垂向下拉，力度以耳垂根受到刺激为宜，动作要缓慢，以免拉伤耳垂。将此动作重复多次后，就可使打嗝停止。

头部按摩疗法

对应穴位：天突穴。

按摩方法：打嗝时，将右手拇指放置于天突穴处，然后由轻渐重、由重到轻地揉按该穴0.5～1分钟，便可止嗝。

点压两侧翳风穴：术者站在患者后面，双手示指按压患者两侧翳风穴，同时患者屏住呼吸30秒，然后深呼吸，此时呃逆即止。

打嗝的紧急处理法

（1）尽量屏气，有时可止住打嗝。

（2）让打嗝者饮少量水，尤其要在打嗝的同时咽下。

（3）婴儿打嗝时，可将婴儿抱起，用指尖在婴儿的嘴边或耳边轻轻搔痒，一般至婴儿发出笑声，打嗝即可停止。

（4）如打嗝难以止往，倘无特殊不适，也可任其自然，一般过会儿就会停止。如果长时间连续打嗝，要请医生诊治。中老年人或生病者突然打嗝连续不断，可能提示有疾患或病情恶化，需引起注意。

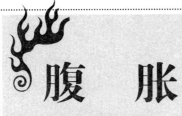

腹胀

腹胀就是腹部膨隆。正常情况下小儿饭后会有腹部膨胀，饥饿时会腹部空瘪。如果腹部持续膨胀不瘪，且腹壁有张力，即可认为腹胀。

◎主要症状

腹胀经常伴有肠鸣音亢进、肛门排气明显增多（屁多）等，很多人都遇到过。顽固性的腹胀给患者增添了许多烦恼，也增加了很多痛苦。

严重腹胀影响呼吸，会造成腹腔胀气，横膈升高，胸腔变小，肺呼吸功能受到限制，可引起呼吸困难。同时，严重腹胀造成腹部胀气，横膈上提，压缩胸腔，心脏的收缩和舒张功能受到影响。肠腔胀气，肠内压升高，影响肠壁血液循环。腹腔内压升高，下腔静脉回流受阻，因回心量减少，影响心脏射血。

◎所属科别

消化内科

◎多发人群

所有人群。

◎危险因素

引起腹部膨隆的原因包括：消化道内积有大量气体或液体，腹腔内积有过多气体或液体，腹内有较大囊性肿物或实性肿物以及腹肌无力。

小儿腹胀多以气胀为主，通常与食物发酵、哺乳时吸入空气，以及胃肠道中气体吸收障碍，胃肠道内气体排出障碍有关。

◎按摩疗法

【按摩部位及取穴】

合谷、肩井、建里、足三里、太冲。

【按摩手法】

拿、点、揉、按等。

对于因种种原因引发的腹胀，可以尝试通过推拿按摩法进行治疗：

穴位按摩法

（1）拿合谷：取坐位，用一

手的示、拇二指捏紧合谷穴（虎口的最高点），用力捏拿数十次。

（2）拿肩井：患者取坐位，他人用双手提拿肩部肌肉丰满处，约数十次。

（3）点建里穴：取仰卧位，他人用中指抵住建里穴（脐上3寸），用力按压，并同时用上臂发力，进行颤抖，约半分钟。

（4）揉足三里、太冲穴：取坐位，用拇指掐揉足三里（外膝眼下3寸）、太冲穴（足背最高点下方）。

一般按摩法

（1）在脐周围用手掌做同心圆轻柔按摩，由内向外，再由外向内，每次5～10分钟，一日2～3次。

（2）摩腹，患者取仰卧位，双手掌重叠，以肚脐为圆心，在中腹、下腹部，沿顺时针方向摩动，以腹内产生热感为宜，约2分钟。

腹胀自我缓解法

治疗腹胀时，首先应该请医生仔细诊治，要排除糖尿病、甲状腺功能低下、肝脏疾病、胰腺疾病、小肠吸收不良、胃肠道肿瘤或梗阻等引起的腹胀，这是很重要的前提。同时，要避免焦虑、烦躁和对症状的恐惧，必要时可口服少量镇静剂。

在家中的话，你也可从下述几方面着手自我缓解腹胀。

1. 饮食调理

吃饭时细嚼缓咽，可减少嗳气的发生。不嚼口香糖、槟榔，戒烟。

一些人由于小肠乳糖酶缺乏，在喝牛、羊奶及奶制品后腹胀、腹泻，可改服酸奶或加服乳糖酶制剂。

避免或减少吃易产气的食物，如豆类、白菜、包菜、黑麦、椰子、无花果、桑葚、核桃、甘蔗等。这些食物中含容易产气的植物蜜糖或菜豆糖等。少喝产气饮料。增加食物中的纤维含量，以加快肠蠕动，有利于排气。纯燕麦片是补充纤维素很好的食物。

2. 药物调理

可在餐前服用吸附气体的药物，如活性炭、十六角蒙脱石等。它们可减低肠管内气体张力，变大气泡为小气泡。二甲硅油（消胀片）疗效好，也可适量服用自主神经调节剂谷维素。

微生态制剂如双歧三联活菌、肠乐、整肠生、米雅BM、金双歧等，可改善肠道菌群状态而减轻腹胀，但勿与抗生素、吸附药同时用，以免影响疗效。

停服各种抗生素，以恢复肠道内菌群间的平衡关系，有利于改善腹胀。慎用抗胆碱能药物，如654-2、颠茄、阿托品等。钙通道阻滞剂（如硝苯地平等）可使腹胀加重。

疾病诊断

由于导致腹部胀气的疾病甚多，故仅就引起腹胀的常见疾病进行鉴别。

1. 吞气症

患者常有精神紧张、情绪不稳定或有忧郁的表现，消化道主要症状是嗳气或嗝逆（在医生面前嗳气更加频繁），患者自感嗳气后舒服。

2. 慢性萎缩炎胃炎

多见于中年以上患者，主要症状为上腹隐痛、腹胀、食欲减退及消瘦、贫血等症状。

3. 胃下垂

好发于瘦长、无力体型者，腹壁松弛的老年人与经产妇或慢性消耗性疾病者。腹胀一般于清晨起床时较轻，站立过久至下午、晚上时症状加重，此外，还可伴有食欲减退、恶心、嗳气、四肢无力等症状。

4. 胃癌

多见于40岁以上的男性患者，主要症状是厌食、上腹部疼痛、腹胀、恶心、呕吐及消瘦、贫血等。

5. 肝硬化

腹胀可是早期肝硬化的唯一症状。至失代偿期阶段，除腹胀外，患者还有食欲减退、蜘蛛症、肝掌、皮肤色素沉着、脾脏肿大、黄疸、腹水及下肢水肿等症状与体征。

6. 慢性胰腺炎

除腹胀外，患者常有食欲减退、上腹部隐痛、腹泻（尤脂肪泻）、消瘦等症状。

7. 肠梗阻

梗阻部位愈低，患者腹胀愈明显。麻痹性肠梗阻时，表现为全腹膨胀、恶心、呕吐、不排便不排气、肠鸣音减弱或消失；机械性肠梗阻时，肠鸣音亢进或呈金属调。

8. 功能性消化不良

是常见的功能性疾病。消化道主要症状有腹胀，早饱、食欲减退、恶心、上腹部隐痛或烧灼感，少数患者还可有反酸症状。此外，患者还可有精神紧张、焦虑或忧郁等表现。

9. 肠易激综合征

患者的主要症状是腹胀、腹痛、腹泻或便秘，腹痛多在便后缓解，但患者腹胀感消失缓慢。

10. 糖类消化不良

见于进食大量的糖类（淀粉）的食物后，患者主要症状是腹胀、嗳气，肛门排出大量无明显臭味的气体，亦可伴有轻微腹痛、腹泻（大便多呈糊状，有泡沫和酸臭味）等症状。当肛门排出大量气体或大便后，症状可缓解或减轻，如再次进食过量含糖类的食物后症状可复发。

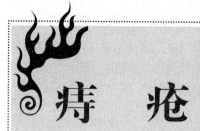

痔疮

痔疮是一种常见病，多发病，俗话说"十人九痔"。人体直肠末端黏膜下和肛管皮肤下静脉丛发生扩张和屈曲所形成的柔软静脉团，称为痔，又名痔疮、痔核、痔病、痔疾等。痔疮多见于经常站立者和久坐者。

◎主要症状

可分为内痔、外痔和混合痔。内痔在齿状线以上，表面覆盖黏膜，多见间歇性大便出血和肛门肿物脱出，脱出物发生炎性反应时，出现疼痛；外痔在齿状线以下，表面覆盖皮肤，肛门缘皮肤隆起扩大、坠胀疼痛，伴有异物感，不易出血；内外痔连为一体的称为混合痔。

痔疮的主要症状除痔核外，还有肛门肿痛、瘙痒、出血等。痔疮出血颜色鲜红，不与粪便相混，长期便血可引起贫血。

◎所属科别

肛肠外科

◎多发人群

经常站立或久坐者。

◎危险因素

痔疮的形成一般有以下八大原因：

1. 不好的大便习惯

上厕所时下蹲位看书看报，造成下蹲和大便时间延长，容易造成肛门直肠内瘀血而引发疾病。上厕所时吸烟能缓冲大脑的大便反射，极容易造成大便秘结。大便时用力过猛，一些人不管大便感受是否强烈，盲目不停地猛力努挣，只能使直肠肛门和盆底肌肉增加不必要的负担与局部瘀血，致使疾病发生和蔓延。

2. 大便异常

腹泻和大便秘结均是痔疮的重要致病原因。大便秘结是最大的祸根，直肠内长期滞留有毒物质不仅可引发直肠癌，且粪便堆积，影响血液循环。用力解出干燥粪块，必然会使肛门承受较大压力，发生瘀血、胀肿、裂口等一系列病理变化。腹泻常是结肠疾病的医学体现，腹泻也能使肛门局部感染机会增多，发生肛窦炎、炎性外痔、肛周脓肿等疾病。

3. 慢性疾病

如长期营养不好的，体质虚弱，导致肛门括约肌松弛无力。长期患慢性支气管炎、肺气肿，由咳喘造成腹压上升，盆腔瘀血。慢性肝炎、肝硬化、腹泻、结肠炎等均是肛肠疾病发生的诱因。职业性原因，如长期站立或长时间坐位。因直立或静坐姿势，肛门盲肠居人体下部，痔静脉回流不畅。

4. 饮食原因

日常生活中，饮食规律或饮食品种难免发生变化，这是很自然的。如食品质量的精粗，蔬菜种类的变化与量的增减，蛋白质、脂肪、淀粉、纤维素等含量的多少，水分摄入情形，都能直接影响粪便成分，导致肛门盲肠疾病。长期饮酒或喜食辛辣食品的人，因酒和辛辣物可刺激消化道黏膜，造成血管扩张，结肠功能紊乱，肛肠疾病的致病率明显上升。

5. 生理原因

结肠、盲肠为运送食品残渣，存留粪便的主要器官，而食品经体内分解吸收后，残渣中常带有大量有害物质，长期滞留在结肠盲肠中，可引发肿瘤。

6. 解剖原因

肛门静脉系和腔静脉系在盲肠下端，有许多静脉丛和吻合枝，静脉壁薄弱，对压力的抵抗力减低，盲肠黏膜下组织疏松，有利于静脉扩大曲张变形，容易形成痔。

7. 胚胎发育异常原因

肛门盲肠部是人体在胚胎发育过程中内胚层与外胚层相互融合而成，如发育过程异常，可在肛门盲肠部发生许多先天性肛肠疾病，如先天性无肛症、先天性盲肠阴道瘘、先天性巨结肠等。

8. 遗传原因

因遗传基因的缺陷，可发生多发性结肠息肉等肛肠疾病。

◎ 按摩疗法

手部按摩

（1）穴位选择

按摩二白、合谷、二间、三间、中魁、八邪等穴位及止血点和便秘点。也可用香烟灸合谷，使用较强的刺激，以提高疗效。

（2）反射区选配

揉按肛门、直肠、输尿管、膀胱、肾、腰椎、骶骨、结肠等反射区，尤其是肛门、直肠、骶骨反射区。

（3）注意事项

痔疮出血量大时，应选择适当方法，如药物或手术止血。平

357

常应保持大便通畅，养成良好的饮食习惯，不食辛辣食物，保持肛门的清洁，避免长时间站立或久坐，应经常做缩肛动作，促进肛周血液循环。

一般按摩法

治疗痔疮的自我按摩法，每天早晚各1次，一个月可见效。具体方法如下：

（1）睡觉前要洗肛门、会阴、痔疮和手。

（2）按摩前后各做提肛动作20～30次。

（3）外痔在痔疮上进行按摩，内痔在肛门和会阴穴之间进行按摩，外痔较小的用中指按，较大的用双指或三指按摩。需要注意的是：按摩太轻了，不起作用，太重了患者疼痛难忍；要求做到不轻不重且有点舒服的感觉，每次按摩3～5分钟，如果在痔疮上按摩一个圆周算一次的话，约为300次。

另外，可以找两层医用纱布，紧贴肛门，右手示指和中指并放布上，按压肛门，一按一松，如此反复50～70次，勿用力过猛。每天坚持3次，最好在久坐或大便后进行，每次约2分钟。平时多吃富含纤维素和维生素的蔬菜、水果。经常坚持，必有疗效。

痔疮患者的食疗法

（1）黑木耳5克，柿饼30克，将黑木耳泡发，柿饼切块，同时加水煮烂，每日1～2次，有益气滋阴、祛痰止血功效，适用于痔疮出血。

（2）鲜荸荠500克，红糖90克，加水适量，煮沸1小时，饮汤吃荸荠，每日1次，有清热养阴的功效，适用于内痔。

（3）苍耳子15克，粳米100克，先煎苍耳子去渣，后入米煮粥，空腹服用，有祛风消肿功效，适用于痔疮下血。

（4）黄鳝100克，去内脏切断，加调料水煮，食肉饮汤，有补中益气、清热解毒、祛风除湿之效，适用于肠风下血。

（5）无花果（干品）100克，猪瘦肉200克，加水适量，放入砂锅内隔水炖熟，调味即可，每日服2次，可养胃理肠，清热解毒，适用于痔疮以及慢性肠炎。

（6）丝瓜250克，瘦猪肉200克，将丝瓜切块，瘦猪肉切片，加水适量煲汤，每日2～3次，用食盐调味，有清热利肠，解暑除烦之功效，适用于内痔便血初期。

（7）鱼肚25～50克，白砂

糖50克。加水少量，同放砂锅内隔水炖热，每日服1次，连续服用，适用痔疮，有补肾益精，止血消肿功效。

（8）金针菜100克，红糖适量，同时加水煮熟去渣，每日早晚空腹服，连服数天。适用于痔疮疼痛出血，有清热、利尿、养血、平肝之功效。

（9）桑葚100克，糯米150克，将桑葚煎煮取汁和糯米同煮成粥，每日1～2次，空腹食用，有滋补肝肾、养血之功效，适用于痔疮下血，烦热消瘦之症。

慢性胃炎

系指不同病因引起的胃黏膜的慢性炎症或萎缩性病变，其实质是胃黏膜上皮遭受反复损害后，由于黏膜特异的再生能力，以致黏膜发生改建，且最终导致不可逆的固有胃腺体的萎缩，甚至消失。

◎ 主要症状

症状是上腹疼痛、食欲减退和餐后饱胀，进食不多但觉过饱。症状常因冷食、硬食、辛辣或其他刺激性食物而引发或加重。

◎ 危险因素

· 超过 60 岁。
· 长期服用对胃黏膜有强烈刺激的饮食及药物，如浓茶、烈酒、辛辣或水杨酸盐类药物。
· 进食时不充分咀嚼，粗糙食物反复损伤胃黏膜。
· 过度吸烟、酗酒。
· 贫血。
· 消化混乱。
· 严重损伤，如手术、头部受伤、呼吸器官衰竭等。

◎ 所属科别

消化内科

◎ 多发人群

男性多于女性，随年龄的增长，发病率逐渐提高。

◎ 按摩疗法

除了使用药物治疗之外，按摩也是一种极为有效的治疗方法。如果能够持之以恒地坚持进行按摩的话，仅用按摩疗法也是有可能将慢性胃炎治愈的。

具体有以下几种治疗方法：

（1）摩上腹：上腹是指肚脐以上的腹部。患者取仰卧位，以中脘穴为圆心，用掌根在腹部摩动大约3分钟。

（2）捏腹直肌：患者取仰卧位，两手分别从两旁夹住一侧的腹直肌，进行提拿，由上到下慢慢行进，一侧完毕后转为另外一侧，共持续2分钟。

（3）按揉曲池：患者取坐位，曲肘，以一手的中指指腹在另外一只手的曲池穴上进行按揉，按揉1分钟之后，再换另外一侧操作1分钟。在手部还具有一系列的穴位和反射区、反射点，通过对这些部位进行刺激，同样可以辅助治疗慢性胃炎，并且具有较好的疗效，可以加强药物的治疗效果，明显改善症状，手部按摩具有疏肝理气、健脾和胃等功效。

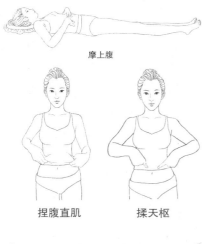

摩上腹

捏腹直肌　　　揉天枢

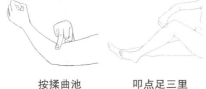

按揉曲池　　　叩点足三里

（4）揉天枢：患者取仰卧位，两手的示指分别抵住腹部的天枢穴，开始稍微用力揉动，渐渐地开始加力，以自己能够忍受为度。大约进行2分钟。

（5）叩点足三里：取坐位，拇指在外握拳，用拇指的指间关节背敲击同侧的足三里穴位，每侧敲击1分钟，共敲击2分钟。

日常保健

生活调理对慢性胃炎患者是很重要的治疗方法。

首先要避免有害因素的侵袭：即戒烟、不饮烈酒、浓茶、咖啡等。少吃辛辣及粗糙的食物，不暴饮暴食，少服对胃肠有刺激性的药物等。

慢性胃炎患者在饮食上，应做到一日三餐，每顿不可过饱，不主张多餐，以免增加胃的负担。因此应遵循下述原则：

宜少宜精：宜少指不可过饥再吃东西，且吃东西一次不可过饱，不宜极渴时饮水，饮水一次不宜过多。晚饭宜少。宜精指少吃粗糙和粗纤维多的食物，尤其对于有消化不良的病人，要求食物要精工细做，富含营养。

宜温宜洁：宜温指胃病患者不可过食冷瓜果，也不能因畏凉食而吃热烫饮食，这对食道和胃的损伤也很大。宜洁是指有胃病的人胃抵抗力差，应防止食物被污染，并注意食用器具的卫生。

宜鲜宜淡：宜鲜是指吃适量新鲜蔬菜和水果，新鲜蔬菜水果可防癌,同时也指吃新鲜的食物,不食腐烂变质的食物。宜淡指宜吃清淡的素食。中医讲淡味是养胃的,清淡素食既易于消化吸收,又利于胃病的恢复,而且可使人长寿。新鲜蔬菜五谷都为健胃佳品,但食用不可过量。

宜软宜缓: 宜软指饭食、蔬菜、鱼肉之品宜软烂,不宜食油煎、油炸、半熟之品及坚硬食物,既难于消化,而且有刺伤胃络之弊端。宜缓指细嚼慢咽,充分地咀嚼,唾液大量分泌,既有利于食物的消化吸收,又能有防癌和抗衰老的效果。

慢性胃炎食疗法

1. 人参煨猪肚

猪肚 1 个,人参 15 克,干姜 6 克,葱白 7 根,糯米 150 克。将猪肚洗净,葱去须切段,糯米洗净,一起放入猪肚内,用线缝合。砂锅内加水,将猪肚放入锅内,先用武火烧沸,撇去汤面上的浮泡,改用文火煮至极烂熟。

空腹温食。具有治疗胃虚寒症,胃脘冷痛,食欲不振,大便泻泄。

2. 莲子粥

莲子 50 克,糯米 50 克,红糖一匙。莲子用开水泡胀,削皮去心,倒入锅内,加水,小火先煮半小时备用。再将糯米洗净倒入锅内,加水,旺火 10 分钟后倒入莲肉及汤,加糖,改用小火炖半小时即可。

做早餐或下午当点心吃。有补中燥湿、健脾暖胃、止泻敛汗、安神固精之效。适合于胃寒怕冷,遇冷则泻,睡眠不佳的患者。

3. 瑞香汤

山药 120 克,乌梅、甘草各 30 克,陈皮、木香各 3 克。将以上诸药为末,每次取适量做汤服食,每日 2 次。

主治肝脾不和、胃脘胀痛,大便溏薄等。

4. 桂圆石斛汤

桂圆 5 ~ 10 个,石斛 10 克,白糖少许。桂圆去壳,同石斛一起放锅中,加水,加白糖,小火烧沸一刻钟即可,不可久煮。

做点心吃,具有补脾健胃、补心益智、除烦热的功能。胃热重出现舌苔黄者,可加入洗净的竹菇 6 克同煮。

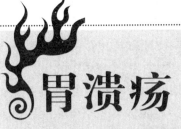

胃溃疡

溃疡病在中医上属于"胃脘痛""肝胃气痛""心痛""吞酸"等范畴。民间通常称之为"心口痛""胃气痛""胃痛""饥饱痨"等。

◎危险因素

1. 遗传因素。A型血的人比其他血型的人易患此病。

2. 化学因素。长期饮用酒精或长期服用阿司匹林、皮质类固醇等药物。

3. 生活因素。饮食欠规律，工作过于劳累。

4. 精神因素。精神紧张或忧虑，多愁善感，脑力劳动过多。

另外，小儿患胃溃疡的病因多为饮食习惯不好，饥饱不匀，生活不规律；早餐过分马虎或狼吞虎咽，或根本不进早餐；过食冷饮和零食；过度疲劳，精神紧张；得了胃炎没有坚持治疗。

◎所属科别

外科

◎多发人群

男性居多。

◎主要症状

常见症状为上腹部疼痛，位于剑突（心窝）下或上腹部中线周围，呈烧灼性、啮咬性或饥饿性钝痛、胀痛或隐痛。但有时也仅局限于胸腔下部。疼痛发生后会持续半小时到三小时。疼痛时发时消，经过历时数周的间歇性疼痛后，会出现一段短暂的无痛期。

腹痛反复发作，常伴有嗳气、反酸、灼热、嘈杂等感觉，甚至还有恶心、呕吐、呕血、便血。

◎按摩疗法

在治疗胃溃疡时，除了使用药物外，也可以通过胃溃疡按摩疗法进行辅助治疗，按摩可缓解胃溃疡病人的腹胀、胃痛、呕吐等症状。

消除腹胀按摩法

按摩穴位：三焦俞、膈俞、

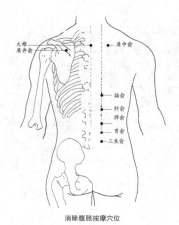

消除腹胀按摩穴位

肝俞、胃俞、脾俞、大椎、肩井、命门、肾俞各穴。

按摩方法：按摩者将双手掌重叠，然后分别对病人的膈俞和三焦俞穴进行按揉，也可用双掌根或双拇指交替按压病人的膈俞至三焦俞穴一段的膀胱经内侧线。

用单手掌根部用力按揉病人的肝俞、脾俞和胃俞穴，并依赖腕关节做手掌晃拨动作，以刺激这三个穴位。

用双手拇指和示指沿病人的督脉路线自上而下反复提拿其大椎和命门穴。

用示指、拇指、中指和掌根分别捏拿病人双侧的肩井穴至肾俞穴之间的腰背肌，同时可做适当的捻转动作。

消除疼痛按摩法

按摩穴位：中脘、气海、天枢、足三里各穴。

按摩方法：让病人仰卧，按摩者坐在病人身体的右侧，先用轻快的一指禅推法或大鱼际揉法，自病人的剑突下至中脘向左沿着肋弓推按，往返按摩 5 ~ 10 遍，然后按揉其中脘、气海、天枢等穴，同时配合按揉病人的足三里穴。最后用手掌轻拍病人的胃脘部 3 ~ 5 分钟。

止呕按摩法

按摩穴位：内关、手三里、肩井、合谷各穴及两胁部。

按摩方法：让病人坐在椅子上，按摩者分别对其内关、手三里、肩井、合谷等穴进行用力的按揉，然后用双手揉搓病人的肩臂和两胁，以使其局部的经络通畅。

胃溃疡的日常禁忌

1. 忌饮茶

茶作用于胃黏膜后，可促使胃酸分泌增多，尤其是对十二指肠溃疡患者，这种作用更为明显。胃酸分泌过多，便抵消了抗酸药物的疗效，不利于溃疡的愈合。因此，为了促进溃疡面的愈合，奉劝溃疡病患者最好是不饮茶，特别是要禁饮浓茶。

2.忌饮牛奶

科研证明，溃疡病人饮牛奶，可使病情加剧。牛奶和啤酒一样，可以引起胃酸的大量分泌。牛奶刚入胃时，能稀释胃酸的浓度，缓和胃酸对胃、十二指肠溃疡刺激，可使上腹不适得到暂时缓解。但过片刻后，牛奶又成了胃黏膜的刺激因素，从而产生更多的胃酸，使病情进一步恶化。因此，溃疡病患者不宜饮牛奶。

胃溃疡最好用食疗，做好禁食、禁用、少吃等，预防复发和并发症。

（1）禁食：辣椒、胡椒、芥末、蒜、陈醋、咖喱等一些刺激性调味品。

（2）禁用：浓茶、咖啡、牛奶、烟酒。忌冰冷食物、过饱。

（3）少吃：花生、腰果、核桃、瓜子等核果类食物。忌选粗纤维的蔬菜和加工粗糙的食品，还要少食食盐。

胃溃疡患者的自我保健

1.坚持长期服药

胃溃疡是个慢性病，且易复发，要使其完全愈合，必须坚持长期服药。切不可症状稍有好转，便骤然停药，也不可朝三暮四，服用某种药物刚过几天，见病状未改善，又换另一种药。一般来说，一个疗程要服药4～6周，疼痛缓解后还得巩固治疗1～3个月，甚至更长时间。

2.避免精神紧张

胃溃疡是一种典型的心身疾病，心理因素对胃溃疡影响很大。精神紧张、情绪激动，或过分忧虑对大脑皮层产生不良的刺激，使得丘脑下中枢的调节作用减弱或丧失，引起自主神经功能紊乱，不利于食物的消化和溃疡的愈合。保持轻松愉快的心境，是治愈胃溃疡的关键。

3.讲究生活规律，注意气候变化

胃溃疡病人生活要有一定规律，不可过分疲劳，劳累过度不但会影响食物的消化，还会妨碍溃疡的愈合。溃疡病人一定要注意休息，生活起居要有规律。溃疡病发作与气候变化有一定的关系，因此溃疡病人必须注意气候变化，根据节气冷暖，及时添减衣被。

4.注意饮食卫生

不注意饮食卫生、偏食、挑食、饥饱失度或过量进食冷饮冷食，或嗜好辣椒、浓茶、咖啡等刺激性食物，均可导致胃肠消化功能紊乱，不利于溃疡的愈合。注意饮食卫生，做到一日三餐定时定量，饥饱适中，细嚼慢咽，是促

进溃疡愈合的良好习惯。

5. 避免服用对胃黏膜有损害的药物

一些药物，如阿司匹林、地塞米松、泼尼松、吲哚美辛等，对胃黏膜有刺激作用，可加重胃溃疡的病情，应尽量避免使用。如果因疾病需要非得要服用，或向医生说明，改用他药，或遵医嘱，配合些其他辅助药物，或放在饭后服用，减少对胃的不良反应。

6. 消除细菌感染病因

以往认为胃溃疡与胃液消化作用有关，与神经内分泌机能失调有关，因而传统疗法是制酸、解痛、止痛。近年据有关研究发现，有些胃溃疡是由细菌感染引起的，最常见的是幽门螺杆菌。这类病人必须采用抗生素治疗。

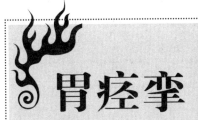

胃痉挛

胃痉挛就是胃部肌肉抽搐，主要表现为上腹痛，呕吐等。胃痉挛本身是一种症状，不是疾病，胃痉挛是以歇斯底里、神经性的腹部及胸部激痛。

◎主要症状

主要表现为上腹痛，呕吐等。

◎危险因素

胃痉挛的发生与胃病本身有关，如溃疡、胃炎、胆汁反流、饮食因素、受寒等。胃痉挛最常见的原因是，食物的刺激如冷热、辛辣刺激；精神因素对胃痉挛也有很大影响，有的人一生气就胃疼。同时胃痉挛还与食物不卫生，细菌感染有关。胃痉挛本身是一种症状，不是疾病，出现胃痉挛时，主要对症，解痉止痛止呕，如果常常出现胃痉挛，应注意寻找原因，从根源上治疗，才是最有效的办法。

◎所属科别

外科

◎多发人群

所有人。

◎按摩疗法

自我按摩法

穴位：梁丘穴在膝盖骨附近。脚用力伸直，膝盖骨的外侧（小脚趾方向）会出现细长肌肉的凹陷。朝着大腿用力压这个凹陷的上方，应会有震动感，这就是梁丘穴。

方法：以指压刺激此穴，朝大腿方向加压时，震动较强，可用大拇指用力地压。微弱的刺激无法止住突然发生的心窝疼痛。这种状况的要诀是：用会痛的力量用力加压。

每次压20秒，休息5秒再继续。如此重复几次，疼痛便会渐渐消退。

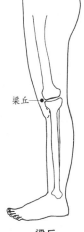

梁丘

梁丘

预防措施

　　胃痉挛与体质和饮食等因素有关，应注意调整。体质较差，饮食不规律者更易出现。需要特别注意的是，无论年龄、体质如何的肠痉挛患者，要特别注意别大量吃用生冷食物。尤其是冰冻冷饮、啤酒、雪糕等，并且不要暴饮暴食。另外因药物刺激引起的胃痉挛近年多有发生，所以不要乱服药，一定要按医嘱。

　　对老年人来说，预防胃痉挛，需要在清晨忌食三种食物：

1.忌喝大量冰凉的饮料

　　温度相差太大会强烈刺激胃肠道，导致突发性痉缩。

2.忌空腹吃香蕉

　　香蕉中除了含有助眠的钾，还含有大量的镁元素，若空腹食用，会使血液中的含镁量骤然升高，而镁是影响心脏功能的敏感元素之一。

3.忌空腹吃菠萝

　　菠萝里含有强酵素，空腹吃会伤胃，其营养成分必须在吃完饭后才能更好地被吸收。

慢性肝炎

慢性肝炎多由急性乙型肝炎、急性丙型肝炎久治不愈，病程超过半年，而转为慢性肝炎。也有较多慢性肝炎病人感染肝炎病毒后，起病隐匿，发现时已经成为慢性肝炎。

◎主要症状

·纳呆。食欲不振，或不思饮食，或纳食无味，或食后胃脘呆滞，厌恶油腻，胸脘满闷，舌苔白腻，脉弦缓。

·疲倦。四肢无力，全身疲乏困倦，懒动思睡，精神不振，食欲少思，舌苔薄白，脉虚弱。

·胁痛。疼痛常因情志变动而增减，嗳气脘闷，饮食减少，舌苔薄白，脉象多弦。

·腹胀。腹胀是最常见肝炎的症状，临床表现：胃脘痞闷，肚腹发胀，饮食少思，肢体酸软，舌苔白腻，脉弦缓。

◎所属科别

肛肠外科

◎多发人群

成年人。

◎危险因素

慢性肝炎多是从急性病毒性肝炎转变而来，机体自身免疫功能紊乱，长期应用损害肝脏药物及机体对药物过敏，酗酒以及某种酶的缺乏，代谢紊乱等均可导致本病的发生。

◎按摩疗法

通过自我按摩，可以有效地治疗慢性肝炎。

低热推拿法

（1）捏大椎穴：坐位，头略前倾，拇指和示指相对用力，捏起大椎穴处皮肤，做间断捏揉动作。此法能疏通经络、祛风散寒、扶正祛邪。

（2）掐内、外关穴：以一手拇、示指相对分别按压内关、外关穴位，用力均匀，持续5分钟，使局部有酸重感，有时可向指端放射。此法能通经脉、调血气，气调则低热止。

肝肿大、疼痛推拿法

（1）按压足三里穴：以拇指或示指端部按压双侧足三里穴。指端附着皮肤不动，由轻渐重，连续均匀地用力按压。此法能疏肝理气，通经止痛，强身定神。

（2）揉肝炎穴：下肢膝关节屈曲外展，拇指伸直，其余四指紧握踝部助力，拇指指腹于内踝上2寸之肝炎穴处进行圆形揉动。

此法可疏经络，补虚泻实，行气止痛。

饮食注意

（1）低脂、多纤维。含脂肪太多的食物，除不易消化外，其滑肠作用常会使腹泻症状加重，因此患者不应吃油炸、油煎、生冷及多纤维食物，可选择容易消化的细挂面、烩面片、馄饨、嫩菜叶、鱼、虾、蛋及豆类制品等，以使肠道得到休息。

（2）慢性肠炎患者如伴有脱水现象时，可喝些淡盐开水、菜汤、米汤、果汁、米粥等，以补充水、盐和维生素。

（3）排气、肠鸣过强时，应少吃蔗糖及易产气发酵的食物，如土豆、红薯、白萝卜、南瓜、牛奶、黄豆等。

（4）慢性肠炎病人多半身体虚弱、抵抗力差，因而更应注意饮食卫生，不吃生冷、坚硬及变质食物，不喝酒，不吃辛辣刺激性强的调味品。

慢性痢疾

痢疾是由痢疾杆菌所引起的肠道传染病，临床主要以腹痛、里急后重、泻下脓血便，便次频为主要特征。凡病程超过2个月者，称为慢性痢疾，多数是因轻型痢疾治疗不彻底或患有营养不良、佝偻病、贫血、寄生虫等病或体质较弱所致。

◎主要症状

发热（体温一般在38～39℃），腹痛、腹泻，初为模糊状或稀水样便逐渐转为黏液或脓血便、里急后重及腹部压痛。临床表现轻重不一，中毒性痢疾症状是起病急、发展快、突然高热，体温常达40度以上，精神萎靡，面色苍白，甚至休克等表现。

◎危险因素

· 痢疾杆菌感染。
· 轻型痢疾治疗不彻底。
· 有营养不良、佝偻病、贫血、寄生虫等病，体质较弱。

◎所属科别

肝肠外科

◎多发人群

儿童。

◎按摩疗法

慢性痢疾可以通过自我按摩进行治疗。具体手法如下：

（1）用按摩棒按揉曲池、手三里、合谷穴，注意按压时力度要适中，每穴每次各5分钟。

（2）用单手手掌推摩下腹部，顺时针、逆时针方向各10圈，至感觉温热为宜。

（3）用双手拇指指腹按揉中脘、大巨、天枢穴，注意按压时力度要稍轻，每穴每次各2分钟。

（4）用拇指指腹按压三阴交、筑宾、阳陵泉，注意按压时用力要稍重，每穴每次各1分钟，至感觉酸胀为宜。

对于小儿痢疾，需采取不同的手法。

小儿慢性痢疾按摩方法一

1. 常用手法

（1）患儿仰卧，家长用掌心对准中脘穴顺时针摩动1分钟。

（2）患儿仰卧，家长双掌相

叠，掌心对准脐部，轻轻按压并施震颤法1分钟，然后双掌突然提起，如此一按一松，反复操作5～10遍。

（3）患儿俯卧位，按揉脾俞、胃俞、大肠俞穴各1分钟。

（4）按揉天枢、足三里穴各1分钟。

2. 随症加减

（1）湿热痢：是痢疾最多见者，症见腹部疼痛，里急后重，下痢脓血，发热，口渴不欲饮，小便短赤，纳呆，舌质红，苔黄腻。常用手法加：第一，清大肠、退六腑各300次，清小肠200次，推下七节骨300次；第二，按揉阳陵泉、三阴交穴各20次。

（2）寒湿痢：症见下痢黏滞白冻，畏寒喜暖，四肢欠温，腹痛肠鸣，肢体酸痛，食少神疲、舌质淡，苔薄白。常用手法加：第一，补脾经300次，补大肠100次；第二，按揉上巨虚、曲池、合谷穴各1分钟。

（3）疫毒痢：症见壮热口渴，头痛烦躁，腹痛，下痢脓血，里急后重，甚则昏迷，舌质红绛，苔黄燥。常用手法加：第一，清胃经、清大肠、退六腑、清天河水各300次；第二，掐人中、拿合谷、掐十宣穴以清醒为度。

（4）虚寒痢：症见久痢不愈，腹部隐痛，口淡不渴，食少神疲，畏寒肢冷，舌质淡，苔薄白。常用手法加：第一，补脾经300次，补肾经200次；第二，揉丹田100次，后再掌摩3分钟；第三，按揉肾俞、命门穴各20次。

（5）休息痢：症见下痢时发时止，日久不愈，发作时便下脓血，里急后重，腹部疼痛，饮食减少，倦怠畏寒，舌质淡，苔腻。常用手法加：第一，补脾经300次，补大肠100次；第二，推上七节骨300次；第三，按揉上巨虚穴1分钟。

（6）噤口痢：症见下痢赤白，里急后重，腹痛隐隐，饮食不进，进食则恶心呕吐，舌质淡，苔腻。常用手法加：第一，清心经、清肝经各100次，运八卦（内八卦外八卦）300次；第二，按揉委中、承山穴各1分钟；第三，掌擦腰骶部以透热为度。

小儿慢性痢疾按摩方法二

1. 常用手法

（1）摩腹：患儿仰卧，家长单掌置其脐下作顺、逆时针摩腹2～5分钟。

（2）推背：患儿俯卧，家长单掌以掌根从患儿腰骶部向上直推至背部，以透热为度。

（3）点穴：按揉足三里穴 3 分钟，按揉脾俞、胃俞、大肠俞、天枢穴各 1 分钟。

2. 随症加减

（1）高热者推天河水 500 次，退六腑 300 次。

（2）昏迷抽风者掐人中、掐小天心、掐十王穴，交替操作直至清醒。

（3）久痢体虚揉止痢穴 10 次，补脾经 300 次。

按摩后的生活调理

（1）要隔离患儿至大便正常后 1 周。对于病儿的碗、杯、筷等用具要进行消毒，衣服和被褥要勤洗勤晒。家长也要经常洗手，以防止传染。

（2）室内要保持安静、凉爽，以给病儿提供良好的休息条件。

（3）要给病儿多喝水，最好是糖盐水、果汁等。对呕吐、腹泻严重的病儿应输液。

（4）及时补充营养和维生素，避免给冷食冷饮等，以免加剧胃肠蠕动。应密切观察小儿的病情，如突然出现烦躁不安，四肢发凉时，要及时请医生诊治。

慢性痢疾的食疗法

1. 香连猪大肠

原料：猪大肠 90 克，黄连、木香末各 30 克，米醋适量。

做法：将黄连、木香末填入洗净的肠内，扎紧两头，放入砂锅，加米醋适量，煮至肠熟烂为度。

功效：清热化湿，调气止血。

用法：上量分 3 次，空腹食之。

2. 止痢速效茶

原料：细茶 9 克，槟榔 9 克。

做法：细茶用食盐同炒，去盐，将茶叶与槟榔加水煎汤。

功效：去壅滞，除湿热，止痢疾。

用法：每日 1 ～ 2 剂，代茶温服。

3. 漏芦煮鸡蛋

原料：漏芦 500 克，鸡蛋 1 个，红糖（或白糖）20 克。

做法：漏芦加水煮沸 5 分钟后，放入鸡蛋，蛋熟将壳敲碎再稍煮。

功效：清热解毒，止痢。

用法：每日 1 次，熟鸡蛋蘸糖，赤痢用红糖，白痢用白糖。连用 3 ～ 5 日。

4. 马齿苋炒鸡蛋

原料：马齿苋 30 克，鸡蛋 2 个。

做法：马齿苋切碎，鸡蛋打拌，加少量盐，倒入烧热的油锅烹炒，蛋熟即可。

功效：清热解毒，凉血止痢。

用法：佐餐食用，连用 3 ～ 5 日。

5.马齿苋粥

原料：马齿苋 50 克，薏米 50 克。

做法：马齿苋切碎，薏米淘净，二者加适量清水煮粥，粥成调味。

功效：清热解毒，调气行血。

用法：每日 1 ~ 2 次，连服 3 ~ 5 日。

6.黑木耳汤

原料：黑木耳 50 克。

做法：木耳择洗净，加水 1000 毫升，煮至木耳熟烂即可。

功效：益气凉血止痢。

用法：先将木耳以盐、醋拌食，次喝汤。每日 2 次。

慢性结肠炎

慢性结肠炎又称慢性非特异性溃疡性结肠炎，病变主要累及直肠和乙状结肠，也可涉及降结肠和整个结肠，病理改变常局限于黏膜和黏膜下层。

◎ 主要症状

临床表现以腹泻为主，排出含有血、脓和黏液的粪便，常伴有阵发性结肠痉挛性疼痛，并有里急后重，排便后可获缓解。患者腹部常有不同程度的压痛，尤其是左下腹。病情反复发作后，患者可表现出消瘦、贫血、低热等症状。

◎ 危险因素

慢性肠炎泛指肠道的慢性炎症性疾病，其病因可为细菌、霉菌、病毒、原虫等微生物感染，亦可为过敏、变态反应等原因所致。

◎ 所属科别

消化内科

◎ 多发人群

所有人。

◎ 按摩疗法

1. 推腹法

用掌或拳头由胸部往下腹部下推，按下去的力度合适就行，有痛或包块的感觉时，稍微用力点，以能适应为准。

2. 揉腹法

两手重叠，以肚脐为中心，先按顺时针方向按揉腹部100下，再按逆时针方向按揉腹部100下。每天早、晚各按揉1次。肚脐周围有肓俞、神阙、气海、关元、中脘等要穴。

揉腹可使气血通畅，强健腹

肌，增强胃肠功能，促进食物消化与吸收，从而起到防治腹泻、便秘、腹痛等病症的作用。

3.手部按摩

（1）穴位选择

可揉按合谷、三间、后溪、少府、四缝、中魁、便秘点、安眠点等。

（2）反射区选配

按摩升结肠、横结肠、降结肠、乙状结肠、直肠、腹腔神经丛、小肠、十二指肠、胃脾大肠区、肾上腺等反射区，重点按摩乙状结肠、直肠、腹腔神经丛反射区。

治疗期间，应注意饮食调养及休息，避免情绪过度紧张及外感风寒，忌食生冷及刺激性食物。另外，本病需与痢疾（细菌性或阿米巴性）相鉴别，属后者应以药物治疗为主，辅以手部按摩。

4.敲打、按摩足三里穴和涌泉穴

先用保健锤对足三里穴和涌泉穴进行敲打，每个穴位各敲打150下；然后用拇指分别按压2个穴位各100下。每天早晚各按压1次。

足三里穴，是足阳明胃经的主要穴位之一。敲打、按摩此穴可以起到调理脾胃、补中益气等作用，对慢性腹泻有很好的治疗效果。足三里穴位于外膝眼下约10厘米处。

涌泉穴，为足少阴肾经的起始穴，敲打、按摩此穴可以起到疏通经络、养心安神、提高免疫力等作用。涌泉穴位于足底凹陷处。

十二指肠溃疡

十二指肠溃疡是一种常见的消化道疾病。一般认为，由于大脑皮质接受外界的不良刺激后，导致胃和十二指肠壁血管和肌肉发生痉挛，使胃肠壁细胞营养发生障碍和胃肠黏膜的抵抗力降低，致使胃肠黏膜易受胃液消化而形成溃疡。

◎ 主要症状

主要临床表现为上腹部疼痛，可为钝痛、灼痛、胀痛或剧痛，也可表现为仅在饥饿时隐痛不适。典型者表现为轻度或中度剑突下持续性疼痛，可被制酸剂或进食缓解。临床上约有 2/3 的疼痛呈节律性：早餐后 1~3 小时开始出现上腹痛，如不服药或进食则要持续至午餐后才缓解；食后 2~4 小时又痛，也须进餐来缓解。约半数患者有午夜痛，病人常可痛醒。节律性疼痛大多持续几周，随着缓解数月，可反复发生。

◎ 所属科别

消化内科

◎ 多发人群

男性明显多于女性，多见于青壮年。

◎ 危险因素

幽门螺杆菌和非甾体抗炎药是损害胃肠保护机制导致溃疡发病的最常见病因，胃酸在溃疡形成中起关键作用。此外，药物，应激，激素也可导致溃疡的产生，各种心理因素及不良的饮食生活习惯可诱发溃疡的出现。

◎ 按摩疗法

【按摩部位及取穴】

中脘、内关、建里、足三里、阴陵泉。

【按摩手法】

按、揉、点、压、摩。

十二指肠溃疡引起的胃痛可

以通过自我按摩进行缓解。

1. 摩胃部（上腹部）

将手掌面紧贴于上腹部痛点周围，做顺时针方向抚摩100次，用力宜轻柔，有温热感为佳。

2. 按揉中脘穴

中脘穴位于脐眼笔直往上6厘米左右，可用中指指端轻重交替地按此穴50次。

3. 掐揉内关穴

内关穴位于手臂内侧，手腕横纹肌正中往上4厘米左右，两根手筋之间，先用一拇指指端用力掐1分钟，再按揉10次，反复揉5遍，以局部有酸胀感为佳。

需要注意的是，病人可以根据病情需要，结合药物治疗效果更佳，并注意饮食规律，忌食辛辣食物，戒烟、酒，为胃痛症状改善提供良好的基础。

十二指肠溃疡的按摩疗法

1. 揉摩上腹部

取仰卧位，腹部自然放松，呼吸均匀。将左右手掌交叉重叠，放于上腹部剑突下，做顺时针揉摩，由上到下，由内到外，力量均匀，按摩3～5分钟，每日1～2次，2～3周为1疗程。

2. 提拿任脉

取坐位或仰卧位，双手置于上腹部剑突下，沿剑突经肚脐到中极，循任脉循行路线，抓紧皮肤自上而下，一松一紧提拿，重复操作10次。每日1次，2～3周为1疗程。

3. 背俞

取俯卧位，按摩者在背部脊柱两侧膀胱经循行线上，自上而下施以法，于脾俞、肾俞等背俞穴处力度加重。操作约2分钟，每日1次，2～3周为1疗程。

4. 按揉中脘穴、建里穴

用拇指揉按腹部中脘穴、建里穴，用力由轻到重，以穴位局部有酸胀感为度。每穴1～2分钟，每日1次，10日为1疗程。

5. 点按足三里穴、阴陵泉穴

用拇指分别点按下肢部的足三里穴、阴陵泉、胃俞、肝俞穴各半分钟。然后揉按各穴，用力由轻到重，以穴位局部有酸胀感为度。每穴1～2分钟，每日或隔日1次，10日为1疗程。

食疗保健

（1）应规律进餐，可以少量多次，并避免粗糙、过冷、过热和刺激性大的饮食如辛辣食物、浓茶、咖啡等。

（2）戒烟限酒。

（3）缓解精神紧张。

（4）必要时使用药物促使溃疡加速愈合。有些药物能够使胃酸分泌减少，有些药物会给溃疡面敷上一层诸如铝盐或蛋白质的保护膜；应禁用能损伤胃黏膜的药物如阿司匹林，吲哚美辛（消炎痛），保泰松等。

1. 建议食品及食用方法

（1）螺旋藻。食用螺旋藻后，螺旋藻能够迅速分解成细微粒子，紧贴在胃和十二指肠的黏膜上，形成一层保护膜，由此促进黏膜再生，修复已损伤的黏膜，使胃部倍感舒适。

（2）磷脂。磷脂可促进细胞活化、组织再生修复。

（3）优质蛋白。优质蛋白中含有全面、丰富、均衡的必需氨基酸，可以很好地解决胃部营养的滋补问题。

轻度溃疡：每日螺旋藻4粒，磷脂4粒，优质蛋白1包，每天早晨食用，以上食品一次连续食用60天。

重度溃疡：每日螺旋藻5～10粒，磷脂5～15粒，每日分两次食用，以上食品一次连续食用90～180天。

2. 宜食食物

性质寒凉，味淡或苦，具有清热、利湿作用的食物，如荞麦、玉米、薏米、小麦、小米、赤小豆、绿豆、蚕豆、苦瓜、黄瓜、冬瓜、大头菜、空心菜、金针菜、苋菜、莴苣、茭白等。

3. 忌食食物

性质温热，有补益助热作用的食物，如籼米、狗肉、羊肉、鸡肉、河虾、海虾、海参、鲢鱼、草鱼、荔枝、橘子、刀豆、芥菜、薤白等。

味辛辣性温热，易助热生火的食物，如韭菜、辣椒、肉桂、干姜、生姜、花椒、胡椒、小茴香、菜茴香、大蒜、白蔻等。

滋腻味厚，易生湿、加重湿证的食物，如山药、糯米、红枣、蜂蜜、龙眼、花生、西瓜、松子、猪肉、牛奶、枇杷等。

具有收涩而可滞留湿邪的食物，如乌梅、莲子、石榴、芡实等。

十二指肠溃疡患者的食疗法

1. 赤小豆薏米饮

赤小豆30克、薏米30克，加清水文火炖煮30分钟后取100毫升汁液，再炖30分钟后倒出剩下的100毫升汁液，将两次的汁液搅匀，温饮或凉饮。

2. 金针冬瓜汤

干金针菜 20 克，切段，开水浸泡 20 分钟后与 50 克冬瓜丝入沸汤，片刻即好，加盐、味精，点几滴香油。

3. 素烧苦瓜

新鲜苦瓜 200 克，切丝，先用开水浸泡片刻以去苦味，再入油锅烧炒至九成熟，出锅，勾欠（含有盐、味精）浇汁。

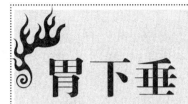

胃下垂

胃下垂是指站立时，胃的下缘达盆腔，胃小弯弧线最低点降至髂嵴连线以下。轻度胃下垂患者多无症状，中度以上者常出现胃肠动力差，消化不良的症状。

◎ 主要症状

胃下垂明显者，会出现以下典型的症状：

（1）腹胀及上腹不适。腹部有胀满感、沉重感、压迫感。

（2）腹痛。多为持续性隐痛，常发生于餐后，与食量的多少有关。进食量愈大，疼痛时间愈长，且疼痛亦较重。同时疼痛与活动有关，饭后活动往往使疼痛加重。

（3）恶心、呕吐。

（4）便秘。

（5）精神症状。精神负担过重，因而产生失眠、头痛、头昏、迟钝、忧郁等神经精神症状。还可有低血压、心悸以及站立性昏厥等表现。

◎ 所属科别

消化内科

◎ 多发人群

20岁左右的女青年或者体型瘦长、体质虚弱、腹壁松弛、腹肌薄弱者。

◎ 危险因素

胃下垂的发生与身体素质有关，如病后和产后体弱，元气亏损，或脾胃虚弱，中气下陷，不能使胃固托于正常的位置上。

◎ 按摩疗法

患者可以通过不同的按摩方法使胃下垂得以缓解。

（1）预备式

取坐位，腰微挺直，双脚平放与肩同宽，右手掌心与左手背重叠，轻轻放在小腹部，双目平视微闭，呼吸调匀，全身放松，静坐1～2分钟。

（2）按揉百会穴

将左手的中指指腹放在百会穴上，适当用力按揉0.5～1分钟。按揉百会穴可以取得升阳举陷的功效。

（3）掌揉中脘穴

将右手拇指指腹放在中脘穴上，适当用力揉按 0.5 ～ 1 分钟。这种手法可以疏肝和胃、止痛止吐。

（4）团摩上腹

将左手掌心叠放在右手背上，将右手掌根放在上腹部，适当用力做顺时针环形摩揉 0.5 ～ 1 分钟。以腹部发热为佳。长期坚持，有宽胸理气、健脾和胃的效果。

（5）按揉足三里穴

身体前倾，将拇指指腹放在同侧足三里穴，适当用力按揉 0.5 ～ 1 分钟。功效为补脾健胃、调和气血。

（6）掐揉合谷穴

将一手拇指指尖放在另一手的合谷穴上，其余四指放在掌心，适当用力掐揉 0.5 ～ 1 分钟，以有酸胀感为度，双手交替进行。功效为宁心通络、解痉止痛。

（7）合按内关穴、外关穴

将一手的中指和拇指指端放在对侧的外关穴和内关穴上，中指、拇指对合用力按压 0.5 ～ 1 分钟，双手交替进行。功效为安神镇静、和胃理气。

（8）搓涌泉穴

将左（右）下肢平放在对侧膝上，用右（左）手掌心按于涌泉穴上，反复搓擦 0.5 ～ 1 分钟。功效为醒脑开窍、补肾聪耳。

胃下垂还可用足底按摩疗法进行治疗。

患胃下垂的人，吃完饭不要着急活动，躺半小时以后再起来收拾碗筷。平时可以按揉脚底胃的反射区，同时加强对脾的刺激。

脾胃不好的人，在做足部反射疗法时都是按胃、胰、十二指肠这个顺序往下推。但现在是胃下垂，手就得倒着走，按十二指肠、胰、胃的顺序往上推。有条件的话也可以在肝俞和脾俞拔罐。

饭后半小时，自己在胃肠反射区用大拇指往上推，推 36 下，坚持一个月，就能感受到胃在明显上升。

另外，针对胃下垂还有另一种按摩治疗法。

1. 操作步骤

（1）摩腹

用手掌先顺时针绕肚脐摩 81 圈，再反方向逆时针摩 81 圈，然后横擦少腹 81 次。

（2）托胃

术者四指并拢，以螺纹面着力，根据胃下垂的不同程度，自下而上托之。在上托的同时，四指可以轻微颤抖，以便使胃恢复原位。一般托 5 ～ 10 分钟。

（3）点揉鸠尾、中脘、天枢、气海，各 1 ~ 2 分钟。

（4）滚揉胸背部 5 ~ 7 分钟。然后点揉脾俞、肝俞、胃俞，各约 2 分钟。

（5）腹部揉推法

病人仰卧、两腿屈曲，按摩者用双手揉拿腹部，以发热为度，然后手掌自下而上做推颤法十余次。

2. 辨证加减

（1）肝气郁结：患者情志不舒，胃部下垂不适、腹胀、腹泻、时有肠鸣作声，可伴有眩晕失眠等。

加用：擦两胁肋 3 ~ 5 分钟。点揉章门、期门、太冲、肝俞，每穴 1 ~ 2 分钟。

（2）气血不足：患者精神疲乏，四肢无力，胃部下垂不适，伴有失眠、心悸及直立性低血糖等症状。

加用：直擦背部督脉，横擦左侧背部，5 ~ 10 分钟，按揉足三里，约 2 分钟。

日常保健

预防胃下垂，需要注意以下事项。

（1）生活要有规律，情志舒畅，心情开朗。

（2）宜少食多餐，忌食生冷、刺激性及不易消化食物。

（3）平时可配合适当的腹肌锻炼（可做仰卧起坐），但不可过度疲劳。

（4）吃完饭后要适当休息，避免饭后马上进行剧烈活动。

（5）胃下垂严重者可用胃托帮助。

（6）可配合中药及针灸辨证施治。

胃下垂的食疗法

1. 姜韭牛奶羹

原料：韭菜 250 克，生姜 25 克，牛奶 250 克。

做法：韭菜、生姜捣烂，绞取汁液，兑入牛奶，加热煮沸。

功效：温胃止呕，滋补虚弱。

用法：趁热顿饮。

2. 干姜花椒粥

原料：干姜 5 片，花椒 3 克，粳米 100 克，红糖 15 克。

做法：花椒、姜片，用白净的纱布袋包，与粳米加清水煮沸，30 分钟后取出药袋，再煮成粥。

功效：暖胃散寒，温中止痛。

用法：每日早晚各 1 次，长期服食始可见效。

3. 桂圆肉蒸鸡蛋

原料：桂圆肉 5 ~ 7 克，鸡蛋 1 个。

做法：新鲜鸡蛋去壳，放入小碗中，可加白糖少许，约蒸3分钟，蛋半熟（蛋黄凝成糊状的半流质时），将桂圆肉塞入蛋黄内，再蒸10分钟（或烧饭时放入饭锅内蒸熟，让水蒸气进入）。

功效：补益心脾。

用法：当点心吃。每日1次。

4.鸡内金炒米粉

原料：炙鸡内金30只，糯米粉1000克，白糖适量。

做法：鸡内金研成粉末，或烘干后，用小磨磨成粉，备用。糯米用冷水浸2小时，捞出，晾干，蒸熟，再晒干或烘干，磨成细粉。将鸡内金与糯米粉混合，再磨一次，筛下粉末，装瓶。

功效：健胃消食，补中益气。

用法：每日2次，每次2匙，加白糖半匙，冲开水适量，拌匀，用小锅炖，糊呈透明状即可食用。当点心吃，3个月为1个疗程。

习惯性便秘

习惯性便秘是指长期的、慢性功能性便秘，多发于老年人。同时，也有人认为习惯性便秘不仅仅限于功能性便秘，它也包括结肠性便秘与直肠性便秘。

◎ 危险因素

· 缺乏运动。因运动缺乏导致肠蠕动减慢，腹肌和直肠肌肉萎缩，造成排便无力。

· 肛门病变。如肛裂、肛门直肠周围脓肿、痔疮等患者因恐大便疼痛、出血、脱出，常控制排便，延长排便间隔时间等。

· 粗纤维食物摄取不足，大便形成减少，粪质干燥，导致便秘。

· 抑制便意。如厕所位置不便、厕所不舒适、缺乏隐私环境、长途旅行时如厕困难等。

◎ 所属科别

消化内科

◎ 多发人群

老年人。

◎ 主要症状

大便坚硬干燥，或呈颗粒状似羊粪，常伴有左下腹胀闷不适、上腹饱胀、嗳气、恶心、腹痛、肠鸣、排气增多等症状。长期便秘者，还可出现食欲不振、口苦、精神萎靡、头晕乏力、全身酸痛以及头痛、失眠等症状。

◎ 按摩疗法

通过按摩，可以较好地防治习惯性便秘。

一般按摩法

方法：早上起床，空腹在空气新鲜处，双腿盘坐，双手握拳于胸前，深吸两口气，憋住，吸第三口气时，舌根抵住咽喉，随口水向下吞下，双手抱拳于胸骨柄（天突穴处）向下刮至小腹（中极穴处），协助吞气，后再用双掌大鱼际分别从双侧足阳明胃经不容穴始，向下刮至气冲穴止，刮至皮肤略红为度，算吞气1次。

每日练习，3个月为1疗程，如效果不佳继续第2个疗程，疗程间不休息。

同时，患者可以在每晚睡觉前，手掌顺肚脐环周按摩，也可以较好地治疗习惯性便秘。

穴位按摩法

通过指压点穴加按摩可以较好地治疗习惯性便秘。

（1）按摩关元、天枢穴

患者取仰卧位，全身放松，用掌根顺时针方向缓慢揉小腹5分钟，拇指用力按压关元、左右天枢穴各1分钟，令局部有酸胀感，然后双手叠加置于小腹行掌震法1分钟，最后双手掌沿脐部向下抚摩结束。

（2）按摩合谷、足三里穴

按摩合谷及足三里。合谷在五指并齐，拇指与示指间最高点；足三里位置，坐位，掌心平放膝盖正中，五指自然分开，小指尖所对位置即是。

慢性腹泻

慢性腹泻指病程在两个月以上的腹泻或间歇期在2～4周内的复发性腹泻。当排便次数明显超过平日习惯的频率，粪质稀薄，每日排粪量超过200克，或含未消化食物或脓血即为腹泻。通常粪便中含有75%～80%的水分，但若是超过85%以上，就可以判断为腹泻。

◎ 主要症状

慢性腹泻往往反复发作，久治不愈，可伴有腹胀、腹痛、食欲不振等症状。轻者每日大便数次，重者可10余次，可混有黏液或脓血。

根据病变部位，腹泻可分为小肠、结肠、直肠性腹泻。痛在脐周、便后不缓解，便质稀薄，一般为小肠性腹泻；如腹痛有便意，便后腹痛缓解，便质呈黏液或带有脓血的，一般为结肠性腹泻；如伴有里急后重，一般属于乙状结肠或直肠的病变。

◎ 所属科别

消化内科

◎ 多发人群

所有人。

◎ 危险因素

有时，慢性腹泻的发生与下列疾病相关：

· 糖尿病。
· 甲亢。
· 肝癌。
· 大肠癌。
· 节段性肠炎。
· 溃疡性结肠炎。

◎ 按摩疗法

针对慢性腹泻，可以通过一些按摩方法进行治疗。

1.手部穴位按摩疗法

穴位选择：腹泻点是治疗腹泻最有效的穴道，配合三间、合谷等穴位效果更佳。

反射区选配：按摩直肠、肛

门、大肠、结肠、肾、小肠、腹腔神经丛、膀胱、输尿管、胃脾大肠区等反射区，重点按摩大肠、直肠、腹腔神经丛、结肠反射区。

按摩，通过刺激一定部位或穴位，打通经络，从而达到增强机体抗病能力的目的。

2. "卧功"按摩法

睡前平卧于床上，意守丹田，自然呼吸，以一掌心按摩脐部，以脐为中心，逐渐增大按摩范围，顺、逆时针各按摩36次，直到腹部发热为止。

3. 体穴按摩法

按摩两足三里穴，各36次，也可在夜间睡觉时，采取平卧式，左腿弯曲把踝关节垫在右腿足三里穴下。

4. 足部按摩法

根据足部不同的按摩部位，足部按摩法可以分为足底按摩法、足外侧按摩法以及足背部按摩法三种。

（1）足底部按摩法

反射区：腹腔神经丛、肾、输尿管、膀胱、胃、胰、十二指肠、盲肠（阑尾）、回盲瓣、升结肠、横结肠、降结肠、乙状结肠及直肠、小肠、肛门、生殖腺。

手法：拇指指端点法、示指指间关节点法、示指关节刮法、

双指关节刮法、拳刮法、拇指推法、擦法、拍法、拳面叩击法等。

（2）足外侧按摩法

反射区：下腹部、生殖腺。

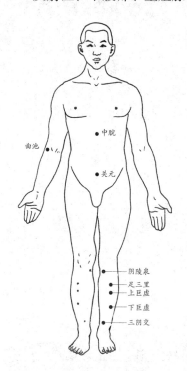

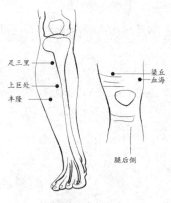

慢性腹泻按摩穴位

388

手法：拇指推法、示指外侧缘刮法、按法、揉法、中指叩击法、撮指叩击法等。

（3）足背部按摩法

反射区：腹股沟管、上身淋巴结、下身淋巴结。

手法：拇指指端点法、示指指间关节点法等。

根据中医所说的不同病因，慢性腹泻的按摩疗法如下：

1. 寒湿伤脾

（1）取仰卧位，家人用拇指指腹端按揉足三里、阴陵泉、三阴交穴各1分钟；再用掌推法从中脘推至关元穴，反复进行3分钟，并用掌摩法逆时针摩腹3分钟；最后家人用拇指指腹端按揉上巨虚、下巨虚、曲池穴各1分钟。

（2）取俯卧法，家人以掌从尾骶部沿脊柱向上推擦，反复进行5遍，以微热、微红为度；再用拇指指腹端按揉背部脾俞、胃俞、大肠俞、长强穴各1分钟；最后沿脊柱两旁用擦法约5分钟，以透热为度。

2. 饮食所伤

（1）取仰卧法，家人用拇指指腹端按揉足三里、阴陵泉、三阴交穴各1分钟；再用掌推法从中脘推至关元穴，反复进行3分钟；最后用掌摩法顺时针摩腹3分钟。

（2）取俯卧位，家人用拇、示指提捏其尾骶部肌肉，一紧一松，逐渐向上至大椎穴，重复5遍。再用拇指指腹端按揉脾俞、胃俞、大肠俞穴各1分钟。

3. 肝气乘脾

（1）取仰卧位，家人用掌擦法斜擦两胁，以微热为度；再用掌推法从中脘推至关元，反复进行3分钟；最后用拇指指腹端按揉期门、章门、足三里、阳陵泉、太冲、行间穴各1分钟。

（2）取俯卧位，用㨰法沿脊柱两旁㨰5分钟；再用禅推法推背部两侧肝俞、胆俞、膈俞穴各1分钟。

4. 脾胃虚弱

（1）取仰卧位，家人用掌按法持续按中脘、关元、气海穴各2分钟；再用手掌揉按胃脘部，并逆时针摩全腹3分钟；最后用拇指指腹端按揉内关、足三里、三阴交穴各1分钟。

（2）取俯卧位，家人用打滚法沿脊柱两旁从脾俞穴揉至大肠俞穴，反复进行5分钟；再用禅推法推背部两侧脾俞、胃俞、大肠俞、长强穴各1分钟。

胃肠道功能紊乱

胃肠道功能紊乱又称胃肠神经官能症，是一组胃肠综合征的总称，精神因素为本病发生的主要诱因，如情绪紧张、焦虑、生活与工作上的困难、烦恼、意外不幸等，均可引影响胃肠功能正常活动，进而引起胃肠道的功能障碍。起病大多缓慢，病程经年累月，呈持续性或有反复发作。

◎主要症状

临床表现以胃肠道症状为主，多伴有心悸、气短、胸闷、面红、失眠、焦虑、注意力涣散、健忘、神经过敏、手足多汗、多尿、头痛等自主神经不平衡的表现。

◎危险因素

胃肠道功能紊乱属于消化系统疾病，比较常见的消化系统疾病如消化不良、胃炎、溃疡病、急性胃肠炎、便秘的患者；饮食不规律的人群；以及成年女性、脑力劳动者、性格内向者、常处于神经过敏状态的人等是胃肠道功能紊乱的易感人群。

◎所属科别

消化内科

◎多发人群

消化不良、胃炎、溃疡病、急性胃肠炎、便秘的患者；饮食不规律的人群；以及成年女性、脑力劳动者、性格内向者、常处于神经过敏状态的人等。

胃肠道功能紊乱的分类

1.胃神经官能症

（1）神经性呕吐，多见于女性。患者往往在进食后不久突然发生呕吐，一般无明显恶心，呕吐不费力，呕吐量不多，且不影响食欲和食量，常呕吐后可继续进食，因此多数无明显营养障碍。神经性呕吐可伴有癔症的色彩，如夸张、做作、易受暗示、突然发作，间歇期完全正常，因此也称为癔症呕吐。

（2）神经性嗳气，患者有反复发作的连续性嗳气，致使不自觉地吞入大量空气而使症状更为明显，导致频频嗳气，常有癔症色彩，当众发作。

（3）神经性厌食，多为女性，主要为厌食或拒食，严重者有体重减轻。患者多数自觉良好，行动活泼敏捷，有时又自相矛盾地对食物甚感兴趣，甚至贪食饱餐，而后又偷偷呕掉。患者因长期少食，体重减轻可达原有体重的 40% ～ 60% 以致恶病质的程度。患者常有神经内分泌失调，表现为闭经、低血压、心动过缓、体温过低、饥饿感丧失等。

2.肠神经官能症

肠神经官能症又称激惹综合征，为胃肠道最常见的功能性疾病。以肠道症状为主，患者常有腹痛、腹胀、肠鸣、腹泻和便秘等症状。

（1）以结肠运动障碍为主，较多见。患者有阵发性肠绞痛，主要位于左下腹，腹痛的发作和持续时间虽不很规则，但多数在早餐后发作，熟睡时极少见。腹痛常因进食或冷饮而加重，在排便、排气、灌肠后减轻。腹痛常伴有腹胀、排便不畅感或排便次数增加，粪便可稀可干。

（2）以结肠分泌功能障碍为主。

（3）以小肠功能障碍为主。

◎按摩疗法

1.调治胃肠神经官能症的一般按摩法

（1）摩腹法

患者取仰卧位，双膝曲。两手掌相叠，置于腹部，以肚脐为中心，在中、下腹部沿顺时针方向摩动约 5 分钟，以腹部有温热感为宜。用力宜先轻后重，然后扩大范围摩动全腹部约 2 分钟。

（2）擦腰骶法

患者取坐位，腰部前屈。两手五指并拢，掌面紧贴腰眼，用力擦向骶部，如此连续反复进行约 1 分钟，使皮肤微热，有热感为宜。

以上两种自我按摩调治胃肠神经官能症的方法每日 1 ～ 2 次，连续治疗 24 天，然后根据病情可隔日治疗一次，直至症状消失。

在按摩时，这两种方法可同时进行，按摩者可在按摩治疗过程中同时进行心理暗示，这样做既节省时间又疗效显著。

另外，可以通过精神疗法进行治疗。精神疗法治疗的主要目的是解除患者的思想顾虑，调整好心态，要善于抓住主要矛盾，经过耐心细致的解释，让病人了解疾病的性质，起病原因以及良好的愈后等，以解除病人的思想顾虑，树立对疾病的正确认识，提高治愈的信心，从而发挥其主观能动性，可使病情早日痊愈。

2. 穴位按摩法

（1）治则：疏肝理气、健脾和胃、降逆止呕。

（2）主要穴位：缺盆、膻中、中脘、气海、章门、内关、涌泉、膈俞、公孙、足三里、梁门等穴。

（3）主要手法：推、揉、按、拍打等。

（4）操作时间：30 ~ 40分钟。

（5）基本手法

仰卧位：患者仰卧位，按摩者立于其侧，单手掌推胸腹部正中任脉线，从天突推至关元穴（注意推至脐下转换手掌方向）。双掌开三门，运三脘。双掌重叠揉合多指拿腹部（从上至下），揉拿任脉及两侧。拇指点揉缺盆、膻中、中脘、气海、章门、内关、足三里、梁门等穴。

俯卧位：患者俯卧位，按摩者立于其侧。双掌推揉背部膀胱经路线（从上至下），多指拿脊柱两侧肌肉。拇指点揉背部膀胱经路线上的穴位（从上至下）。拇指点揉公孙、涌泉等穴。双手空掌交替拍打腰背部，结束手法。可根据病人需要灵活掌握，不要一成不变。

胃肠道功能紊乱的日常疗法

治疗方面传统上应用饮食疗法、营养支持疗法、镇静安眠、缓痉止痛综合治疗为主，医生可根据病情对症使用谷维素、多酶、维生素 B_1、硫糖铝、多潘立酮（吗叮啉）等西药。

中药辨证依饮食积滞、肝郁气结、脾胃虚弱、痰湿内阻、心肾不交等症候，使用保和丸、抑肝散、柴胡疏肝散、参苓白术散、甘麦大枣汤、天王补心丹、六味地黄汤等加减治疗；同时针灸理疗、气功、运动疗法也有较好的作用。

在使用对症、支持、调节的中西药过程中，采用心理治疗，其方法一般是解释、安慰、疏导、分析、认识、积极暗示和情绪转移，让患者真正认识病情、主动调节情绪、消除思想顾虑，提高疾病治愈信心。

胃肠道功能紊乱的药物治疗

调节神经功能，改善睡眠。根据病情，可选用下述药物与方法。

（1）镇静剂。可给予氯氮（利眠宁）、安定、氯丙嗪、苯巴比妥、甲丙氯酯（眠尔通）或谷维素等。

（2）解痉止痛。抗胆碱能药物可使平滑肌松弛，有解痉止痛作用；如颠茄制剂、阿托品、溴丙胺太林（普鲁本辛）等。

（3）神经性呕吐。可用维生素 B_6。呕吐剧烈酌情给予氯丙嗪（冬眠灵）、异丙嗪、多潘立酮（吗叮啉）等。

（4）肠神经官能症。便秘可予滑润剂如液状石蜡、氧化镁、羟嗪（安他乐）和植物黏液性物质。腹泻可用复方地芬诺酯（苯乙哌啶），或 0.25% 奴夫卡因灌肠，一日一次，也可用洛哌丁胺（易蒙停）。

第五章

骨骼与肌肉疾病的按摩疗法

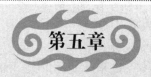

膝关节炎

膝关节骨性关节炎，又称增生性关节炎，肥大性关节炎，退行性关节炎，骨关节病，它是一种以关节软骨退行性改变为核心，累及骨质并包括滑囊，关节囊及关节其他结构的全方位，多层次，不同程度的慢性无菌性炎症。

◎ 主要症状

在疾病的初期没有明显的症状或症状轻微，早期常表现为关节的僵硬不适感，活动后好转，遇剧烈活动可出现急性炎症表现，休息及对症治疗后缓解。

◎ 所属科别

骨科

◎ 多发人群

中老年人。

◎ 按摩疗法

推拿点穴法

（1）点揉痛点

用手指按压，找到膝关节周围的压痛点，用拇指、示指的指腹在压痛点处进行点揉，压痛点多位于膝关节内外侧、髌骨上下及膝后窝处。膝后窝处可以用示、中指点揉。

按揉每个痛点时注意力度，先由轻至重点揉20次，再由重至轻点揉20次。此手法可以促进痛点炎症吸收，松解粘连，特别适用于各种慢性膝关节疾病。

（2）点揉穴位

点揉膝关节周围的一些特定穴，每个穴点揉1分钟，以酸胀为佳。关节水肿时，点揉以下穴位的疗效较好。

①血海穴、梁丘穴

位置：下肢绷紧，膝关节上侧肌肉最高处，内为血海、外为梁丘。

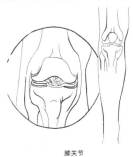

膝关节

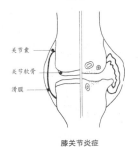

关节囊
关节软骨
滑膜

膝关节炎症

作用：刺激此二穴可有效增加股四头肌的血液供应，配合股四头肌锻炼可以防止肌肉萎缩，尤其对改善膝关节骨性关节炎的抬腿无力、屈伸困难，效果显著。

②犊鼻穴、膝眼穴、委中穴

位置：屈膝，在膝部，髌骨与髌韧带外侧凹陷处为犊鼻穴，内侧凹陷处为膝眼穴。委中穴位于横纹中点，股二头肌腱与半腱肌肌腱的中间。

作用：刺激此三穴可增加关节内血液供应和润滑液的分泌，防止因摩擦造成的疼痛。

③阴陵泉穴、阳陵泉穴

位置：阴陵泉穴位于小腿的内侧，膝下高骨后侧凹陷处。阳陵泉穴位于膝盖斜下方，小腿外侧高骨稍前凹陷处。

作用：刺激此二穴可以疏通下肢经络，改善小腿无力、疼痛等异常感觉。

④三阴交穴、足三里穴

位置：三阴交穴位于内踝高点上四横指处。足三里穴位于外膝眼下四横指处。

作用：刺激此二穴可以令下肢有力。具有补益肝脾肾，健步强身的作用。

（3）掌揉髌骨

以掌心扣按髌骨，在保持足

够压力的情况下，使髌骨产生向内向上的轻微运动，在此基础上，带动髌骨做环转运动2～3分钟。按压时，以髌骨下产生酸胀温热为宜。

此手法适用于膝关节骨质增生、髌骨软化症、膝关节水肿及伸膝装置外伤性粘连、风湿类风湿性关节炎等。

（4）拿捏股四头肌

以拇指和其余四指相对拿捏股四头肌（即膝盖上丰厚的肌肉）1～2分钟，以微微酸胀为度。此手法可有效增加股四头肌内的血液供应。特别是对于膝关节骨性关节炎的患者，股四头肌内侧头萎缩，膝关节不能伸直者。

（5）弹拨膝关节内外侧肌腱

用双手除拇指外其余四指触摸膝关节后窝内的两侧，可以摸到两侧有两根"大筋"，此即是大小腿主要肌腱穿行处。

大多膝关节病患者由于膝关节不能充分伸直而引起这些肌腱"挛缩"，久之腿就会无法伸直。用双手四指经常弹拨此两处"大筋"，可以起到舒筋通络的作用，松解挛缩，恢复肌腱原来的长度。这样，渐渐膝关节就能伸直了。

（6）拿揉小腿肚

用手掌轻揉地拿揉小腿肚。每侧各1分钟，以小腿肚微微发热为佳。此手法的作用是松解患者小腿肚痉挛的肌肉，增加小腿后侧肌群的血液供应。

（7）擦膝盖

可在膝盖周围涂擦少量红花油或扶他林，然后用一只手快速在膝盖周围的皮肤上来回擦动，以关节周围产生热感为佳。能够有效增加血液供应，改善因血供不良而出现的麻木、僵硬感。

（8）转膝提腿

站立，双下肢并拢，膝关节微屈，身向前倾，两手掌分别按在两膝上，膝部左右旋转40次；然后坐下，让两下肢悬空，提起左腿，如踢球状30次，左右轮换。此方法主要是活动关节内部各组织，促进关节内润滑液的分泌和滋润。

膝关节炎的自我按摩法

（1）按摩大腿，小腿

先用双手握住左大腿根部，使用适当的力量从大腿根部向下按擦至脚踝处，再从脚踝处往上按擦到大腿根部。一下一上为一次，反复30～60次。

然后按摩右下肢，方法相同（女性先按摩右腿）。此功法防治下肢萎痹、腰脊痛、水肿等病症。

（2）按摩委中

委中位于下肢窝正中。伸直膝关节，双手掌贴紧同侧委中穴韧带位置，用重力来回摩擦50～80次。此法对腰背痛、腹痛、下肢痿痹等有效。

（3）按摩足三里

将两手掌根部紧贴同侧下肢膝眼足三里穴位，一上一下用力按摩100～150次，使足三里处有发热感。每天早晚各做一次。

（4）按揉膝盖骨

坐位，两手掌心紧按膝盖骨，先同时向内旋转按揉20次，然后再向外同法操作。可强健腿膝，舒筋活络。

（5）捶击足三里

用虚拳捶击足三里100次以上，使足三里处有发热感。

膝关节炎的独特按摩法

（1）按手脚腰腿点各五分钟（第二、第四指趾缝压痛取穴）。

（2）曲池部位对应处，手臂伸直，最高处压痛取穴（膝部疾病，此点特痛，是治膝部疾病的特效点，左痛压右，右痛压左）按5～8分钟。

（3）耳穴：膝，肾，腰椎，神门，肾上腺，内分泌，皮质下，脑干，枕。每穴压2分钟。

膝关节炎增生疼痛的治疗

（1）推按脚部

患者仰卧，按摩者左手掐患肢脚趾，用右手掌跟推脚面筋，由轻到重，从脚趾向上推至脚脖子处，反复推6～9次。

（2）推按腿部

患者仰卧（退后面时俯卧）把腿分成四面前、后、内、外，再分大腿（从膝盖至腿根部），小腿（从脚脖至膝盖），按照前、内、外、后顺序从上往下用掌根推6次。先推大腿，后推小腿。然后再用两手心相对从大腿根先内外，后前后，往下搓揉至脚脖处，各三遍。

（3）点揉穴位

患者仰卧，小腿屈曲，术者先用刮痧板的一角按住膝眼向外刮6～9次。先内膝眼，后外膝眼。再点揉梁丘、阳陵泉、膝阳关、委中、承山。然后双手搓热捂在膝盖上3～5分钟。再顺时针转揉36圈，逆时针24圈连续3遍。

（4）拔罐

患者仰卧，在委中穴拔罐，每次留罐10分钟，起罐后稍停，连续拔3遍。

（5）弹拨疗法

患者端坐椅子上，双下肢自然下垂，医生握住膝盖下部，双手在膝窝后摸到筋，然后，双手由内向外弹拨 6～9 次。此手法对腿疼、腿麻、风寒性腿部疾病都有疗效。

日常保健

膝关节（骨关节病）是老年人最常见的一种关节疾病，也是引起老年人下肢残疾的主要原因，严重影响着老年人的日常活动和生活质量。因此，积极预防骨关节病的发生、延缓骨关节病的进展应成为老年人的日常必修课。做好以下几点可以有效地防治膝骨关节病。

（1）膝关节骨关节病的患者，在日常生活中尽量注意少上下楼梯、少远足、少登山、少久站、少抱小孩、少提重物，避免膝关节的负荷过大而加重病情。

（2）保持合适的体重，防止身体肥胖、加重下肢关节的负担，一旦体重超标，要积极减肥，注意调节饮食，控制体重。

（3）尽量避免穿高跟鞋走远路，高跟鞋会改变下肢的力线。老年人日常活动中应首选厚底而有弹性的软底鞋，以减少膝关节所受的冲击力，避免膝关节软骨发生撞击、磨损。

（4）参加户外运动（如扭秧歌、打太极拳等）之前要做好准备活动，轻缓地舒展膝关节，增加下肢的柔韧度和灵活性，让膝关节活动开以后再参加运动。练压腿时，不要猛然把腿抬得过高，防止过度牵拉膝关节韧带和肌肉组织；打太极拳时，动作幅度不宜过大、下蹲位置不宜过低，以防膝关节负担过重发生损伤。

（5）骑自行车是非负重下锻炼膝关节的良好方法。但在骑车时，要调好车座的高度，以坐在车座上两脚蹬在脚蹬上、两腿能伸直或稍微弯曲为宜，车座过高、过低或上坡时用力蹬车，对膝关节都有不良的影响，应注意避免。

（6）冬天温度下降时，膝关节遇冷血管收缩，血液循环变差，往往使关节僵硬、疼痛加重，所以在天气寒冷时应注意保暖，必要时戴上护膝，防止膝关节受凉。

（7）注意走路时的身体姿势，不要扭着腰干活、撇着腿走路，避免长时间下蹲。日常下蹲动作（如洗衣服、择菜、擦地）最好改坐小板凳。避免长时间保持一种姿势，注意经常变换姿势。比如，站立一段时间后可以抻抻腿、扎扎马步，养成在日常生活中保护关节的良好习惯。

（8）对膝关节骨关节病的早、中期患者来说，既要避免膝关节过度疲劳，又要进行适当的功能锻炼，以增加膝关节的稳定性。锻炼腿部的肌肉，不仅能缓解关节疼痛，还能防止病情进展。不要认为只有休息不活动，才能保护好患病的膝关节。

据研究认为对膝骨关节病的患者而言，游泳和散步是最好的运动，既不增加膝关节的负重，又能让膝关节四周的肌肉和韧带得到锻炼。其次，仰卧抬腿、空蹬自行车，都是病人很好的运动。

（9）在饮食上，应多吃含蛋白质、钙质、胶原蛋白、异黄酮的食物，如奶及奶制品、豆及豆制品、鱼虾、海带、黑木耳、鸡爪、猪蹄、羊腿、蹄筋等，这些既能补充蛋白质、钙质，防止骨质疏松，又能营养软骨及关节润液，还能补充雌激素，使骨骼、关节更好地进行钙质的代谢，减轻关节炎的症状。

慢性膝关节痛

膝关节在全身的关节中体积最大，结构最复杂。膝关节除了承受人体绝大部分重量外，在日常生活中所起的作用，也是首屈一指的。近年来，中老年人因运动不当，导致膝关节损伤的病例越来越多。

◎ 主要症状

风湿性关节炎可出现膝关节疼痛，多伴有红、肿、发热等。膝关节周围的软组织损伤可出现局部疼痛、活动受限等。

◎ 危险因素

下膝关节疼痛的原因。主要可分为四大类：

（1）风湿性关节炎。可出现膝关节疼痛，多伴有红、肿、发热等。

（2）痛风性关节炎是由于体内嘌呤代谢失衡，尿酸盐在膝关节周围堆积过多而出现红肿疼痛。

（3）膝关节退行性变（骨质增生）。

（4）膝关节周围的软组织损伤。

◎ 所属科别

骨科

◎ 多发人群

中老年人。

◎ 按摩疗法

【按摩部位及取穴】

膝关节、髌骨、股四头肌等部位；血海、梁丘、犊鼻、膝眼、委中、阴陵泉、阳陵泉、三阴交、足三里等穴。

【按摩手法】

揉、捏、弹、擦等。

自我按摩

（1）点按膝周穴位

坐在椅子上，双腿自然伸直，用两手大拇指点按膝眼（髌骨下方部，髌韧带两侧凹中），血海（大腿内侧之下部，内上踝上2寸），梁丘（膝盖上2寸两筋间），鹤顶（髌骨上缘正中凹陷中）等穴位，每个穴点按约1分钟。

（2）按揉血海穴、梁丘穴

刺激此二穴可有效增加股四头肌的血液供应，配合股四头肌锻炼可以防止肌肉萎缩，尤其对改善膝关节骨性关节炎的抬腿无力、屈伸困难，效果显著。

（3）放松大腿肌肉

坐在椅子上，用拿法、按揉法放松大腿前面的肌肉，从上至下，3~5分钟。

（4）放松小腿肌肉

坐在椅子上，用拿法放松小腿后侧及外侧的肌肉，从上至下，3~5分钟。

（5）按揉髌骨

坐在椅子上，双膝屈曲约90度，双足平放地板上，将手掌心放在膝关节髌骨上，五指微张开紧贴于髌骨四周，然后稍用力，30~50次。

（6）提拿髌骨

坐在椅子上，双腿自然伸直，用五指抓住髌骨，向上提起，一提一放，30~50次。

（7）推擦膝关节

坐在椅子上，双膝屈曲，用两手的掌指面分别附着大腿两旁，然后稍加用力，沿着大腿两侧向膝关节处推擦，3~5分钟。

有效预防膝关节疼痛的保健措施

（1）股四头肌的静力收缩，即"大腿绷劲"

采取坐位，将大腿的肌肉绷紧，坚持数秒钟后放松，一紧一松，反复练习，每次锻炼5~10分钟，每日2~3次。

（2）空蹬自行车

采取仰卧位，两腿在空中做蹬车动作，模拟蹬自行车，以提高肌肉和韧带的弹性、韧性及关节的灵活性，消除膝部无菌性炎症，避免膝关节周围软组织粘连。每次3~5分钟，每天坚持2~3次。

（3）半蹲转膝法

两脚立正，足根并拢，两膝微屈，两手扶于膝部，使两膝作顺、逆时针方向的回旋动作，每次3~5分钟，每天坚持2~3次。

（4）步行或慢跑

步行和跑步可增强下肢肌力、韧带的韧性，以及膝关节的灵活性与稳定性。

提示：在做以上运动时，一定要循序渐进，活动范围由小到大，强度以不感觉疲劳和不适为度。

日常养护

避免膝关节过度活动及劳损。膝关节疼痛时，应避免做一些使膝关节半屈曲的动作，如上下楼梯、爬山、打太极拳等，以免加重膝关节的损伤。

过于肥胖者，要适当控制饮食，加强运动。减轻体重就减轻了关节的压力和磨损。

预防骨质疏松。中老年人可以适当补充钙质、维生素 D 等与骨关节代谢密切相关的药物，同时进行适度的体育锻炼，以减慢骨组织退行性改变的进程。

要注意膝部保暖。避免潮湿环境，不要睡卧在寒冷潮湿的地方，热天大汗时不要马上用冷水冲洗膝关节，以防局部血管收缩，影响膝关节的血液循环。

膝关节疼痛的注意事项

（1）患有膝关节病的患肢不宜过度活动，避免寒冷刺激。

（2）引起膝部疼痛的还有半月板损伤、侧副韧带损伤等，理疗部位与方法相同，在保健和预防的时候一定注意。

（3）如果出现关节粘连的，尽量加大治疗强度。

（4）走路不要走太久，当膝盖觉得不舒服时就应立即休息。

（5）避免半蹲、全蹲或跪的姿势，如蹲马步。

（6）保持理想体重以减轻膝盖的负担。

（7）注意膝盖的保暖，可以穿长裤、护膝来保护膝盖。

（8）少搬重物，少穿高跟鞋。

（9）避免外伤及过度劳动。

慢性膝关节疼痛的食疗法

疗法一：独活 30 克，乌豆 60 克，米酒 500 克。把独活、乌豆放入锅加清水煎，去渣存液 500 克。把液兑入米酒，每天分两次温服。

疗法二：绵瓜络 150 克，白酒 500 毫升，泡 7 日后去渣，每回饮 15 毫升，每天两回。

疗法三：三棱、莪术、赤芍、生南星、半枝莲各 30 克，红根 40 克，生川乌、生草乌、云苓、威灵仙各 20 克，马钱子、棒草各 10 克。上药焙干，共研成细末，混匀，每回取 30 至 40 克药粉，以温水、蜂蜜、醋各等分，调成糊状，外敷患部，每天换药 1 次。

疗法四：白芍 30 克，木瓜、威灵仙、鸡血藤、肉苁蓉各 20 克，熟地、骨碎补、鹿含草各 15 克，当归、南五加各 10 克，棒草 6 克。用水煎服，每天 1 剂，1 个月 1 疗程。

疗法五：生姜汁 1/3 份，面粉 1 份，芋头 1 份，去皮捣成糊状。把以上各药同蜂蜜和匀，调成糊状。将配好的药糊摊在塑料布上，外敷痛处，固定好。每 2~3 日换药 1 次。

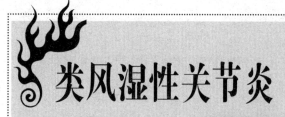

类风湿性关节炎

类风湿性关节炎是一种以关节滑膜炎为特征的慢性全身性自身免疫性疾病。滑膜炎持久反复发作，可导致关节内软骨和骨的破坏，关节功能障碍，甚至残废。血管炎病变累及全身各个器官，所以这种病又叫类风湿病。

◎ 主要症状

类风湿性关节炎的典型症状为：

（1）疼痛伴发热。

（2）无论是由于创伤或未知原因，疼痛和僵硬感发展迅速。

（3）经短暂坐立或一夜睡眠后臂、腿或后背疼痛、僵硬。

（4）小儿臂凹、膝、腕、踝处出现疼痛或皮疹，或出现波动热、食欲不佳、体重下降，可能患上了幼年性类风湿关节炎。

晨僵是类风湿关节炎的首个症状，早上起来患者会发现关节不灵活，起床活动后晨僵减轻或消失。同时患者还会出现关节肿痛，还可能会出现乏力、疲劳、发热等症状。

◎ 所属科别

骨科

◎ 多发人群

女性居多，一般在40～49岁或者60～69岁这两个年龄段多见。

◎ 危险因素

寒冷、潮湿、疲劳、营养不良、创伤、精神因素等，常为本病的诱发因素。

◎按摩疗法

按摩治疗中枢型类风湿性关节炎

以按摩腰骶、脊柱及两侧膀胱经为主，用按摩疗法。

具体步骤为：患者取俯卧位，上胸部及股部分别垫2～3个枕头，使前胸悬空，两手臂肘关节弯曲放于枕旁，按摩者立于一旁，以一手掌指在患者腰背部沿脊柱及其两侧，反复施以大滚法，同时另一手掌在患者背部随其呼吸动作进行按压，嘱患者深呼吸，呼气时向下按压，吸气时放松，之后以手指指间关节依次点按秩边、居环跳等穴。

然后患者改为坐位，按摩者立其后方，用一手拳滚法施于颈项两侧及肩胛部，同时嘱患者配合作颈部左右旋转及俯仰活动；接上势，按摩者以一手拇指与示、中指相对，于患者的双肩井穴及双风池穴上以施以三指拿法3～5次。

后嘱患者两肘屈曲，抱于后脑枕骨部，两手手指交叉握紧，按摩者立其背后，以膝抵住患者背部，再以两手握住患者两肘，作向后牵引及向前俯的扩胸俯仰动作，同时嘱患者在前俯时呼气、后仰时吸气，如此俯仰各7～8次，后嘱患者上身前俯，双手仍抱于后脑，按摩者立于一旁，以一手握拳，用拳按法依次施于脊柱两旁，最后再施以掌擦和掌搓法，以局部发热微红为宜。

足部按摩

对于各关节肿大日渐显著，周围皮肤温热、潮红，自动或被动运动都引起疼痛的类风湿关节炎，我们应采用足部按摩治疗法。

（1）足背部按摩法

足背部反射区：上身淋巴结、下身淋巴结。

手法：拇指指端点法、示指指间关节点法等。

（2）足外侧按摩法

足外侧反射区：膝、肘关节、肩（关节）、生殖腺。

手法：示指外侧缘刮法、拇指推法、按法、拳面叩击法等。

（3）足底部按摩法

足底部反射区：头部（大脑）、脑垂体、小脑及脑干、甲状旁腺、脾、肾上腺、肾、输尿管、膀胱、胃、胰、十二指肠、生殖腺。

手法：拇指指端点法、示指指间关节点法、拇指关节刮法、拇指推法、擦法、拳面叩击法等。

（4）足腿部按摩法

足腿部反射区：坐骨神经。

手法：拇指推法。

其他按摩方法

（1）干沐浴（自我按摩）：浴手、浴臂、浴头、浴眼、浴鼻、浴胸、浴膝。

（2）鸣天鼓：用两手掌心紧按两耳孔，两手中间二指轻击后头枕骨十几次。

（3）旋眼睛：两眼向上左右旋转各5～6次。

（4）叩齿：上下牙齿互相轻叩击30多次。

（5）鼓颐：闭口咬牙，口内如含物，用两腮和舌做漱口动作30次。漱口时，口内多生津液等津液满口时再分三口慢慢下咽。

（6）搓腰眼：两手心搓热，紧按后腰部用力向下尾闾部上下30次。

（7）揉腹：用两手心揉腹，在脐孔周围自左至右、自右至左做圈状揉按。

（8）搓脚心：搓脚心涌泉穴各80次。

自我保健按摩是一种简便易行、安全性高的能缓解症状及促进康复作用的好办法。进行自我保健按摩时，应注意以下问题：

（1）局部存在急性静脉炎、淋巴管炎及各种皮肤病（如皮炎、湿疹、痤疮、局部化脓及感染等）时，禁用自我保健按摩。

（2）在过饥、过饱的情况下，不宜使用本法。

（3）自我按摩时必须在身心安静、肌肉与关节松弛的状态中进行。

（4）自我按摩时最好选用手及腕、肘关节无病变的上肢。如果双上肢均有病变，自我按摩时一定要注意病变关节的活动幅度及活动量，不可过大，以防加重损伤。

（5）自我按摩可与物理疗法和练功体操相结合，其效果更佳，一般先行理疗，再进行自我按摩，最后做练功体操。

饮食疗法

饮食疗法是指利用食物进行预防和治疗疾病的方法。中医学认为药食同源，食物也是药物，只要使用得当，配之得法，也能起到防病治病的作用。由于类风湿性关节炎病程迁延，恢复缓慢，患者必须长期服药治疗，配合饮食调理不仅可以增加疗效，而且可以弥补药物治疗的不足和抑制药物的毒副反应，对该病的治疗与康复十分有益，应用时应掌握如下原则：

1. 辨证配食

"虚者补之，实者泻之""寒

者热之，热者寒之，温者凉之，凉者温之"为治疗方法。配膳时要根据"证"的阴阳、虚实、寒热，分别给予不同的饮食治疗。一般而言，风痹者宜用葱、姜等辛温发散之品；寒痹者宜用胡椒、干姜等温热之品，而禁忌生冷；湿痹者宜用苡米、黑豆等利湿之品；热痹者一般湿热之邪交织，药膳要求清中能利，而不宜食用辛辣刺激之品。

2. 合理饮食

饮食要节制，类风湿性关节炎病人，常见久病体虚，故饮食不可过量，进食要守时、适量，不可暴饮暴食、饥饿失常，饮食应以清淡为主。

一般选择味佳可口、增强食欲的饭菜，以素食为主，饭后食用水果类（苹果、葡萄等），饮料以不含任何添加剂的果汁等天然饮料为宜，少用汽水等易引起胃酸的饮料。

可适量选食富含维生素 E、维生素 C、和 B 族维生素的蔬菜和水果，如萝卜、豆芽、紫菜、洋葱、海带、木耳、干果（栗子、核桃、杏仁）及草莓、乌梅、香蕉，以及含水杨酸的西红柿、橘柑、黄瓜等。

3. 营养全面

饮食营养应注意全面，不要忌口和偏食。一些食物应限量，但不是忌食。

要少食牛奶、羊奶等奶类和花生、巧克力、小米、干酪、奶糖等含酪氨酸、苯丙氨酸和色氨酸的食物。

少食肥肉、高动物脂肪和高胆固醇食物。

少食甜食，因其糖类易致过敏，可加重关节滑膜炎的发展，易引起关节肿胀和疼痛加重。

少饮酒和咖啡、茶等饮料，注意避免被动吸烟，因其都可加剧关节炎恶化。

可适量多食动物血、蛋、鱼、虾、豆类制品、土豆、牛肉、鸡肉及牛腱子肉等富含组氨酸、精氨酸、核酸和胶原的食物等。

腰椎间盘突出

腰椎间盘突出症是腰椎间盘在退行性病变的基础上，受到相应的损伤所引起。人们在日常生活和劳动中的一些积累性损伤，会使腰椎间盘反复承受挤压、屈曲和扭转等负荷，就可能在腰椎间盘受力最大的部位，即纤维环的后部产生裂缝。

◎ 主要症状

主要症状有：腰痛，以持续性腰背部钝痛为多见，平卧时减轻，站立时加剧；下肢放射性痛，表现为腰部至大腿及小腿后侧的放射性刺痛或麻木感，直达足底部；肢体麻木；肢体有冷感；肌肉麻痹；下腹部痛或大腿前侧痛等。

◎ 危险因素

准确原因目前尚未查清，但可能与那些引起骨关节炎的病因有关。遗传因素、脊椎损伤、肥胖、饮食和生活方式、工作姿势较差、床垫下陷以及搬举重物的姿势不正确都有可能引起该种疾病。

◎ 所属科别

骨科

◎ 多发人群

在青壮年人中常见，尤以体力劳动者或长时间坐立工作者多发。

◎ 按摩疗法

在腰椎间盘突出早期须及时治疗，同时通过按摩等，可以较好地防治。

自我按摩法

自我按摩容易学习，操作简便，且经济实用，还可代替药物。

如果能经常做腰部的自我按摩，除了可防治腰痛，还能补肾强身。具体自我按摩方法如下：

（1）揉腰眼

腰眼位于第四腰椎棘突下旁开 3.5 ~ 4 寸之凹陷（此处"寸"为中医学中的"同身寸"）。两手握拳，用示指掌指关节紧按腰眼，做旋转用力按揉 30 ~ 50 次，以腰酸胀为宜。

（2）擦腰

两手掌根紧贴腰部，用力上下擦动，动作要快速有力，以腰部有温热感为度。

（3）捏拿腰部肌肉

用双手拇指和示指同时从上向下捏拿、提放两侧腰部肌肉，直至骶部。如此自上而下捏拿 4 次。

（4）颤动腰部肌肉

两手掌根部按压腰部，快速上下颤动 15 ~ 20 次。

（5）扣击腰骶部

双手握空心拳，反手背后，以双手拳背着力，有节奏地、交替呈弹性叩击骶部。可先从骶部向上叩击至手法不能及为止（腰部）。再向下叩击至骶部，从上至下，如此往返七八次。此手法要平稳，力量由轻到重，有振动感，有透力。

一般按摩法

（1）搓捏法

首先把双手搓热，一直搓到双手发烫，放在腰眼的位置，从上向下进行反复的搓；然后是一个捏脊的动作，用拇指和示指把脊柱正中间的皮肤提起，从与肚脐相对的地方一直到尾椎。

（2）摩揉法

将双手握拳，拳眼冲上，用掌指关节顺时针和逆时针各揉 18 圈。

（3）抓腰法

抓腰法就是拇指固定在腰部，其余四指的指腹在腰部进行反复的拉动，这个动作对于腰肌劳损比较重的病人可以迅速缓解症状。

原则上这种刺激不宜过大，应该是有规律地、持之以恒地去做。通常 2 ~ 3 个月后腰痛症状会有明显的缓解。

康复锻炼法

当病人的腰椎间盘突出症病情缓解后，可进行康复锻炼来增强腰背肌肉的力量，从而达到预防复发的作用。具体如下：

（1）退步走：每天退步走 1 ~ 2 小时。以走完后微感疲劳，但不加重症状为度。

（2）屈腰活动：向前、后和左、右屈腰 10 ~ 20 次，每天早晚各一次。不要用暴力、不可做旋腰动作。

（3）燕飞式：俯卧在床上，将上肢放置背后，然后用力将头胸部和双腿挺起离开床面，使身体呈反弓形，坚持至稍感疲劳为止。依此法每回锻炼 20 ~ 50 次，每天早晚各一回，逐渐加量。

（4）仰卧屈腿：仰卧在床上，双手抱下肢做屈曲动作。每天早晚各一次，每次做 20 个。

（5）仰卧蹬车：仰卧在床上，双腿向上似蹬自行车状。每天早晚各一次，每次 10 ~ 15 分钟。

（6）五点支撑：仰卧在床上，用双肘、双足及头支撑身体，用力向上挺腹，坚持片刻，然后放下，重复数遍，以坚持至稍感疲劳为止。每天早晚各一次。

（7）仰卧起坐：每天早晚各一次，每次做 10 ~ 20 个。

以上康复锻炼方法，每天可选择几种交替进行。锻炼以自我感觉稍疲劳为标准，不可过度锻炼。如果能够坚持自我按摩、康复锻炼，并且注意平时对腰部的保护，相信会取得不错的疗效。

日常预防

（1）抬重物时先想到护腰

在搬、抬、扛重物时要量力而行，不可强用暴力，更不可在负重情况下做扭腰动作。在运动、劳动过程中，注意保护腰部，避免摔伤、撞伤、扭伤等。

（2）要保持良好的坐姿

"正襟危坐"是古人提倡的保健坐姿，可使腰骶部韧带、肌肉等不受到过度的牵拉，使腰椎乃至整个脊柱保持正直。坐椅子工作时，应将椅子拉向桌缘，在"正襟危坐"的基础上，尽量将腰背紧贴并倚靠椅背，这样可以降低腰椎间盘的内压，腰背、腰骶部的肌肉不至于太疲劳，可防腰痛。同时，不宜久坐，工作 1 小时应休息 10 ~ 20 分钟，或改变姿势活动一会儿；尤其不宜久坐沙发。

（3）腰部要注意保暖

即使是三伏天，在有空调的室内，温度也不宜调得过低，注意别让冷气直吹腰部。

出现腰部急性扭伤之后，应绝对卧床休息，不仅能够避免病情加重，同时也能起到预防腰椎间盘突出的作用。

（4）选择合适的鞋

腰椎间盘突出症的患者一定要注意选择合适的鞋，因为如果鞋子不合适，可能会使站姿不稳，从而使腰痛恶化。

腰椎间盘突出症食疗法

生韭菜（或根）500克，捣汁温服，每次500毫升，每日2次。

海带25克，荔枝核15克，小茴香15克。加水共煮，每日饮服一次。

淡菜300克。焙干研末，与黑芝麻150克炒熟，拌匀，早晚各服一匙。

腰椎间盘突出症患者由于生病而减少了一定的活动量，所以饮食的摄入量也应适当减少，特别是在急性期卧床的病人，除活动减少外，消化功能也明显降低，胃肠蠕动较慢，故应注意合理安排饮食，多吃蔬菜水果及豆类食品，肉及脂肪含量较高的食物尽量少吃，因其易引起大便干燥，排便用力可导致病情加重。

其次，患者应该注意劳逸结合，避风寒。长时间劳作时，应定时活动颈项及腰背部的肌肉、关节，以疏通经脉，防止过度疲劳而诱发脊柱病。搬重物时要量力，不要使英雄气概，以防损伤脊柱。在秋冬季节，防止颈腰背受寒，保暖是脊柱病的防治措施之一。

急性腰扭伤

在医学上，急性腰扭伤是腰部肌肉、筋膜、韧带等软组织因外力作用突然受到过度牵拉而引起的急性撕裂伤，常发生于搬抬重物、腰部肌肉强力收缩时。急性腰扭伤多由突然遭受间接外力所致，可使腰骶部肌肉的附着点、骨膜、筋膜和韧带等组织撕裂。

◎主要症状

腰部一侧或两侧剧烈疼痛，活动受限，不能翻身、坐立和行走，常需保持一定强迫姿势以减少疼痛。腰肌和臀肌痉挛，或可触及条索状硬物，损伤部位有明显压痛点，脊柱生理弧度改变。外伤后即感腰痛，不能继续用力，疼痛为持续性，活动时加重，休息后也不能消除，咳嗽、大声说话、腹部用力等均可使疼痛增加。有时在受伤当时腰部有响声或有突然断裂感。腰部僵硬，主动活动困难，翻身困难，骶棘肌或臀大肌紧张，使脊柱侧弯。

◎所属科别

骨科

◎多发人群

青壮年。

◎按摩疗法

【按摩部位及取穴】
腰部、腰骶部等。

【按摩手法】
揉、按、提拿、抖等。

对于急性腰扭伤患者来说通过自我按摩可以较好地进行治疗。

按摩治疗能够起到能调整机体阴阳平衡，疏通经络，调和气血，活血散瘀，解除痉挛，消肿镇痛，理筋正骨，达利关节，分离粘连，促进血液循环和新陈代谢，有利于伤病组织的修复，使机体尽快恢复正常的解剖结构和生理功能。扭伤不严重时患者可在家进行自我按摩治疗。

自我按摩

（1）揉法

以右手掌根紧贴在腰部压痛处做旋转按摩，由轻渐重，使力量达深部软组织约5分钟。

（2）点按

在按摩的基础上，患者用拇指指腹按压腰部痛点，由轻渐重，使力量直达深部组织，按压时需有间歇性放松，使局部恢复血循环，以免加重损伤，即所谓的"压痛点强刺激法"。

（3）提拿腰部诸肌

用双手拇指和其余四指腹对合用力，提拿方向与肌腹垂直。从腰椎起至腰骶部臀大肌，由上而下、先轻后重、先健侧后患侧地进行。重点要放在腰椎棘突两侧骶棘肌和压痛最明显处。反复提拿约3分钟。

（4）推揉舒筋法

以掌根或小鱼际肌着力，在腰部病变部位作半环揉压。从上至下，先健侧后患侧，边揉边移动，使腰部皮肤感到微热为宜（约2分钟）。

（5）震抖

患者原体位不变，双手抓握床头，全身肌肉放松。家人站于患者足后，双手握住患者双踝，用力牵拉震抖，将患者身体抖起呈波浪形，连续做3～5次。

患者在按摩治疗时要注意手法轻柔不宜太重，以免加大对腰部的损害。

其他治疗法

（1）按摩法

闪腰者取俯卧姿势，家人用双手掌在脊柱两旁，从上往下边揉边压，至臀部向下按摩到大腿下面、小腿后面的肌群，按摩几次后，再在最痛部位用大拇指按摩推揉几次。

（2）热敷法

热敷法是急性腰扭伤的自我治疗方法之一，其方法是用炒热的盐或沙子包在布袋里，热敷扭伤处，每次半小时，早晚各一次，注意不要烫伤皮肤。

（3）药物外敷法

取新鲜生姜，将内层挖空，把研细的雄黄放入生姜内，上面用生姜片盖紧，放瓦上焙干。把生姜焙成老黄色，放冷，研细末，撒在伤湿膏上，贴患处，痛止去药。

（4）药物烧疗法

取荆芥、防风、丁香、肉桂、乳香、没药、胡椒各等量，共研细面，治疗时先将药粉撒在患处皮肤上，取白布2至3块（醋浸过）盖于药末上，再用20毫升注射器吸取95%酒精，喷洒在白布上，然后点燃，并不断喷洒酒精，等感觉烫时吹熄，略凉后再度点燃，反复 4 至 5 遍即可结束一次治疗。

日常保健

为防止急性腰扭伤，在日常劳动中要养成良好的习惯。

（1）掌握正确的劳动姿势

如扛、抬重物时要尽量让胸、腰部挺直，髋膝部屈曲，起身应以下肢用力为主，站稳后再迈步，搬、提重物时，应取半蹲位，使物体尽量贴近身体。

（2）加强劳动保护

在做扛、抬、搬、提等重体力劳动时，应使用护腰带，以协助稳定腰部脊柱，增强腹压，增强肌肉工作效能。若在寒冷潮湿环境中工作后，应洗热水澡以祛除寒湿，消除疲劳。尽量避免弯腰性强迫姿势工作时间过长。

急性腰扭伤食疗法

1. 大黄和白芷

原料：大黄、白芷、肉桂各 10 克，樟脑 2 克，用白酒 150 毫升。

做法：共浸泡 1 日后，即可饮用。每次服 10 毫升，每日 2 次。

2. 丹参

原料：丹参 30 克，元胡 15 克，白芷 10 克。

做法：水煎 2 次，混合后分上、下午服，每日 1 剂。连服 3 日。年老体弱者，用量减半。

3. 韭菜汁

原料：韭菜汁 150 毫升，童便 250 毫升。

做法：将韭菜适量，洗净，捣烂，用干净纱布绞汁，与童便和匀服。

4. 生姜生大黄

原料：生姜 60 克，生大黄 30 克，冰片 1.5 克。

做法：将生姜去皮、洗净、捣烂、挤汁，大黄、冰片研成细粉，再将各药加适量开水共调成糊状。使用前，先用葱白头 5 根，捣烂炒热，用布包好，在痛处揉擦至局部皮肤发红，然后将上药敷上，用绷带包扎，每天换药 1 次。

5. 土鳖虫

原料：土鳖虫 4 个。

做法：焙黄，研细末，黄酒送服，早晚各服 1 次。重者连服 2 ～ 3 天。

6. 威灵仙和乌药

原料：威灵仙、乌药各 15 克。

做法：水煎 2 次，混合后分 2 次服，每日 1 剂，连服 3 ～ 5 日。

7. 核桃仁和红糖

原料：核桃仁 60 克，红糖 30 克，黄酒 30 毫升。

做法：将核桃仁、黄酒共煮熟，放红糖。晚上，睡前服用，每日 1 剂。

肩周炎

肩周炎中医称之为"漏肩风""冻结肩""五十肩"等，是以肩关节疼痛为主，先呈阵发性酸痛，继之发生运动障碍的一种常见病、多发病，是一种以肩关节疼痛和活动不便为主要症状的常见病症。

◎ 主要症状

主要症状是肩痛，有时放射到上臂，夜间疼痛明显，肩关节活动受限，影响洗脸、背手、梳头和穿衣等，给患者的日常生活带来极大的不便。

◎ 危险因素

肩周炎的发生，除了一些内因如年老体弱，肝肾不足，气血亏虚外，外因也是不可忽视，如风寒湿邪，外伤及慢性劳损。另外，肩部的骨折、脱位，臂部或前臂的骨折，因固定时间太长或在固定期间不注意肩关节的功能锻炼亦可诱发关节炎。

◎ 所属科别

骨科

◎ 多发人群

50岁以上人群，女性略高于男性。

◎ 按摩疗法

【按摩部位及取穴】

肩关节、上臂等。

【按摩手法】

按、揉、捏等。

通过自我按摩的方法，加上坚持不懈的自我功能锻炼，就能伸缩肌肉、活动关节，消除局部肌肉紧张和痉挛、促进血液循环，从而增强肩周围肌肉、韧带的弹性，防止粘连，达到止痛和保持肩关节功能的目的。

自我按摩

如果肩周炎患者关节活动障碍仅累及一侧，那么，可以用健侧上肢对患侧进行自我按摩。患者在进行自我按摩以前，一般可先进行患侧肩关节的局部热敷。自我按摩每日进行1次，坚持1～2个月，会有较好的效果。

自我按摩的步骤及方法为：

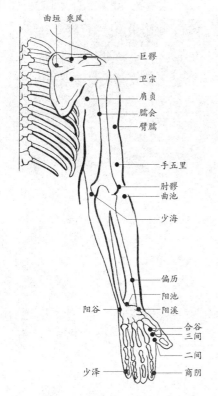

曲垣　乘风

巨髎

卫宗

肩贞

臑会

臂臑

手五里

肘髎
曲池

少海

偏历

阳池

阳谷　阳溪

合谷
三间

二间

少泽　　　商阳

肩周炎自我按摩时常取穴位

（1）用健侧的拇指或手掌自上而下按揉患侧肩关节的前部及外侧。时间为 3～5 分钟，在局部痛点处可以用拇指用力点按 1 分钟。

（2）用健侧手的第 2～4 指的指腹按揉肩关节后部的各个部位。时间为 3～5 分钟。按揉过程中发现有局部痛点，可以用手指点按 1 分钟。

（3）用健侧的手指揉捏患侧上肢的上臂肌肉，由下至上揉捏

至肩部。时间 3～5 分钟。

还可在患肩外展时，用上述方法进行按摩。一边按摩一边进行肩关节各方向的活动。

（4）用手掌从肩部到上臂，自上而下地揉 3～5 分钟。对于肩后部按摩不到的地方，可以用拍法进行。

注意事项

（1）在进行自我按摩时，要持之以恒、循序渐进才能见效。

（2）根据个人体质强弱、年龄差异、病情轻重等不同情况，选择不同运动方式。

（3）时间、次数及运动量应因人而异。运动量由小到大，逐步增加，不能操之过急。

（4）锻炼时间应根据个人情况，以晨起和睡前为佳。

（5）用力要柔软缓和，切忌用力过猛。即动静适度，要尽量使全身肌肉、关节都得到锻炼。

需要注意的是，同时患有高血压、心脏病的患者，在自我按摩时用力不可猛，需小心行事。

肩周炎的食疗保健

1. 蛇肉汤

原料：乌蛇肉、胡椒、生姜、食盐各适量。

做法：炖汤，肉汤同食，日

2 次。

功效：具有补虚、祛风、散寒之效。适用于肩周炎晚期而体虚、风湿阻络者。

2. 川乌粥

原料：生川乌头约 5 克，粳米 50 克，姜汁约 10 滴，蜂蜜适量。

做法：把川乌头捣碎，研为极细粉末。先煮粳米，粥快成时加入川乌末，改用小火慢煎，待熟后加入姜汁及蜂蜜，搅匀，稍煮即可。

功效：具有祛散寒湿、通利关节、温经止痛之效。适用于肩周炎风湿寒侵袭所致者。

3. 白芍桃仁粥

原料：白芍 20 克，桃仁 15 克，粳米 60 克。

做法：先将白芍水煎取液，约 500 毫升；再把桃仁去皮尖，捣烂如泥，加水研汁，去渣；用二味汁液同粳米煮为稀粥，即可食用。

功效：具有养血化瘀、通络止痛之效。适用于肩周炎晚期瘀血阻络者。

4. 桑枝鸡汤

原料：老桑枝 60 克，老母鸡 1 只，盐少许。

做法：将桑枝切成小段，与鸡共煮至烂熟汤浓即成，加盐调味，饮汤吃肉。

功效：具有祛风湿、通经络、补气血之效。适用于肩周炎慢性期而体虚、风湿阻络者。

5. 生山楂甘草汤

原料：生山楂 50 克，桑葚 50 克，桑枝 25 克，乌梅 25 克，白芍 20 克，伸筋草 20 克，醋制元胡 20 克，姜黄 15 克，桂枝 15 克，威灵仙 15 克，醋制香附 15 克，甘草 10 克。

做法：水煎温服，3 日 2 剂，1 个月为 1 个疗程。服药期间除配合练功外停用其他药物或疗法。

功效：舒筋通络，祛瘀行痹止痛，滑利关节。主治肩周炎。

6. 白芍汤

原料：白芍、沙地龙各 400 克，制马钱子、红花、桃仁、威灵仙各 350 克，乳香、没药、骨碎补、五加皮、防己、葛根、生甘草各 150 克。

做法：将上药共研为极细末，装入胶囊，每粒含生药 0.2 克，成人每次口服 3 粒，每日 3 次，温开水送服。半个月为 1 个疗程，休息 3 天，再行下 1 个疗程。

功效：主治肩周炎。

7. 黄芪当归汤

原料：黄芪 60 克，当归 20 克，

桂枝 12 克，白芍 20 克，炙甘草 16 克，大枣 10 克，威灵仙 120 克，穿山甲 6 克，防风 12 克，蜈蚣 2 条，生姜 10 克，羌活 12 克。

做法：每日 1 剂，水煎服。冷痛者，加制川草、乌草各 10 克；兼痰湿者，加法半夏 12 克，胆南星 10 克；病久三角肌萎缩者，加制马钱子 0.3 克。局部可以配合以针灸治疗。

功效：补胃气，通经络，散寒湿。主治肩关节周围炎。

腰肌劳损

腰肌劳损是一种常见的腰部疾病，是指腰部一侧或两侧或正中等处发生疼痛的疾病。腰肌劳损既是多种疾病的一个症状，也是一种独立的疾病。有人称腰肌劳损为虚劳性腰痛或腰背肌筋膜炎等，主要病症表现为腰背肌肉筋膜等软组织纤维化或僵硬的现象。

◎ 主要症状

腰肌劳损的主要症状为腰或腰骶部疼痛，反复发作，疼痛可随气候变化或劳累程度而变化，时轻时重，缠绵不愈。腰部可有广泛压痛，脊椎活动多无异常。急性发作时，各种症状均明显加重，并可有肌肉痉挛，脊椎侧弯和功能活动受限。

◎ 所属科别

骨科

◎ 多发人群

多见于青壮年。

◎ 按摩疗法

【按摩部位及取穴】

腹部、腰肌等部位；脾俞、肾俞、志室、大肠腧等。

【按摩手法】

揉、按、擦、拍等。

补肾健腰穴位按摩法

（1）揉脾俞

位置：脾俞在第十一根胸椎棘突下，旁开二指处，大概就是后背腰部上方 20 厘米左右。

手法：两手中指按在穴位上，用力按揉 30 ~ 50 次；擦至局部有热感。

（2）揉肾俞

位置：肾俞位于第二腰椎棘突下，旁开两横指处取穴。

手法：两手拇指同时按第十一根肋端，双手护腰，中指用力，四指合力拿捏，20～30次。

（3）揉志室

位置：志室在肾俞外两指处。

手法：两手同时握拳，示指掌部突起处抵住志室，揉按20～40下，再用指掌擦揉20～40次，直至腰部发热。

（4）揉大肠俞

位置：大肠俞在第四腰椎棘突下，旁开二指处。也就是在胯上方腰椎旁二指处。

手法：双手护腰，或者握拳用示指掌指关节按揉20～50次。

（5）按揉腰骶穴

位置：腰骶从肾俞到尾骨，左右距腰椎中线五横指范围。

手法：双手五指并拢，掌根向上按在肾俞，双手同时自上而下反复斜擦。30～50次，发热为止。

腰肌劳损仰卧按摩疗法

腰肌劳损是一种慢性损伤性腰痛。多因经常弯腰负重或习惯性姿势不良引起腰部软组织急性损伤后迁移造成。

（1）动作要领：仰卧，以掌揉按腹部3分钟。点按神阙、关元各1分钟。

（2）侧卧，以拇指尖在腰痛点按揉3分钟。

（3）坐位，两手摩擦发热后放在肾俞处，反复熨帖30次。揉按腰眼50次。以两拳轮流捶击腰骶处50次。再以两手掌根按揉臀部环跳穴2分钟。中指或示指弹拨窝委中穴数次。

（4）以上按摩每日睡前和晨起各做一次。

一般按摩疗法

患者可以根据自身的情况，对不同的身体部位进行按摩来治疗腰肌劳损。

（1）摩腰肌

用双手示、中、无名指指面附着于腰椎两侧肌肤上，以腕关节连同前臂做环形有节律的按摩。在按摩时用劲自然，动作缓和协调，每分钟120次左右，做2分钟。

（2）理腰筋

双手叉腰，拇指在后，指面紧压在腰部骶棘肌肌腹上，并沿骶棘肌肌腹行走的方向，用深在均衡而持续的压力，自上而下，缓缓移动，顺筋而理。反复20次。理腰筋能使筋肉理顺而舒展。

（3）扣腰肌

双手叉腰，拇指在后，拇指指面抵着腰部骶棘肌脊椎缘，然后用力由内向外扣拨，扣拨时可上下移动，反复50次。扣腰肌可缓解腰肌痉挛，有消除腰肌疲劳的作用。

其他防治法

要防治慢性腰肌劳损，除应保持良好的姿势、矫正各种畸形、加强体育锻炼、劳动中注意体位及注意劳逸结合外，正确的自我按摩也是一种行之有效的方法。现介绍一套行之有效的腰部自我按摩方法。患者可以通过这八步有效地防治腰肌劳损。

（1）预备式

坐在独凳上，双目平视前方后微微闭合，双脚平放在地板上与肩同宽或比肩略宽，呼吸调匀，全身放松。

（2）搓擦腰骶部

双手掌分别放在腰部两侧，适当用力从腰部往骶部作搓擦动作30～50次，以腰部有微热感为佳。

（3）拳揉腰骶

两侧双手握拳，将拳头的掌指关节分别放在腰椎的两侧，适当用力从腰部往骶部揉按30～50次。

（4）按摩腰部

两侧双手叉腰，将拇指分别放在腰椎两侧，其余四指附着于腰部外侧，然后适当用力从腰部向腹部横行按摩30～50次。

（5）拳拍腰骶部

双手握拳，用拳头拍击腰骶部两侧30～50次。

（6）团摩脐四周

将一手的掌心放在肚脐上两寸处，另一手掌面重叠在掌背上，然后适当用力沿脐四周作环形按摩30～50圈。

（7）揉掐腿肚

将左（右）脚放在右（左）大腿上，双手拇指放在腿肚，其余四指附着于对侧，并从上至下揉掐腿肚30～50遍，双腿交替进行。

（8）对按昆仑太溪穴

同上一坐姿，用左（右）手的拇指指尖放在右（左）脚内踝关节后侧的凹陷处，中指指尖放于外踝关节后侧凹陷处，然后拇、中指作用力对合动作，对按30～50次，双脚交替进行。

（9）搓擦足心

同上一坐姿，用左（右）手的掌心放在右（左）脚的足心，做前后搓擦动作30～50次，双脚交替进行，以足心发热为佳。

以上动作，坚持早晚各做1次，可以起到补益肝肾、疏利筋骨、通络止痛的作用，并能增强机体免疫功能，对慢性腰肌劳损有良好的防治效果。

日常护理

（1）避免寒湿、湿热侵袭，改善阴冷潮湿的生活、工作环境，勿坐卧湿地，勿冒雨涉水，劳作汗出后及时擦拭身体，更换衣服，或饮姜汤水驱散风寒。

（2）注重劳动卫生，腰部用力应适当，不可强力举重，不可负重久行，坐、卧、行走保持正确姿势，若需作腰部用力或弯曲的工作时，应定时做松弛腰部肌肉的体操。

（3）注意避免跌、仆、闪、挫。

（4）劳逸适度，节制房事，勿使肾精亏损，肾阳虚败。

（5）体虚者，可适当食用、服用具有补肾的食品和药物。

小腿抽筋

小腿抽筋是俗称，在医学上叫作肌肉痉挛，它是一种肌肉自发的强直性收缩。发生在小腿和脚趾的肌肉痉挛最常见，发作时疼痛难忍，尤其是半夜抽筋时往往把人痛醒，有好长时间不能止痛，且影响睡眠。

◎ 主要症状

腓肠肌痉挛一般情况下会持续数十秒至数分钟，是小腿肚突然发生抽搐疼痛的一种病症。严重时小腿肚剧烈疼痛，肌肉痉挛强硬，活动受限，甚至不能行走。

◎ 危险因素

过度劳累、寒冷均可以导致小腿抽筋。如长时间步行或者是爬山，使踝关节经常处于背伸状态，腓肠肌总是呈牵拉紧张状态，再加上小腿受凉，就会出现腓肠肌疼痛和痉挛。此外，全身脱水失盐、缺钙、动脉硬化也可能引发腓肠肌的痉挛。

◎ 所属科别

骨科

◎ 多发人群

中老年人。

◎ 按摩疗法

【按摩部位及取穴】

小腿、跟腱等部位；委中、阳陵泉、昆仑、太溪等。

【按摩手法】

按揉、搓揉、拍打、弹拨等。

对于经常出现小腿抽筋现象的病人来说，通过自我按摩可以起到较好的预防作用。自我按摩可以温经通络、宣通气血、解痉止痛。通过自我按摩，可以缓解腓肠肌痉挛所致小腿肌肉僵硬、剧痛等症状，有时甚至可以手到病除。

自我按摩

（1）按揉小腿肌肉

取坐位，一手或双手用按法或揉法自窝至跟腱，用力按揉数分钟，至小腿肌肉放松为止。

（2）揉自窝

取坐位，用双手示指和中指

点揉窝，约2分钟。

（3）点承山

承山穴是小腿伸直时肌肉出现人字形凹陷处，取坐位，用拇指点揉承山穴，以有酸胀感为宜，约2分钟。

（4）弹拨跟腱

取坐位，用拇指用力弹拨跟腱数十次。

（5）揉搓小腿

取坐位，用双手相对用力揉搓小腿肌肉，约2分钟。

（6）拍打小腿

取坐位，双手五指自然并拢，掌指关节微屈，虚掌平稳而有节奏地平拍小腿，约2分钟。

（7）拿捏小腿后侧

患肢平放在健肢膝上，用对侧手拇指与其余四指用力对合，从上到下反复拿捏患肢小腿后侧肌肉0.5～1分钟。可以起到柔筋缓急、消肿止痛的效果。

穴位按摩

（1）按揉委中穴

位置：按揉委中穴位于膝关节窝横纹正中处。

手法：将健侧手中指指尖放在患肢的委中穴上，拇指放在髌骨上方，适当用力揉按0.5～1分钟。

功效：活血消肿、通络止痛。

（2）按揉阳陵泉穴

位置：按揉阳陵泉穴位于腓骨小头前下方凹陷处。

手法：将大拇指指腹放在同侧患肢阳陵泉穴上，其余四指放于腿肚处，适当用力按揉0.5～1分钟。

功效：疏肝利胆、解痉止痛。

（3）按揉足三里穴

位置：按揉足三里穴位于外膝眼下3寸、胫骨外侧约1横指处。

手法：将健侧手示指与中指重叠，中指指尖放在患肢足三里穴上，适当用力掐按0.5～1分钟。

功效：补脾健胃、调和气血。

（4）合按昆仑穴、太溪穴

位置：昆仑穴位于外踝尖与跟腱间的凹陷处；太溪穴位于内踝尖与跟腱间的凹陷处，与昆仑穴相对。

手法：将患肢平放在健肢膝上，用健侧拇指指腹和中指指腹分别按在太溪穴和昆仑穴上，两指对合用力按压0.5～1分钟。

功效：调和气血、消肿止痛。

自我按摩可在发作时做；对于重体力劳动者来说，坚持每日或隔日做一次，可起到预防作用，平时要避免下肢过度疲劳。

预防保健

（1）驱寒保暖，不让局部肌肉受寒。

（2）注意睡眠姿势。

（3）走路或运动时间不可过长。

（4）适当参加体育锻炼。

锻炼时要充分做好准备活动，让身体都活动开，这时下肢的血液循环顺畅，再参加各种激烈运动或比赛，就能避免腿抽筋。

（5）必要时补充一些维生素、适当补钙，含乳酸和氨基酸的奶制品、瘦肉等食品，能促进钙盐溶解，帮助吸收。也可吃含钙丰富的食物如虾皮、牛奶、豆制品等。

（6）穿舒服的鞋子。平足和其他身体构造的问题使一些人特别容易发生腿抽筋。合适的鞋是弥补的方法之一。

（7）拉松被褥。很多人喜欢睡觉时把被子捂得紧紧的。但是特别在仰卧的时候，被子可能压住足部，这样使腓肠肌和足底肌肉紧绷。紧绷的肌肉很容易发生痉挛。只要将被褥拉松一些就可以了。

（8）伸展肌肉。睡前伸展腓肠肌和足部肌肉可有助于在第一时间预防抽筋。伸展方法和腿抽筋时伸展腓肠肌和足部肌肉的方法相同。还可以将足前部置于楼梯踏步的第一阶，慢慢下压脚跟使脚跟位置低于阶梯位置。

（9）大量饮水。如果平时活动量大（包括散步、整理花园、做家务），需要补充液体以避免脱水，但是不要过量。大量液体能稀释血液中钠的浓度，这样可能导致各种问题，包括肌肉抽筋。应该饮用多少水取决于你的活动量和所食用的食物。

小腿抽筋的应急处理

小腿抽筋发作时该怎么办呢？根据不同的原因采取下列不同的对策，可以很快解除痉挛而止痛。当发生抽筋时，只要据"反其道而行之"，即朝其作用力相反的方向扳脚趾并坚持 1 ~ 2 分钟，即可收效。具体来说，如果是小腿后面的肌肉抽筋，可一方面扳脚使脚板翘起，一方面尽量伸直膝关节；当小腿前面的肌肉抽筋时，可压住脚板并用力扳屈脚趾。

出现腿抽筋时可以立即采取的最佳对策是轻轻拉伸绷紧的肌肉。

第一种方法是：平时一旦发生腿抽筋，可以马上用手抓住抽筋一侧的大脚踇趾，然后慢慢将脚掌向自己方向拉，这样可拉伸腓肠肌。再慢慢伸直脚，然后用力伸腿，小腿肌肉就不抽筋了；或用双手使劲按摩小腿肚子，也能见效。

第二种方法是：身体前靠在墙上，脚后跟着地。如果仅站立，然后将体重集中由发生抽筋的腿支撑也有所帮助，但是应当小心摔倒，如果旁边有人可以帮忙的话就更好一些。温暖（使用电热毯或温水但不能用开水）或按摩腿部和足部也可以有助于肌肉放松，不过最好先试试拉伸肌肉。

足跟痛

足跟痛又称脚跟痛，是由于足跟的骨质、关节、滑囊、筋膜等处病变引起的疾病，主要表现为足跟一侧或两侧疼痛，不红不肿，行走不便。

◎ 主要症状

足跟痛主要表现为单侧或双侧足跟或脚底部酸胀或针刺样痛，步履困难。

◎ 危险因素

足跟痛常见的为跖筋膜炎，往往发生在久立或行走工作者，长期、慢性轻伤引起，表现为跖筋膜纤维断裂及修复过程，在跟骨下方偏内侧的筋膜附着处骨质增生及压痛，侧位 X 射线片显示跟骨骨刺。但是有骨刺不一定有足跟痛，跖筋膜炎不一定有骨刺。

◎ 所属科别

神经内科、骨科

◎ 多发人群

中老年人。

◎ 中医辩理

中医学认为，足跟痛多属肝肾阴虚、痰湿、血热等原因所致。肝主筋、肾主骨，肝肾亏虚，筋骨失养，复感风寒湿邪或慢性劳损便导致经络瘀滞，气血运行受阻，使筋骨肌肉失养而发病。

◎ 按摩疗法

推拿疗法

（1）滚跟法

患者取俯卧位，将患侧屈膝90 度，足底向上，按摩者以滚法施于足跟底部，重点在足跟压痛点及其周围，约 10 分钟，然后辅以掌擦法使足跟温热。

（2）按摩法

患者取俯卧位，按摩者从患侧小腿腓肠肌起，至跟骨基底部，自上而下以抚摩、揉捏、推按、点压、叩击的手法顺序予以施治，使局部产生热胀与轻松感。重点取金门（外踝凸点右侧中间处）、三阴交（小腿内侧中线，踝骨直上二寸）、太冲（脚背大拇趾后一寸边缘）、昆仑（外足踝直上一寸五）、申脉（外足踝凸点直上处）、照海（内足踝凸点直下处）及中封诸穴。

（3）叩击法

患者俯卧屈膝，足心向上，按摩者摸准骨刺部位压痛点，一手握住踝部用以固定，一手以掌根叩击痛点，由轻至重逐渐加力，连续数十次，再以手掌在足跟部擦摩。

（4）揉跟腱法

患者取俯卧位，按摩者立于患侧，两手拇、示指从两侧拿起跟腱，然后逐渐放松，同时进行揉按，重复多次。

（5）点按法

按摩者以拇指揉压涌泉穴（足心），点按承山（小腿后面的肌肉与跟腱的交界处）、委中（大小腿弯曲内横纹正中处）、申脉（外足踝凸点直上处）、照海（内足踝凸点直下处）等穴位。

（6）刨擦足跟法

按摩者以两手五指交叉，两掌根分别从两侧夹挤跟骨，缓缓用力揉动跟骨，并左右旋动3～5次，反复擦揉，直至足跟部感到发热。

手部点穴法

现代医学家认为，足跟痛常与足底筋膜炎和跟骨骨刺等有关。通过"下病上取"，采用手部点穴按摩方法，以激发、调理肝、肾之经气，对防治足跟痛有较好效果。

具体方法：

用双手分别选取以下穴位。

合谷：别名虎口。合谷穴系手阳明大肠经之原穴，在第一、二掌骨之间，约在第二掌骨靠近拇指侧之中点取穴。

大陵：系手厥阴心包经之输穴、原穴。仰掌，在掌后两筋之间凹陷中即腕横纹正中取穴。

手法宜先轻后重再轻揉，以达到略有酸、胀、痛、麻、热、沉等感觉。

点压的频率和呼吸次数相同，每穴点压按摩4～5分钟。左右手交替做，大约做一小时左右。点穴后，全身会感到温热微汗，非常舒服，再喝杯白开水，有利于体内毒素等废物的排泄。

以上方法可交替使用。

其他按摩法

（1）温水浴足后，用圆钝的按摩棒或示指关节反复按揉推顶足跟部压痛点，力量由轻到重，以能够忍受为度。

患者可渐渐感到足跟部难受感慢慢消失。推顶方向为先向足趾方向推，再向反方向推。

（2）用拇指指腹按揉足心部，并向足趾方向做推法 6 ~ 8 次。按揉涌泉穴。依次牵拉各足趾。尽量使脚趾向背伸，这样可以牵拉跖筋膜。或抬起足跟，足趾着地蹲一会儿，也可达到同样效果。

（3）拿揉、提捏小腿肚及跟腱。用拇指和其他四指对合用力上下反复拿捏小腿肚和跟腱。用拇指和示指对捏并按揉踝尖后跟腱前的内外凹陷处。

（4）还可以找个高尔夫球踏在脚下，取坐位，在脚心与足跟间慢慢滚揉。

足跟痛的疏通点穴法

（1）疏通法

患者平坐于地，直膝，双脚及趾慢慢用力，向脚背钩弯，至最大限度并保持 30 秒钟，然后慢慢放松，连续做 5 ~ 10 次。

（2）点穴法

用一指点按揉的手法由轻到重点按足部周围的昆仑（外足踝直上一寸五处）、解溪（小腿与脚背弯曲缝正中处）、仆参（外踝凸出点左下方凹陷处）、申脉（外踝凸出点直上方）四个穴位。

每穴点按 3 ~ 5 分钟。当点按仆参穴时，酸麻胀痛现象更为强烈，此穴位按揉时间可稍长些，约 7 分钟。然后用双手重叠推滚法施治 10 分钟，疼痛即可减轻。

为使症状完全消失，再利用热疗原理，第二天用 45 ~ 50 ℃的热水烫洗或热敷足后跟，水稍凉时放入患足浸没足踝关节烫洗，第三天再烫洗一次。本法主要治疗没有红肿发热的足跟痛。

足跟痛治疗操

先用温水洗足，浸泡以后再做。刚开始做时，往往有肌肉酸胀疲劳感，坚持一周左右，反应就会消失而渐见功效。

（1）盘腿坐好，用一手拇指推揉对侧足底，来回数遍。然后侧重在足跟骨的前缘足心部位推揉，最后推点涌泉穴（足心），用拇指尖推、点、按数十次，以有酸胀或麻胀感觉为好。

（2）体位同前，用一手的拇、示、中三指拿捏对侧小腿。沿小腿前面和后面的肌肉，由上向下拿捏，小腿后面的肌肉要多捏。最后轻捏承山穴（小腿后面的肌肉与跟腱的交界处）。

（3）体位同前，两手搓动小

腿，由上而下做 20 次。然后用手摇动踝关节。

（4）取仰卧位，下肢膝、踝关节做屈和伸的动作至最大限度，两下肢交替做 10 次左右。然后两足踝按顺、逆时针方向转动，各做 20 下。

（5）盘坐位，用力将足向内侧翻转，维持一会，然后放松，两足交替做 10 次。接着将足趾向下钩紧，足心拱起，维持一会，然后放松，两足交替各做 5～10 次。

（6）立正站好，用两足尖抵地，足跟提起，要求逐渐提高，重复 20 次。接着使足内翻，用足外缘着地走路，可在原地来回走，至小腿肌肉酸胀为止。

网球肘

网球肘在医学上称为肱骨外上髁炎，是指手肘外侧肌腱发炎疼痛。当手腕伸直时的肌腱在抓握东西（如网球拍）时收缩、紧张，过多使用这些肌肉会造成这些肌肉近端的肌腱变性、退化和撕裂，引起症状就是通常说的网球肘。

◎主要症状

肘关节外侧出现持续性疼痛，严重的时候甚至可以影响到睡眠，局部可能会出现轻度的肿胀。疼痛可向前臂、腕部或者是上肢部放射，患者经常会因为疼痛而导致手臂乏力，握力减弱，甚至还会出现持物落地的现象。

在进行提、拉动作或者是端重物的时候，患者的手臂疼痛感会加重。

在进行端茶倒水、扫地、拧毛巾的时候，患者的肘关节外侧疼痛会加剧，休息后疼痛感便会明显减轻或者是消失。

◎所属科别

骨科

◎多发人群

这种病多发于长期进行旋转前臂，伸屈肘关节、腕关节动作的人。另外，这种疾病还多见于手工劳动者，像水工、钳工、水电工和手工编织人员等。

◎危险因素

网球肘发生的病因包括以下几点：

（1）击网球时技术不正确，网球拍大小不合适或网拍线张力不合适、高尔夫握杆或挥杆技术不正确等。

（2）手臂某些活动过多如：网球、羽毛球抽球、棒球投球；其他工作如涮油漆、厨师切菜、屠夫砍肉、划船、使锤子或螺丝刀等。

网球肘发病的危险因素包括：玩网球或高尔夫，从事需要握拳状态下重复伸腕的工作，肌肉不平衡，柔韧性下降，年龄增大等。

◎按摩疗法

【按摩部位及取穴】

肩、肩周等；合谷、肩井、手三里等。

【按摩手法】

揉、拉、按、掐、擦等。

网球肘患者可以采用自我按摩可松黏解痉、活血止痛，对本病有很好的疗效。

一般按摩法

（1）预备式

站立或坐位均可，全身放松，双手自然下垂，双目微闭，静养1～2分钟。

（2）揉合谷穴

经络合穴，镇痛通络。

穴位按摩法

（1）揉按肩井

手法：以一手中指指端放在患侧肩部肩井穴处，适当用力揉按0.5～1分钟。

功效：通经活络、镇痛开窍。

（2）揉拉肩

手法：以一手中指指端放在患侧肩部肩穴处，适当用力揉按0.5～1分钟。

功效：祛风通络、调和气血。

（3）拿捏肩周

手法：以一手的大拇指与其余四指对合用力，从上到下拿捏患侧肩周0.5～1分钟。

功效：温经祛寒、通络止痛。

（4）掐曲池

手法：以一手拇指指尖放在患侧肘部曲池穴处，由轻渐重掐0.5～1分钟。

功效：疏通经络、镇静安神。

（5）按揉手三里

手法：以一手拇指指腹按在患侧手三里处，其余四指附在穴位对侧，适当用力按揉0.5～1分钟。

功效：理气和胃、通络止痛。

（6）推揉肱骨外上髁

手法：以一手拇指指腹按在患侧肱骨外上髁处，适当用力做上、下推揉动作0.5～1分钟。

功效：松黏解痉、活血止痛。

（7）掌揉肘痛处

手法：以一手掌心放在患侧肘痛处，做顺时针、逆时针的揉动0.5～1分钟，以局部发热为佳。

功效：温经散寒、通络止痛。

（8）点按疼痛点

手法：以一手拇指指端放在患侧肘部最疼痛点，适当用力点按0.5～1分钟。

功效：松解粘连、活血止痛。

（9）掌擦肘外侧

手法：以一手掌心放在患侧肘部，适当用力在肘部上下擦摩0.5～1分钟，以肘部发热为佳，擦摩部位可适当大一些。

功效：温经散寒、调理气血。

其他按摩法

（1）取坐位，患者肘关节自

然屈曲，以拇指点按患处，点按结束后在局部做轻微揉法，点按手三里穴，点按结束后在局部做轻微的揉法。

用揉捏法在患处从腕部到肘部做揉捏 5 ～ 10 遍，用推法在前臂从腕部推到肘部，使前臂屈肌群充分放松，并配以握拳内旋伸肘运动。

（2）患处肘关节置于握拳内旋伸肘位，用揉捏法在腕部到肘部做揉捏、推法、掌按法各 5 ～ 10 遍，按压结束后，做轻柔的揉法。

在肘关节外侧的压痛点做捏刮法 3 ～ 5 次，做完此手法后，再做三分钟揉捏按摩，以缓解局部疼痛。

网球肘的家庭治疗

（1）服用布洛芬或阿司匹林，用桉树油或薰衣草油按摩关节。

（2）若无持续痛感，可抬高上肢以减轻炎症。

（3）冷热敷交替进行可加速血液循环，有辅助治疗效果。

（4）出现以下两种情况应去就医：

疼痛持续超过一周后，慢性肌腱炎可引起肘部永久性功能丧失；

肘关节开始肿胀。网球肘很少引起肿胀，所以可能有关节炎、痛风、感染或者肿瘤等疾病。

网球肘的预防

减少网球肘发生的措施有：

保持肌肉强壮，可以吸收身体突发动作的能量。

运动前先热身，然后牵拉前臂肌肉。

从事需要前臂活动的运动项目时，要学会正确的技术动作。

如果是网球爱好者，请一位网球专家检查击球技术（尤其反手）、球拍大小、网线张力以及拍框的材质是否合适。

腕管综合征

腕管综合征又称腕管狭窄症，是指腕部外伤、骨折、脱位、扭伤或腕部劳损等原因引起腕横韧带增厚，管内肌腱肿胀，瘀血机化使组织变性，或腕骨退变增生，使管腔内周径缩小，从而压迫正中神经，引起手指麻木无力为主的一种病症。

◎主要症状

患者桡侧3个半手指麻木或刺痛，夜间加剧，寐而痛醒，温度高时疼痛加重，活动或甩手后可减轻；寒冷季节患指发凉、发绀、手指活动不灵敏，拇指外展肌力差；病情严重者患侧大小鱼际肌肉萎缩，甚至出现患指溃疡等神经营养障碍症状。

◎危险因素

腕管综合征主要是由于手的不合理使用而致。双手的过度重复使用是造成腕管综合征的最直接诱因。典型的患者大部分是作家、编辑、商店收银员，以及每天做相同重复手部动作的车间工人、长时间手工织毛衣的妇女，还有电脑操作员。

◎所属科别

手外科

◎多发人群

办公室经常操作电脑人群。

◎按摩疗法

通过按摩，可以较好地防治腕管综合征。按摩疗法能调节神经系统的功能，改善血液循环，修复创伤组织，防止肌肉萎缩和关节僵硬，并有移动止痛的作用。对于腕管综合征可以采用自我按摩的治疗方法进行治疗。

穴位按摩法

（1）按摩选穴

经穴和经外奇穴：大陵、内关、外关、阳溪、阳池、列缺、鱼际、劳宫、合谷等。

反射区：肾、输尿管、膀胱、肺、颈肩区等。

反应点：踝点、运动点、颈项点、肩点、痉挛刺激点、止痛点等。

全息穴：颈肩穴、足穴等。

（2）按摩方法

按揉大陵100次，其余经穴和经外奇穴每次选用2～3个，每穴按揉30～50次；推按各反射区100次；点按各反射点200次；掐按各全息穴300次。

每天按摩1次，10次为1个疗程。

（3）注意事项

治疗以上述穴位为重点，采用按揉拿捏等手法，以腕关节为中心进行治疗。运用手法时可配合冬青油膏或解痉镇痛等活血化瘀药物，既能加强按摩的治疗效果，又可保护患者的皮肤。治疗结束时要做适当的拔伸牵引，以松解粘连、滑利关节。

患者配合下方熏洗，可缩短疗程，提高疗效。方药组成：伸筋草、透骨草、红花、防风、荆芥、桂枝、川芎各30克，煎水熏洗患部，每天早晚各一次，每次30分钟。

对于急性期病情较重患者，应将患臂用硬纸板托住，呈功能位。用三角巾悬吊于胸前，松弛压迫，减少运动。患者每天可自行活动手部数次，以促进血液循环。急性期后，疼痛缓解。嘱患者练习腕伸屈、臂旋转、伸指握拳等，促使肌肉及肌腱的活动，防止废用性萎缩和粘连。患者应注意局部保暖，防止受凉，避免用冷水，可经常自行擦热患部。

快速按摩法

（1）按压外关穴

1分钟内，用健侧手的示指和中指顺时针方向按压外关穴36圈，再逆时针方向按压36圈。

（2）按压阳溪穴

1分钟内，用健手的示指和中指顺时针方向按压阳溪穴36圈，再逆时针方向按压36圈。

（3）按压合谷穴

1分钟内，用健手的拇指顺时针方向按压合谷穴36圈，再逆时针方向按压36圈。

（4）按压大陵穴

1分钟内，用健手的示指和

中指顺时针方向按压大陵穴36圈，再逆时针方向按压36圈。

（5）按压阳池穴

1分钟内，用健手的示指和中指顺时针方向按压阳池穴36圈，再逆时针方向按压36圈。

（6）按压劳宫穴

1分钟内，用健手的示指和中指顺时针方向按压劳宫穴36圈，再逆时针方向按压36圈。

（7）按压鱼际穴

1分钟内，用健手的示指和中指顺时针方向按压鱼际穴36圈，再逆时针方向按压36圈。

其他按摩法

（1）捏揉腕关节

方法：将健肢拇指指腹按在患腕掌侧，其余四指放在背侧，适当对合用力捏揉腕关节0.5～1分钟。

功效：疏通经络，活血止痛。

（2）合按大陵穴、阳池穴

方法：将健肢拇指指腹放在患腕大陵穴，中指指腹放在阳池穴，适当对合用力按压0.5～1分钟。

功效：疏通经络，滑利关节。

（3）按揉曲池穴

方法：将健肢拇指指腹放在患肢曲池穴，其余四指放在肘后

侧，拇指适当用力按揉0.5～1分钟。以有酸胀感为佳。

功效：调节脏腑，活血止痛。

（4）按揉手三里穴

方法：用健肢拇指指腹按在患侧手三里穴，其余四指附在穴位对侧，适当用力按揉0.5～1分钟。

功效：理气和胃，通络止痛。

（5）摇腕关节

方法：用健手握住患肢手指，适当用力沿顺时针、逆时针方向牵拉摇动0.5～1分钟。

功效：活血止痛，滑利关节。

（6）捻牵手指

方法：用健侧拇、示指捏住患指手指，从指根部捻动到指尖，每个手指依次进行，捻动后再适当用力牵拉手指。

功效：活血通络，滑利关节。

需要注意的是，以上手法可每日做1～2次，在治疗期间应避免手腕用力和受寒，疼痛较甚时可做热敷，结合痛点封闭治疗，疗效会更好。

腕管综合征的预防注意

保持良好的操作姿态是避免相关损伤的最佳方法。键盘应放置在身体正前方中央位置，以持平高度靠近键盘或使用鼠标，可

以预防腕管受到伤害；手腕尽可能平放姿势操作键盘，既不弯曲又不下垂；肘部工作角度应大于90度，以避免肘内正中神经受压。前臂和肘部应尽量贴近身体，并尽可能放松，以免使用鼠标时身向前倾；确保使用鼠标时手腕伸直，坐姿挺直并最好使用优质背垫，双脚应平放地面或脚垫上。显示屏放置在身体前面的高度以不使头部上下移动为宜，当坐正之后，双眼应与屏幕处于平行直线上，确保显示屏的亮度适中。

工作期间经常伸展和松弛操作手，可缓慢弯曲手腕，每小时反复做10秒钟；也可每小时持续做10秒钟的握拳活动。

工作位置的安排亦是不可忽略的一环，因为适当的位置是应该可以让手腕处于最松弛和压力最少的体位。就以打字为例，键盘的倾斜度应该使手腕工作时处于约30度的后伸位置。在这个位置中，手腕所受的压力是最少，附近的肌腱也不会过分的伸张或紧缩，故此工作起来会更加轻松舒适。